中国中医科学院科技创新工程"重大攻关项目"与

北京市科学技术委员会"首都临床诊疗技术研究及示范应用项目"资助出版

针灸治疗良性前列腺增生
研究及临床经验集

陆永辉◎著

U0302185

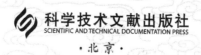

科学技术文献出版社
SCIENTIFIC AND TECHNICAL DOCUMENTATION PRESS

·北京·

图书在版编目（CIP）数据

针灸治疗良性前列腺增生研究及临床经验集 / 陆永辉著. --北京 : 科学技术文献出版社, 2024. 8.

ISBN 978-7-5235-1435-1

Ⅰ. R268

中国国家版本馆CIP数据核字第2024PF7275号

针灸治疗良性前列腺增生研究及临床经验集

策划编辑: 薛士兵　张雪峰　责任编辑: 郭　蓉　樊梦玉　责任校对: 张吲哚　责任出版: 张志平

出　版　者	科学技术文献出版社	
地　　　址	北京市复兴路15号　　邮编　100038	
编　务　部	(010) 58882938, 58882087（传真）	
发　行　部	(010) 58882868, 58882870（传真）	
邮　购　部	(010) 58882873	
官方网址	www.stdp.com.cn	
发　行　者	科学技术文献出版社发行　全国各地新华书店经销	
印　刷　者	北京虎彩文化传播有限公司	
版　　　次	2024 年 8 月第 1 版　2024 年 8 月第 1 次印刷	
开　　　本	710×1000　1/16	
字　　　数	330千	
印　　　张	21.25　彩插2面	
书　　　号	ISBN 978-7-5235-1435-1	
定　　　价	78.00元	

内容提要

　　本书是一本针灸治疗良性前列腺增生研究专著与临床经验集，上篇介绍了陆永辉教授主持的研究课题，循证证明了针刺曲骨穴深入腹腔距离前列腺10 mm，直至前列腺包膜的有效性与安全性。下篇介绍了陆永辉教授的针灸学术思想和临床经验，重点阐述了对针灸治疗神经、运动、消化及其他系统疾病的疗效观察。本书理论与实践相结合，内容丰富，对针灸临床医务人员具有较高的参考价值。

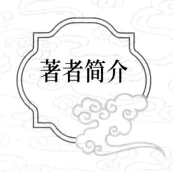

著者简介

　　陆永辉，主任医师，中国中医科学院西苑医院针灸科主任，北京中医药大学教授，中国中医科学院、北京中医药大学研究生导师。担任中国针灸学会理事，中国针灸学会脑病科学专业委员会副主任委员、经筋诊治专业委员会常务委员，北京针灸学会常务理事，北京中医骨伤医学研究会副理事长；"北京名中医身边工程"专家团队负责人；北京医学会鉴定专家；香港浸会大学访问学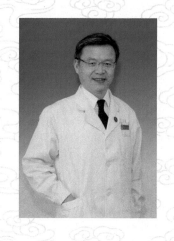者；《中国针灸》《中国医药导报》杂志编委等社会学术兼职。曾赴德国、奥地利从事临床医疗和讲学 6 年余，2022 年荣获北京市中医药管理局"首都中医国际传播榜样人物"荣誉称号。主持和参与"国家科技支撑计划项目"、科技部国际合作项目、北京市科学技术委员会"首都临床诊疗技术研究及示范应用项目"、中国中医科学院科技创新工程"重大攻关项目"等科研课题。在国内率先采用现代医学影像 CT 技术开展"CT 定位下针刺曲骨穴靶向治疗良性前列腺增生有效性及规范化研究"等研究课题。以独立或第一作者身份在 T1、T2 级中医核心期刊发表学术论文 40 余篇，出版《一针在手百病莫愁》等学术专著。

1987 年起从事针灸临床医疗、科研、教学工作，有着丰富的临床经验，学验俱富。潜心研究《黄帝内经》经典刺法，结合现代医学解剖学，形成点（腧穴点）、线（经络线）、面（筋膜面）——"针刺调态"与"针刺调靶"相结合的学术思想，临床擅长针药结合与针推手法并施治疗神经、运动、消化系统疾病，以及男科、妇科疾病，疗效卓著。

前　言

　　2000多年前《黄帝内经》(后文简称《内经》)中称腧穴为"穴俞""节""空""气穴""气府"等。腧穴是人体脏腑经络气血输注于体表的部位。"穴"有孔隙之意,常位于人体的凹陷之处。《灵枢·九针十二原》曰:"所言节者,神气之所游行出入也,非皮肉筋骨也。"腧穴即是"神气之所游行出入"之处,出入之处也即空隙之处,没有空隙,哪有出入?因为是空隙之处,所以是"非皮肉筋骨"之本身,但也离不开"皮肉筋骨",而是由周围"皮肉筋骨"所围成的"穴"。"穴"具有一定的空间结构,有一定的空间存在。

　　从结构而言,腧穴是位于从皮、脉、肉、筋、骨直至脏腑的不同深浅层次的缝隙之间的立体结构。所以,腧穴的容积随着周围组织结构离合变化而开合变化,离表现为腧穴容积随周围组织结构的增大而开大,合表现为腧穴容积随周围组织结构的缩小而闭合。腧穴是一个不规则的立体结构,这个结构的形状与其所在的凹陷和孔隙的形状相似,腧穴的定位在这个立体结构的中心点上,立体结构中聚集气血,由于气血聚集受各种内外条件影响,以致气血时多时少,故腧穴则表现为时大时小。经络腧穴越开放,气血越充盈,就越能发挥调节气血、疏通经络、平衡阴阳的治疗作用。腧穴立体结构的容积最大,是腧穴开放程度最大,所容纳的气血最充盈,也是腧穴调节功能发挥最佳的时候,更是治疗疾病作用发挥最大的时候。反之，如果由一些影响因素导致患者的腧穴闭合，针灸时就不能很好地发挥疏通经络、调和气血治疗疾病的作用。腧穴有聚有散，"聚散互动"；腧穴有动有静，"动静互变"，体现了腧穴原生态特征，针刺时患者腧穴的"动态开合"对治疗疾病有着直接的影响。因此，应该动态地认识腧穴，定位腧穴，针刺腧穴，才能发挥针刺的最佳治疗作用。

在针刺操作过程中的"行气""催气""得气""守气"及"补泻"等针刺操作手法，必须在腧穴开的状态下进行，才利于行施针刺手法，才能体察到"气之至也，如鱼吞钩饵之浮沉"的感觉。《灵枢·终始》曰："凡刺之属，三刺至谷气……故一刺则阳邪出，再刺则阴邪出，三刺则谷气至，谷气至而止"，说明在腧穴处于开放状态时针刺，通过深浅不同的针刺方法，层次分明的精细操作，才能"阳邪出""阴邪出"，然后"谷气至"。正如《灵枢·官能》所述："是故工之用针也，知气之所在，而守其门户，明于调气，补泻所在，徐疾之意，所取之处。泻必用员，切而转之，其气乃行，疾而徐出，邪气乃出，伸而迎之，摇大其穴，气出乃疾。补必用方，外引其皮，令当其门，左引其枢，右推其肤，微旋而徐推之，必端以正，安以静，坚心无解，欲微以留，气下而疾出之，推其皮，盖其外门，真气乃存"，说明腧穴处于开放的状态，有了一定的空间，才能似屋室有门，而"守其门户"，还要"盖其外门"，行施如此精妙的针刺补泻手法。所以，腧穴开放时才能行施针刺手法。

对穴位的认识，穴是"空间"，在活体组织上"空间"才有意义，但离不开周围的组织结构，进针刺入的是组织结构之间的"缝隙""空间"，影响的是针体碰触到的组织结构，可能是中医的五体"皮、肉、筋、骨、脉"，也可能是西医的"血管壁、神经鞘壁、滑囊壁、肌肉、韧带、筋膜、腹膜"等，针刺影响的是组织结构的外壁"筋膜、外膜"，才能发挥治疗作用。"针刺不传之秘在手法"，针刺手法的关键因素是"针刺组织层次结构"。"针刺组织层次结构"是针刺手法有效刺激量和决定疗效的关键因素。只有在一定组织结构的"筋膜、外膜"针刺触碰，才能施行手法而有针刺传导和感应，才能发挥针刺的治疗作用。对于针刺组织层次尤过或不及者，不仅会影响疗效，而且会出现不良反应，甚至可能出现危险。但长期以来，由于对针刺手法始终停留在传统的模糊描述与概括阶段，特别是针刺到一定深度后决定施行手法，这个深度因人而异，停留在针刺深度"几分、几寸"，没有明确"组织层次结构"，使人莫衷一是。尤其在现代医学解剖学高度发达的今天，还停留在根据针刺深度来决定施行针刺手法，而不是依据"针刺组织层次结构"来施行针刺手法，在临床选择针刺深度有效性与安全性方面仍缺乏科学支撑和理论依据。因此，"针刺组织层次结构"的研究滞后，已经成为制约提高针灸临床疗效最关键的科学问题之一。临床干预规范的"针刺组织层次结构"科学评价研究存在明显短板，需要突破和创新研究。

感谢北京市科学技术委员会2019年"首都临床诊疗技术研究及示范应用项目"，对"CT定位下针刺曲骨穴靶向治疗良性前列腺增生有效性及规范化研究"课题的基金资助！感谢国家中医药管理局副局长、中国中医科学院院长黄璐琦院士2021年设立的中国中医科学院科技创新工程"重大攻关项目"！感谢中国中医科学院学部委员、世界针灸学会联合会主席与中国针灸学会会长刘保延，中国中医科学院首席研究员、针灸研究所所长景向红，中国中医科学院首席研究员、针灸医院副院长房繄恭对"重大攻关项目"课题"针刺曲骨穴不同深度治疗良性前列腺增生有效性与安全性随机对照试验"的立项支持！课题通过设计研究方案，针刺曲骨穴至浅筋膜、壁腹膜、深入腹腔距离前列腺10 mm，甚至针至前列腺包膜，研究不同针刺深度至不同组织结构"筋膜、外膜"的有效性与安全性。理想的针刺深度应该是解剖结构层次明确，临床安全有效。通过研究阐明"针刺手法"关键因素之一的"针刺组织层次结构"，有助于探寻安全有效的针刺深度组织层次，寻找最佳针刺组织结构，指导临床医师正确安全有效地行针刺操作，提高临床疗效。"针刺手法"关键因素之一"针刺组织层次结构"研究还是一个新课题，它将开辟一个新途径，揭开针刺临床疗效之秘；它将丰富针刺操作内涵，统一不同疾病针刺操作方法的规范性与重复性，具有十分重要的临床指导意义。

本书上半部分是针灸治疗良性前列腺增生研究，有些读者可能对某一章节感兴趣，为了使读者能够更好地了解研究的全过程，诊断、纳入、排除标准、观察指标、疗效评判标准等，虽大致相同，但在不同的研究论文中都会出现，特此说明。在研究过程中，我的研究生李宝赢、汤瀚、吕璞、国文豪、张腾、张睿俊等协助我做了大量工作，如有关文献资料收集、病例数据采集、临床资料统计分析等，他们通过课题研究完成了相当优秀的毕业学位论文，在祝贺他们的同时一并致谢！

　　本书下半部分为了方便大家更好地学习针灸，了解我的针灸学术思想与临床经验，收集整理了我以独立作者或第一作者发表于《中国针灸》《针灸临床杂志》《上海针灸杂志》等 T1、T2 级针灸专业杂志及中医核心期刊数十篇学术论文，感谢杂志主编和编辑们在审稿阶段对论文提出的宝贵意见，这些学术论文凝聚了我对针灸的理解感悟与临床治疗经验。万丈高楼平地起，只有地基打牢，基础稳固，才能矗立起摩天大楼，如以下几篇虽是针刺理论性很强的学术论文，但确是成为出色针灸医师的基本功之一。

　　（1）"针刺操作姿势规范化浅识"一文，依据《灵枢·邪客》记载的"持针之道，欲端以正，安以静，先知虚实，而行徐疾"有关论述，指出"规范的身体站立姿势是针刺操作的前提，是行针刺手法的关键，是针刺操作的需要。此三者相辅相成，使针刺操作者的形、气、神高度集中，协调统一地完成针刺过程。这如同西医在实施外科手术时，主刀、一助、二助规范严格的站立方位，确保了手术的顺畅进行。同样，针刺操作者的身体站立方位，也要遵循规范合理的位置方位，这样才能顺利完成所需求的针刺操作手法。而"针刺操作时患者体位姿势规范化浅析"一文，依据《素问·宝命全形论》记载："凡刺之真，必先治神，五脏已定，九候已备，后乃存针，众脉不见，众凶弗闻，外内相得，无以形先，可玩往来，乃施于人"，指出规范的患者体位姿势是形神相得、形正神安实施针刺治疗的前提，是经穴开放、气血流畅的需要，是针刺中腧穴施行手法的要求；同时提出了规范患者体位姿势的原则与具体方法。上述论述弥补了《针灸学》教材有关论述的不足。

　　（2）"论《内经》'审查卫气，为百病母'的针刺临床意义"一文，依据《灵枢·禁服》记载"审查卫气，为百病母"的有关论述，认为卫气的运行特性与循行部位"慓悍滑利"，无处不在；"见开而出"，无处不出；"卫行脉外"，营卫俱行；卫气"注于五脏"，无脏不入。卫气的生理功能与病理变化为"温分肉，充皮肤，肥腠理，司开阖"；卫气"从其气则愈"；百病之始，卫气虚损；邪气侵袭，"卫气之所应，卫气从之"；邪气"散于分肉之间，与卫气相干；"卫气不营，邪气居之"。卫气与腧穴的关系：经脉腧穴是"卫气所留、邪气所客"，"正邪共会"之处。"审查卫气"在针刺临床中的运用："病在气，调之卫"；"卫气之在于身也，候气而刺之"；"气滑即出疾，气涩则出迟"。因此，当针刺人体时，则"卫气之所应，卫气从之"，激起卫气趋向于针刺之处，全身无处不在的卫气，都会被针刺的刺激所"激活"，通过调和卫气、祛除邪气来治疗疾病。这是《内经》"审查卫气，为百病母"针刺临床意义所在。

（3）"《灵枢》经脉针刺深度探析"一文，依据《灵枢·经水》记载："足阳明，五藏六府之海也，其脉大血多，气盛热壮，刺此者不深弗散，不留不泻也。足阳明刺深六分，足太阳深五分，足少阳深四分，足太阴深三分，足少阴深二分，足厥阴深一分。手之阴阳，其受气之道近，其气之来疾，其刺深者皆无过二分，其留皆无过一呼"，提出"《灵枢》经脉针刺深度针法"，经过考证《灵枢·经水》经脉针刺深度为 1 ~ 6 分即 2 ~ 14 mm，说明调节经络脏腑生理功能与病理变化，应以《灵枢·经水》经脉针刺深度"以经取之"，"欲以微针通其经脉，调其血气，荣其逆顺出入之会""知补虚泻实，审于调气，明于经隧"。通过调节经脉经气通利状态，经脉虚实状态，阴阳平衡状态即"针刺调态"，以达到"阴平阳秘，精神乃治"的治疗目的，临床运用"《灵枢》经脉针刺深度针法"治疗经络脏腑病变，疗效卓著。而"《灵枢》恢刺法治疗颈型颈椎病疗效观察"一文，依据《灵枢·官针》记载："恢刺者，直刺傍之，举之前后，恢筋急，以治筋痹也"，于风池与肩井穴足少阳经脉循行路线连线上，颈部胸锁乳突肌与斜方肌纵向间隙的"分肉之间"寻找压痛点，压痛点即为取穴处，沿胸锁乳突肌与斜方肌之纵向间隙方向刺入一定深度，行提插捻转手法，得气后留针。认为筋痹的取穴"以痛为输""针至病所""刺分肉间"，在于调节经筋"纵卷舒"功能，治疗经筋"病靶"即"针刺调靶"，以达到"经筋舒卷滑利，营卫调和"的治疗目的，临床运用"针刺调靶"针法治疗经筋病变，效如桴鼓。本文最后阐述了"针刺调靶"的特色针法即"三动刺筋针法"。而"针刺'调态与调靶'相结合治疗紧张型头痛的临床意义"一文，是"经脉病变"与"经筋病变"的典型代表，阐明了"经脉病变"与"经筋病变"不同病因病机与治疗原则，应采用"调态针法"与"调靶针法"不同针刺方法，才能"理、法、方、穴、术"一致，而不是不加区分地治疗。"调态针法"与"调靶针法"同等重要，切不可枉作存废。`

还有其余数十篇论文，不一一枚举。不仅有针灸科常见病如面神经炎、脑梗死、紧张型头痛等神经系统疾病，颈椎病、肩周炎、腰方肌劳损、跟腱炎等运动系统疾病，功能性消化不良、腹泻、便秘等消化系统疾病，而且有幻肢痛、书写痉挛、闭孔外肌损伤等少见病的诊疗方法。大家可以发现书中大部分理论探讨或针灸治疗方法都可以溯源到《黄帝内经》中的出处，从中医针灸经典中"传承精华"，启迪思路，将传统针灸技术与现代医学相结合，"守正创新"，指导针灸临床。但囿于我的认识水平，拙著谬误不当之处，还请同道不吝赐教！

2023 年 5 月初夏

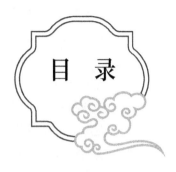

目 录

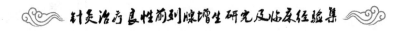

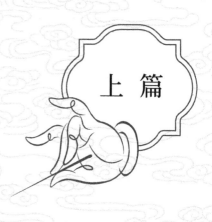

上 篇

陆永辉针灸

治疗良性前列腺增生研究

第一章
针灸治疗良性前列腺增生理论研究

一、曲骨穴别名考释

别名，指正式的或规范的名称之外的名称。在腧穴理论发展初期，腧穴命名较为混乱，同一腧穴常有不同名称，自《黄帝明堂经》后逐渐形成别名概念，以"某某（穴），一名某某"界定了腧穴正名及别名，此后历代医家不断增补腧穴名称，而其中不乏传抄错误、同音字及形近字等导致穴名讹传现象，由此引起的别名混淆对于腧穴的规范应用有较大负面影响。曲骨穴出自《针灸甲乙经》，属任脉腧穴，为任脉与足厥阴肝经之会，主治小便不利、遗精、阳痿、带下异常等疾病，有"屈骨""屈骨端""回骨""耳骨""尿胞""水胞""玉泉下一寸"等别名。现代针灸学教材中曲骨穴及横骨穴常混用相同别名，如《针灸学》中曲骨穴别名为"屈骨端、回骨、屈骨、水胞、尿胞"；横骨穴别名为"下极、屈骨、屈骨端、髓空、曲骨"。别名的混淆对古籍研究及临床应用具有一定误导性，故本文通过梳理古今文献，对曲骨穴别名及其争议进行考证及探讨，以期为规范腧穴别名提供参考。

（一）曲骨穴名释义及渊源

曲骨一词，最早见于西晋皇甫谧所著的《针灸甲乙经》（后文简称《甲乙经》）："曲骨，在横骨上、中极下一寸，毛际陷者中，动脉应手，任脉、足厥阴之会，刺入一寸五分，留七呼，灸三壮"，书中明确指出曲骨穴定位、循行归经及刺灸方法。曲骨，古义有二：一为古代解剖名，意指耻骨，《说文解字》云："曲，象器曲受物之形也。"耻骨联合上缘其形弯曲，故名曲骨。一为任脉腧穴，即据其解剖位置命名。《甲乙经》前无曲骨穴之称，其源可窥于《素问·骨空论》："任脉者，起于中极之下，以上毛际，循腹里，上关元。"中极为任脉穴，在脐下 4 寸，腹正中线上，元代医家滑寿以中极下一寸的曲骨穴为任脉之所起。《素问·骨空论》又云："督脉生病治督脉，治在骨上，甚者在脐下营。"骨上，即指横骨之上的曲骨穴。又有《灵枢·经脉第十》曰："肝足厥阴之脉，起于大指丛毛之际……循股阴，入毛中，过阴器，抵小腹"，意为厥阴经入阴毛中，左右相交，环绕阴器，与任脉交会于曲骨穴。由上可知，《黄帝内经》中虽无曲骨穴，但对后世医家理解曲骨穴的循行主治具有指导意义。

（二）曲骨别名探源及考证

1."屈骨"作为曲骨穴别名

"屈骨"作为曲骨穴别名首见于唐代孙思邈《备急千金要方》（后文简称《千金》）。《千金·妇人病第八》中记载："赤白沃，阴中干痛，恶合阴阳，小腹膜坚，小便闭，刺屈骨，入一寸半，灸三壮，在中极下一寸"，此条文合《甲乙经·妇人杂病第十》："妇人下赤白沃后，阴中干痛，恶合阴阳，少腹膜坚，小便闭，曲骨主之"，由此可见《千金》中"屈骨"当指曲骨穴。"屈骨"作为曲骨穴别名始于孙思邈，以"屈"音同"曲"。后有《针灸资生经·孔穴相去》引《千金》之言："至屈骨凡五寸。千金云，屈骨在脐下五寸"；《圣济总录·治遗溺灸法》及《普济方·淋癃》皆载："主小便余沥……次灸脐下中极下屈骨穴"。"屈骨"与腧穴别名有关的古代文献见表 1-1。

表 1-1　屈骨作为腧穴别名的古籍原文

腧穴	朝代·作者	书名·卷名	原文
曲骨穴	唐·孙思邈	《千金·妇人病第八》	赤白沃，阴中干痛，恶合阴阳，小腹膜坚，小便闭，刺屈骨，入一寸半，灸三壮，在中极下一寸
	宋·赵佶	《圣济总录·治遗溺灸法》	主小便余沥，在内踝上二寸是穴，各灸一七壮，次灸脐下中极下屈骨穴，七壮
	宋·王执中	《针灸资生经·孔穴相去》	至屈骨凡五寸。千金云，屈骨在脐下五寸。明堂下经亦云，屈骨在横骨上中极下一寸。当准人长短肥瘠量之
	明·朱橚	《普济方·淋癃》	治小便余沥。灸复溜二穴。各一七壮。次灸脐下中极下屈骨穴。七壮

续表

腧穴	朝代·作者	书名·卷名	原文
横骨穴	唐·孙思邈	《千金·明堂三人图第一》	横骨，在大赫下一寸（肾脏卷云：名屈骨，在阴上横骨中央宛曲，和却月中央是）

2. "屈骨端"作为曲骨穴别名

"屈骨端"作为曲骨穴别名源于《千金》。《千金·淋闭第二》云："腹中满小便数起，灸玉泉下一寸，名尿胞。一名屈骨端。"玉泉为中极穴别名，中极下一寸应当指曲骨穴，因此后世部分医家据此以"玉泉下一寸""尿胞""屈骨端"为曲骨穴别名。然而《千金》又以"屈骨端"及"屈骨"为横骨穴别名，《千金·肾脏》："失精，五脏虚竭，灸屈骨端五十壮。阴上横骨中央，宛曲如却月，中央是也。此名横骨。"《千金·明堂三人图第一》："横骨，在大赫下一寸（肾脏卷云：名屈骨，在阴上横骨中央宛曲，和却月中央是）。"横骨，古义有二，一为耻骨解剖名词，同曲骨（《类经》注：横骨，阴毛中曲骨也），凡"阴上横骨"者皆指耻骨；二为足少阴肾经横骨穴，位于曲骨穴旁开五分处。大赫为足少阴肾经腧穴，位于横骨穴上1寸，因此《千金·明堂三人图第一》中"横骨"当指横骨穴，而非耻骨。可以看到，《千金·明堂三人图第一》中的"肾脏卷云：名屈骨"与《千金·肾脏》原文是不一致的，这也导致了后世对曲骨穴、横骨穴别名的混淆。后有《针灸资生经》《普济方》引《千金》之言："横骨二穴，在大赫下一寸。灸三壮（千金云，名屈骨端。在阴上横骨中。宛曲如却月中央是也）"；《杨敬斋针灸全书》以"屈骨端"为横骨穴别名："横骨，一名屈骨端"。《针灸大全》《针灸逢源》同载："横骨，一名曲骨端"（上文已提及，此"曲"音同"屈"，即"曲骨端"指"屈骨端"）。"屈骨端"与腧穴别名有关的古代文献见表1-2。

表 1-2　屈骨端作为腧穴别名的古籍原文

腧穴	朝代·作者	书名·卷名	原文
曲骨穴	唐·孙思邈	《千金·淋闭第二》	腹中满小便数起，灸玉泉下一寸，名尿胞。一名屈骨端。灸二七壮。小儿以意减之
	宋·赵佶	《圣济总录·治小便数灸法》	腹中满，小便数，灸玉泉下一寸，名尿胞，一名屈骨端，灸二七壮，小儿以意减之
横骨穴	唐·孙思邈	《千金·肾脏》	失精，五脏虚竭，灸屈骨端五十壮。阴上横骨中央，宛曲如却月，中央是也。此名横骨
	宋·王执中	《针灸资生经·腹第二行左右二十二穴》	横骨二穴，在大赫下一寸。灸三壮（千金云，名屈骨端。在阴上横骨中。宛曲如却月中央是也）
	明·朱棣	《普济方·腹部第二行左右二十二穴》	横骨二穴，在大赫下一寸。灸三壮（千金云，名屈骨端。在阴上横骨中。宛曲如却月中央是也）
	明·陈言	《杨敬斋针灸全书·论一穴有二名》	横骨，一名屈骨端
	明·徐凤	《针灸大全·论一穴有二名》	横骨，一名曲骨端
	清·李学川	《针灸逢源·经穴考证》	横骨（一名曲骨端。一名下极）
	清·廖润鸿	《勉学堂针灸集成·内景篇针灸》	遗精、五脏虚竭，灸曲骨端一穴四七壮（穴在前阴横骨中央，曲如月，中央是也）

3. "尿胞"及"水胞"作为曲骨穴别名

"尿胞"古义为膀胱："胞者，盛溺之所，俗名尿胞是也。"尿胞作为曲骨穴别名出现仅见于《千金·淋闭第二》："腹中满小便数起，灸玉泉下一寸，名尿胞。一名屈骨端。"水胞，意同尿胞，皆指膀胱，未见以曲骨穴别名出现。

4. "回骨"作为曲骨穴别名

"回骨"出自北宋王惟一《铜人针灸腧穴图经》（后文简称《铜人》），曰："曲骨一穴，一名回骨，在横骨之上，毛际陷中，动脉应手。"后世《圣济总录》《勉学堂针灸集成》《疡医大全》等皆载："曲骨一穴，一名回骨。""回骨"在现代针灸辞典中有两种不同看法：一为曲骨穴别名；一为曲骨之坏字。如《中国针灸穴位辞典》云："回骨，为任脉曲骨（CV2）的别名"；《针灸学辞典》："回骨，曲骨之误。《铜人》列作曲骨别名"。

5."耳骨"作为曲骨穴别名

"耳骨"以曲骨穴之别名出现次数极少，仅见于《铜人》，未见单独以"耳骨"作为曲骨穴加以叙述的古籍文献。"耳骨"在现代针灸辞典中亦有两种不同看法，如《简明针灸辞典》："耳骨，曲骨别名。见《铜人》。耳，卷曲之意。耳骨与曲骨义同。"《针灸学辞典》："耳骨，曲骨别名。见《铜人》，为耻骨之误。"

（三）结语

曲骨穴出自《甲乙经》，"屈骨、屈骨端、尿胞、玉泉下一寸"作为曲骨穴别名皆源于《千金》，然而《千金》中前后文相矛盾，对后世误导较大，如《千金·妇人病第八》中"屈骨"指曲骨穴，而《千金·明堂三人图第一》中"屈骨"指横骨穴；《千金·肾脏》中"屈骨端"指横骨穴，而《千金·淋闭第二》中"屈骨端"指"玉泉下一寸"。笔者认为，一词为两个腧穴别名于理不合，《千金·明堂三人图第一》中"横骨……（肾脏卷云：名屈骨）"或为误注，因其已在《千金·肾脏》中明确指出："灸屈骨端……此名横骨"，且后有《针灸资生经》《普济方》《杨敬斋针灸全书》《针灸大全》《针灸逢源》等皆以"屈骨端"作为横骨穴。而"屈骨"当指曲骨穴，因《千金·妇人病第八》引用《甲乙经·妇人杂病第十》原文，以"曲"易为"屈"，后又有《针灸资生经》《圣济总录》《普济方》等皆以"屈骨"作为曲骨穴。而其"玉泉下一寸……一名屈骨端"令后世以"屈骨端"为曲骨穴别名，究其根源，或此"玉泉下一寸"非指曲骨穴，或误注"一名屈骨端"，若非如此，其前后不一，难以解释，后世引用《千金》时应联系全文并同时参考其他医著。"回骨、耳骨"出自《铜人》，因古字"回"形似"曲"，"耳"为"耻"部，疑为"耻"之坏字，故有医家认为二词或为后世传抄之误。笔者认为，腧穴别名存在的意义当为辅助阅读及理解古籍，溯源古今，仅"屈骨""屈骨端"独立以曲骨穴别名出现指导疾病治疗，如"主小便余沥，在内踝上二寸是穴，各灸一七壮，次灸脐下中极下屈骨穴，七壮"（《圣济总录》）、"又腹满小便数，灸屈骨端二七壮"（《外台秘要》）。历代医家虽表述"回骨、耳骨、尿胞、水胞"作为曲骨穴别名，但未见使用上述别名替代曲骨穴出现，

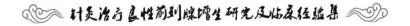

而"玉泉下一寸"作为辅助定位词，更不应断章取义为曲骨穴别名。故笔者以为，可删繁就简，惶论是非，针灸学教材中可去除无实际应用之别名（回骨、耳骨、尿胞、水胞、玉泉下一寸），规范曲骨穴别名为"屈骨"，以利针灸学科的传承发展。

二、曲骨穴古今文献应用特点分析

曲骨穴，最早见于西晋皇甫谧《针灸甲乙经》："曲骨，在横骨上、中极下一寸，毛际陷者中，动脉应手，任脉、足厥阴之会。"曲骨穴位于腹正中线上，耻骨联合上缘，因耻骨上缘其形弯曲，故有别名"屈骨"，具有通利小便、调经止痛的功效，为临床常用穴。本文通过归纳整理古代医籍及现代文献，对曲骨穴的古今主治特点、配伍应用规律、刺灸方法等进行比较分析，为曲骨穴的临床研究和运用提供参考。

（一）资料与方法

1. 古代文献

（1）数据来源及检索策略：古籍检索源为第五版《中华医典》，其中收录了1156部先秦至清末的医学古籍，包括《针灸甲乙经》《针灸资生经》《针灸大全》《针灸大成》《针方六集》等50部针灸推拿类专著，基本囊括了古代具有代表性的针灸医籍。以"曲骨""屈骨"为检索词，同时以权威出版社的出版书籍进行校对。

（2）纳入标准：①曲骨单穴或配伍其他腧穴治疗疾病的条文；②有关曲骨穴刺灸方法的条文；③有关曲骨穴使用禁忌的条文。

（3）排除标准：①用于描述定位曲骨穴的条文；②论述曲骨穴归经循行的条文；③同一著作中重复出现的条文仅纳入其中1条。

2. 现代文献

（1）数据来源及检索策略：计算机检索中国知识基础设施工程、万方数据知识服务平台及维普资讯中文期刊服务平台，检索时限为各数据库建库至2021年11月24日。以"曲骨""屈骨""针灸""针""灸""电针""穴位""推拿"为检索词，采用主题词与自由词相结合的检索方式。

（2）纳入标准：①曲骨单穴或配伍其他腧穴治疗疾病的文献；②文献类型为随机或半随机对照试验、临床病例观察、个案或经验报道；③干预措施为针刺、艾灸、电针、推拿、穴位注射等方式。

（3）排除标准：①综述、系统评价、数据挖掘类文献；②重复发表的文献仅纳入其中 1 篇；③相同数据发表的多篇文献纳入数据较完整的 1 篇。

3. 标准化处理与数据库建立

（1）腧穴名称及归经的规范：依据中华人民共和国国家标准《经穴名称与定位》（GB/T 12346-2021）及《经外奇穴名称与定位》（GB/T 40997-2021）规范古籍中的腧穴名称及归经，如"绝骨"规范为"悬钟"，"屈骨"规范为"曲骨"，"印堂"归属于督脉腧穴。

（2）病证名称的规范：古代医籍中多数疾病证候无统一规范病名，现代文献中多个疾病名称常对应同一个中医病名，依据《中医内科学》《中医妇科学》《中医外科学》《中医儿科学》等对疾病证候所属科别、属系、病名进行规范，如"膀胱小便难"规范为中医内科肾系病证的癃闭，并统一规范古今病证名称。见表 1-3。

表 1-3　古今文献病证名称规范

古代病名	现代病名	古代病名	现代病名
阳痿	勃起功能障碍	精闭	功能性不射精症
癃闭	尿潴留、前列腺增生	胃痞	胃下垂
淋证	前列腺炎、尿路感染、膀胱炎	阴挺	子宫脱垂
血精	精囊炎	癥瘕	子宫肌瘤

（3）建立数据库：使用 Microsoft Excel 软件建立数据库，将符合纳入、排除标准的古代条文或现代文献分别录入两个子数据库，录入内容如下。①基本信息：古代条文包括书名、章节、朝代、作者，现代文献包括文献标题、刊名、发表时间、作者；②针灸处方信息：病名、病证描述、单穴/配伍腧穴、施治方法、留针时间。

（4）数据处理：分别统计两个子数据库中曲骨单穴及配伍腧穴治疗病证的频次，配伍各腧穴使用频次及其归经、分布部位，相关施治方法频次等数据。对集成著作中重复原有条文或于不同章节重复出现，并且无观点补充者，不予计次。

（二）结果

古籍中符合纳入标准的条文共 140 条，涵盖古籍 43 部，其中主治病证 125 条，刺法相关 28 条，灸法相关 62 条（主治病证与刺灸法有重叠部分），配伍应用的腧穴共 64 个。现代文献中符合纳入标准的文献共 73 篇，其中单穴主治 29 篇，配伍主治 44 篇，配伍应用的腧穴共 36 个。

1. 曲骨单穴主治病证

（1）古代曲骨单穴主治病证：曲骨单穴主治病证的条文共 66 条，涉及病证 16 种，共计 174 次，频次较高的为癃闭、带下过多、疝气、带下过少、虚劳。涉及内科（73 次，41.95%）、妇科（61 次，35.06%）、外科（32 次，18.39%）、儿科（8 次，4.60%）。见表 1-4。

（2）现代曲骨单穴主治病证：曲骨单穴主治病证的文献共 29 篇，涉及病证 17 种，共计 29 次，频次较高的为尿潴留、勃起功能障碍、慢性前列腺炎、压力性尿失禁、产后耻骨联合分离。涉及内科（18 次，62.07%）、外科（6 次，20.69%）、妇科（3 次，10.34%）、儿科（2 次，6.90%）。见表 1-4。

2. 曲骨配伍主治病证

（1）古代曲骨配伍主治病证：曲骨配伍腧穴主治病证的条文共 59 条，涉及病证 17 种，共计 57 次，频次较高的为带下过多、淋证、疝气、癫狂。涉及内科（26 次，45.61%）、妇科（22 次，38.60%）、外科（6 次，10.53%）及儿科（3 次，5.26%）。见表 1-4。

（2）现代曲骨配伍主治病证：曲骨配伍腧穴主治病证的文献共 44 篇，涉及病证 17 种，共计 44 次，频次较高的为尿潴留、勃起功能障碍、前列腺增生、慢性前列腺炎、原发性痛经。涉及内科（35 次，79.55%）、妇科（6 次，13.64%）、外科（2 次，4.55%）、儿科（1 次，2.27%）。见表 1-4。

表1-4　古今文献中曲骨穴主治病证频次

科别	属系	单穴主治病证（频次）		配伍主治病证（频次）	
		古代	现代	古代	现代
内科	肾系病证	癃闭（33）、水肿（12）、淋证（10）、阳痿（1）	尿潴留（6）、勃起功能障碍（4）、慢性前列腺炎（2）、压力性尿失禁（2）、前列腺增生（1）、慢性尿路感染（1）、慢性膀胱炎（1）、单纯性遗尿（1）	淋证（6）、遗精（4）、癃闭（2）、阳痿（2）、水肿（1）	尿潴留（12）、勃起功能障碍（7）、前列腺增生（5）、慢前列腺炎（5）、急慢性膀胱炎（1）、单纯性遗尿（1）、顽固性遗尿（1）、压力性尿失禁（1）、功能性小便失禁（1）
	气血津液病证	虚劳（14）	/	/	/
	脑系病证	痫证（3）	/	癫狂（5）、痫证（2）	/
	肝胆系病证	/	/	黄疸（3）、积证（1）	/
	脾胃系病证	/	/	/	胃下垂（1）
妇科	带下病	带下过多（26）、带下过少（17）	带下病（1）	带下过多（8）	/
	妇科杂病	不孕症（7）、阴疮（2）	/	不孕症（4）、阴挺（4）	子宫脱垂（1）、子宫肌瘤（1）
	妊娠病	妊娠小便不通（8）	/	滑胎（2）、妊娠小便不通（2）	产后小便异常（1）
	产后病	产后恶露不绝（1）	产后耻骨联合分离（2）	产后恶露不绝（2）	
	月经病	/	/	/	原发性痛经（3）

11

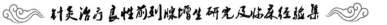

续表

科别	属系	单穴主治病证（频次）		配伍主治病证（频次）	
		古代	现代	古代	现代
外科	/	疝气（18）、精癃（9）、痔（5）	精囊炎（1）、功能性不射精症（1）、阴部瘙痒性皮肤病（1）、麻醉镇痛（2）、术后镇痛（1）	疝气（6）	阴囊湿疹（1）、功能性不射精症（1）
儿科	肾系病证	遗尿（8）	小儿遗尿（1）、神经性尿频（1）	遗尿（3）	小儿遗尿（1）

3. 配伍腧穴归经特点

（1）古代曲骨配伍腧穴归经特点：与曲骨穴配伍使用的腧穴共64个，涉及11条经脉及经外奇穴，未涉及手太阳小肠经、手少阳三焦经及手少阴心经腧穴。配伍腧穴使用频次共221次，频次排序前10位的腧穴见表1-5。配伍腧穴归经频次前5位为任脉（37次，16.74%）、足太阳膀胱经（12次，5.42%）、足厥阴肝经（17次，7.69%）、足少阴肾经（7次，3.17%）、足太阴脾经（16次，7.23%）。

（2）现代曲骨配伍腧穴归经特点：与曲骨穴配伍应用的腧穴共36个，涉及10条经脉及经外奇穴，未涉及手太阳小肠经、手少阳三焦经、手阳明大肠经及手太阴肺经腧穴。配伍腧穴使用频次共101次，频次排序前10位的腧穴见表1-5。配伍腧穴归经频次前5位为任脉（36次，35.64%）、足少阴肾经（8次，7.92%）、足太阴脾经（10次，9.90%）、足阳明胃经（10次，9.90%）、足太阳膀胱经（6次，5.94%）。

表1-5 古今文献曲骨配伍腧穴使用频次前10位

排序	古代	频次	占比/%	排序	现代	频次	占比/%
1	中极	19	8.60	1	中极	17	16.83
2	关元	10	4.52	2	关元	16	15.84

续表

排序	古代	频次	占比/%	排序	现代	频次	占比/%
3	三阴交	10	4.52	3	足三里	7	6.93
4	大敦	10	4.52	4	次髎	6	5.94
5	气海	8	3.62	5	三阴交	5	4.95
6	太冲	7	3.17	6	阴陵泉	5	4.95
7	阴谷	7	3.17	7	横骨	4	3.96
8	肾俞	6	2.71	8	太溪	4	3.96
9	阴陵泉	6	2.71	9	气海	3	2.97
10	膏肓	6	2.71	10	水道	3	2.97

4. 配伍腧穴部位分布特点

（1）古代配伍腧穴分布部位：对64个配伍腧穴的分布部位以频次为主序排序结果为腹部（63次，13个）、小腿部（53次，13个）、足踝部（48次，14个）、背腰部（25次，8个）、头面颈项部（16次，7个）、上肢部（13次，7个）、胸胁部（2次，1个）、大腿部（1次，1个）。

（2）现代配伍腧穴分布部位：对36个配伍腧穴的分布部位以频次为主序排序结果为腹部（50次，11个）、小腿部（21次，6个）、背腰部（14次，8个）、足踝部（8次，5个）、头面颈项部（3次，1个）、上肢部（2次，2个）、大腿部（2次，2个）、胸胁部（1次，1个）。

5. 配伍腧穴特定穴使用特点

（1）古代配伍特定穴分析：64个配伍腧穴中，78.13%（50/64）为特定穴，共计259次。涉及10类特定穴，除交会穴外，应用较多的是五腧穴（75次，28.96%）、募穴（41次，15.83%）、八会穴（15次，5.79%）。

（2）现代配伍特定穴分析

36个配伍腧穴中，66.67%（24/36）为特定穴，共计131次。涉及10类特定穴，除交会穴外，应用较多的是募穴（34次，25.95%）、五腧穴（21次，16.03%）、下合穴（8次，6.11%）。

6. 曲骨施治方法

（1）古代刺灸法：有关刺法的条文28条，共计38次，在刺灸法中占比35.19%（38/108），涉及8种针刺深度，频次最高为针一寸半及针二寸，均为12次，其余为针八分（5次）、针一寸（3次）、针二分（2次）、针六分（2次）、针三分（1次）、针二寸半（1次）；有关灸法的条文62条，共计70次，在刺灸法中占比64.81%（70/108），涉及10种不同灸量，频次最高为灸七壮至七七壮（22次），其余为三壮（14次）、五十壮（9次）、七壮（8次）、百壮（5次）、三七壮（4次）、五壮（3次）、七七壮（2次）、百壮至三百壮（2次）、二七壮（1次）。留针时间仅一种，为留七呼。

（2）现代施治方法：73篇现代文献中曲骨穴的治疗方法包括针刺（39篇，53.42%）、穴位注射（17篇，23.29%）、艾灸（6篇，8.22%）、电针（5篇，6.85%）、温针灸（4篇，5.48%）、穴位埋线（1篇，1.37%）、推拿（1篇，1.37%）。有48篇文献使用了毫针，其中25篇（52.08%）提及斜向会阴、尿道或前列腺方向进针，使针感向上述部位传导。有34篇文献报道了针刺深度，其中针刺2寸最多（14.71%），最深针至3.5寸。留针时间多在30分钟。

（三）讨论

1. 主治病证特点比较

《医心方》言："孔穴去病，有近远也。"腧穴有近治及远治的作用特点。近治作用指腧穴对邻近脏腑组织病证的治疗作用，为"腧穴所在，主治所及"特点的体现；远治作用指腧穴对所在经脉病候及循行所及的脏腑组织病证的治疗作用，为"经脉所过，主治所及"特点的体现。本研究结果显示，古代曲骨穴主要用于治疗肾系病证及妇科带下病，还涉及气血津液病证、脑系病证、妇科杂病、妊娠病、产后病等，其主治范围较为广泛，如《针方六集》载："曲骨一穴，主失精，五脏虚弱，寒极阳痿，小腹胀满，淋沥癃闭，癫疝，小腹痛，妇人赤白带下，阴疮。"曲骨属于任脉，任脉又"根于曲骨"，任者，女子得之以妊养也，《素问·骨空论》载："任脉为病，男子内结七疝，女子带下瘕聚。"任脉病候多为妇科、前阴、泌尿、生殖、神志病；任脉又与足厥阴肝经交会于曲骨，《灵枢·经脉》载："是主肝所生病者，胸满，呕逆，飧泄，狐疝，遗溺，闭癃。"肝脉病候多为肝胆、脾胃、前阴、泌尿、神志病等。可以看出，曲骨的主治病证与本经及相交经脉的病候密切相关，同时体现了腧穴的远治作用特点。

现代曲骨穴主要用于治疗泌尿及男性生殖系统疾病，对于带下病、不孕症、疝气、虚劳、癫狂、痫证等古代常见主治病证，现代临床及研究较少涉及。笔者认为这可能是因为在现代解剖学冲击中医经典理论的背景下，较之经络理论，现代研究者更多地从解剖层面研究曲骨的治疗效应。如有研究报道从曲骨进针，沿耻骨后膀胱前间隙抵前列腺包膜，使针感传至尿道，以缓解膀胱出口梗阻，从而改善排尿困难。曲骨毗邻膀胱、前列腺、尿道等，临床将其运用于尿潴留、尿失禁、勃起功能障碍、前列腺增生等泌尿及男性生殖系统疾病的频率远胜其他系统疾病，提示现代更为重视腧穴对局部病证的治疗，即强调腧穴的近治作用。

2. 古今配伍腧穴的变化

配伍选穴是指基于疾病的病因、病机、病位等，选取主治作用相近，或具有协同作用的腧穴组成针灸处方以治疗疾病的方法。古代曲骨常与中极、关元、三阴交、大敦、气海等腧穴配伍，现代常与中极、关元、足三里、次髎、三阴交等腧穴配伍；古代针灸处方中，配伍腧穴经脉频次占比在10%以上的有任脉、膀胱经、肝经、肾经，现代为任脉、肾经、脾经，古今配伍腧穴主要分布于任脉及循行经过腹部的经脉，且现代更为集中于任脉。在配伍腧穴的分布部位上，古代分布部位前3位为腹部、小腿部、足踝部，现代分布部位前3位为腹部、小腿部、背腰部。曲骨主要与腹部及小腿部腧穴配伍，且现代配伍腹部腧穴的频率（49.50%）远高于古代（28.51%），说明现代更倾向于局部选穴，古代则更重视循经选穴。这一特点在配伍特定穴上体现更为明显，古代特定穴中常用五腧穴（28.96%），其应用频次高于募穴（15.83%），如《千金·癫疾》载："筋缩、曲骨、阴谷、行间，主惊痫狂走癫疾"，以任脉腧穴配伍督脉腧穴、肾经合穴、肝经荥穴治疗神志病，其配伍思路为辨证、循经选穴；而现代应用募穴（25.95%）频次高于五腧穴（16.03%），与现代配伍任脉及腹部腧穴的频率更高有关，如与中极（16.83%）、关元（15.84%）的配伍频率远高于古代中极（8.60%）、关元（4.52%）。

3. 古今施治方法比较

本研究结果显示，曲骨古代刺灸法以灸法为主，现代以针刺为主。现代文献中有 52.08% 在针刺操作时提及斜向会阴、尿道或前列腺方向进针，使上述部位产生针感，目前对这一认识尚缺乏机制研究，但也可说明部分现代研究者认为斜刺曲骨并使局部产生针感可取得较佳疗效。同时，现代在施治方法及应用范围方面也有一定拓宽，如将穴位注射用于术中麻醉，或将穴位埋线用于术后镇痛。值得注意的是，针灸学统编教材对于曲骨刺灸法的操作指导侧重于安全性，如"十三五"规划教材《针灸学》："直刺 1～1.5 寸，需排尿后针刺；孕妇慎用"；《经络腧穴学》："直刺 0.5～1 寸，需在排尿后进行针刺。孕妇禁针。可灸"。本研究结果显示，古代常用针刺深度为一寸半及二寸；现代常用针刺深度为 2 寸，70.60% 的文献针刺深度可及 1.5 寸或以上，更有研究认为可深及 3.5 寸。另外，教材认为对于妊娠期女性应慎用曲骨穴或禁针，而《针灸甲乙经》中记录了曲骨可治疗妊娠小便不通："小便难，水胀满，溺出少，转胞不得溺，曲骨主之。"转胞，多指妇人妊娠时，因胎儿压迫膀胱致使水道不利、小便不通，又如《医宗金鉴·妇科心法要诀》载："妊娠胎压，胞系了戾，不得小便，饮食如常，心烦不得卧者，名曰转胞。"因此，曲骨是否可应用于"转胞"的治疗有待进一步研究。古代曲骨主治范围广泛，涉及癃闭、带下病、疝气、虚劳、癫证、痫证、不孕症、阳痿等多系统疾病，尤其善于治疗肾系及带下病证，主治病证与任脉及循行于前阴的经脉病候密切相关，重视经脉及经典理论的运用；现代曲骨主治病证与毗邻脏腑密切相关，以泌尿及男性生殖系统疾病为主，重视曲骨的解剖位置。古今配伍腧穴多分布于任脉及循行经过腹部的经脉，较少与走行于上肢部的经脉配伍。古代侧重于循经选穴，特定穴多选用五腧穴；现代更倾向于本经及局部选穴，特定穴多选用募穴。古代曲骨无特殊刺灸禁忌；现代强调针刺曲骨时宜先排空膀胱，避免伤及曲骨下重要脏器，多斜刺进针，使针感向会阴、尿道或前列腺等部位传导。本文通过统计分析古今曲骨的应用特点，可为今后曲骨的临床研究及其标准化、规范化提供一定参考依据。

三、曲骨穴在针灸治疗良性前列腺增生中的研究进展

良性前列腺增生（benign prostatic hyperplasia，BPH）临床主要表现为尿急、尿频、尿不尽、尿等待等，与中医学"癃闭"症状相似。有研究表明，BPH 的发病率与年龄呈正相关，并给老年 BPH 患者的生活质量带来消极影响。针灸

治疗 BPH 历史悠久、临床效果显著，曲骨穴在其治疗中发挥了一定作用。现就曲骨穴在针灸治疗 BPH 中的相关研究进行综述。报道如下。

（一）毫针疗法

1. 毫针

陆永辉等采用毫针针刺曲骨穴治疗 BPH 患者 33 例。取曲骨穴局部皮肤常规消毒后，用毫针深刺曲骨穴，针刺深度 50～70 mm，并行轻微提插捻转补泻手法，使患者有排尿感，留针 25 分钟。结果表明 33 例患者治疗总有效率为 93.9%，且能降低 BPH 患者的国际前列腺症状评分（international prostate symptom score，IPSS）、生活质量评分（quality of life score，QOL）。

2. 毫针联合艾灸

黄芳等采用曲骨穴、关元穴针刺配合艾盒灸治疗 BPH 患者 40 例，并与口服盐酸坦索罗辛缓释胶囊、非那雄胺片 40 例对照观察。取曲骨穴向会阴部方向斜刺 0.5～1.0 寸，关元穴常规直刺 0.5～1.0 寸，并行捻转补法，留针 15 分钟，后再用"艾盒灸"灸曲骨穴、关元穴 20 分钟。结果表明治疗组总有效率为 95.0%，对照组为 75.0%，治疗组疗效优于对照组（$P < 0.05$），且治疗后治疗组在改善前列腺体积（prostate volume，PV）、IPSS、QOL、残余尿量（residual urine volume，RUV）、睾酮（testosterone，T）、雌二醇（estradiol，E_2）、前列腺特异性抗原（prostate-spelific antigen，PSA）水平上优于对照组（$P < 0.01$）。应海舟等采用曲骨穴、关元穴针刺配合艾盒灸治疗 BPH 患者 50 例，并与口服盐酸坦索罗辛缓释胶囊、非那雄胺片 50 例对照观察。取曲骨穴、关元穴常规针刺，行平补平泻得气后，留针 20～25 分钟，起针后再取曲骨穴、关元穴艾盒灸 20 分钟。结果表明治疗组总有效率为 90%，对照组为 76%，治疗组疗效优于对照组（$P < 0.05$），且治疗后治疗组在改善中医证候评分、CRP、TNF-α、T、E_2 上优于对照组（$P < 0.05$）。姜磊等采用曲骨穴、足运感区等针刺配合关元穴隔盐灸治疗 BPH 患者 30 例，并与口服（晶珠）前列癃闭通胶囊 30 例对照观察。取曲骨穴、横骨穴、三阴交穴、中极穴、关元穴、足运感区常规针刺，平补平泻得气后，留针 30 分钟，后再取关元穴隔盐灸 20 分钟，以皮肤微红为度。结果表明治疗组总有效率为 93.3%，对照组为 66.7%，治疗组疗效优于对照组（$P < 0.05$），且治疗后治疗组在降低 IPSS、QOL，增

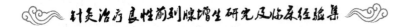

加最大尿流率（the maximum urine flow rate，Qmax），减少 RUV 上优于对照组（$P < 0.05$）。

3. 毫针联合电针

李丽会等采用曲骨穴、中极穴等针刺联合横骨穴等电针治疗 BPH 患者 60 例，观察其疗效。取曲骨穴斜刺 2.5～3.5 寸，使针感向下传导，横骨穴（双侧）、气冲穴（双侧）、关元穴、中极穴常规针刺，得气后取横骨穴、气冲穴，接电针治疗仪，选取疏密波，以患者耐受的电流量为度，留针 40 分钟。结果表明治疗后，总有效人数为 53 例，总有效率为 88.3%。张永刚等采用曲骨穴等针刺配合足运感区电针治疗 BPH 患者 42 例，并与口服盐酸坦索罗辛缓释胶囊 42 例对照观察。取曲骨穴、中极穴、关元穴、横骨穴直刺 1.0～1.3 寸，使针感向尿道外口、大腿内上侧及会阴部放射，足运感区（双侧）常规针刺，快速捻转平补平泻 1 分钟后，再接电针治疗仪，选用连续波，留针 30 分钟。结果表明治疗组总有效率为 92.9%，对照组为 76.2%，治疗组疗效优于对照组（$P < 0.05$），且治疗组在降低 IPSS、QOL，增加 Qmax，减少 RUV 上优于对照组（$P < 0.05$）。

4. 其他毫针联合疗法

应海芬等采用曲骨穴、关元穴针刺配合艾盒灸联合口服盐酸坦索罗辛缓释胶囊治疗 BPH 患者 48 例，并与单纯口服盐酸坦索罗辛缓释胶囊 48 例对照观察。取曲骨穴向阴部斜刺、关元穴常规针刺，后行捻转补法，使针感传导至会阴部，留针 15 分钟，后再取曲骨穴、关元穴艾盒灸 20 分钟。结果表明治疗后治疗组在缩小 PV，改善 IPSS、RUV、T、E_2、PSA 上优于对照组（$P < 0.05$）。张晓燕等采用曲骨穴等针刺配合电磁波照射治疗 BPH 患者 32 例，观察其疗效。取曲骨穴、横骨穴、气海穴、关元穴、三阴交穴、中极穴直刺 10～20 mm，捻转平补平泻，并用电磁波灯照射 20 分钟，后再取膀胱俞、关元俞、肝俞、肾俞直刺 10～15 mm，行捻转补法，取长强穴向上斜刺 5 mm，再用电磁波灯照射 20 分钟。结果表明治疗后，治疗总有效人数为 30 例，治疗总有效率为 93.7%。韩燕采用曲骨穴等针刺配合微波照射治疗 BPH 患者 32 例，并与口服普安乐片 32 例对照观察。取曲骨穴、关元穴、三阴交穴、横骨穴常规针刺，平补平泻得气后，用微波治疗仪照射上述穴位 30 分钟，温度以患者耐受为宜。结果表明治疗组总有效率为 96.88%，对照组为 87.50%，治疗组疗效优于对照组（$P < 0.05$）。

（二）电针疗法

1. 电针

郑入文等采用曲骨穴、中极穴电针治疗 BPH 患者 30 例，并与口服盐酸坦索罗辛缓释胶囊 30 例对照观察。取曲骨穴、中极穴直刺 2 cm，平补平泻得气后，接针灸治疗仪，选取连续波，频率为 5 Hz，留针 20 分钟。结果表明电针组总有效率为 60.7%，对照组为 30.8%，电针组疗效优于对照组（$P < 0.05$），且治疗后电针组在减少排尿困难严重人数、IPSS 上优于对照组（$P < 0.05$）。姜珊珊采用曲骨穴、足运感区等电针治疗 BPH 患者 30 例，并与口服（晶珠）前列癃闭通胶囊 30 例对照观察。取曲骨穴、横骨穴、关元穴、中极穴直刺 1.0 ~ 1.3 寸，足运感区（双侧）平刺 1.0 寸，针刺得气后，曲骨穴、双侧足运感区、关元穴接针灸治疗仪，选取连续波，留针 30 分钟。结果表明治疗组总有效率为 96.7%，对照组为 70.0%，治疗组疗效优于对照组（$P < 0.05$），且治疗后治疗组在降低 IPSS、QOL，增加 Qmax，减少 RUV 上优于对照组（$P < 0.05$）。王玉琳等采用曲骨穴、横骨穴等电针治疗 BPH 患者 22 例，并与口服盐酸坦索罗辛缓释胶囊 22 例，曲骨穴、横骨穴等针刺 22 例对照观察。取曲骨穴、横骨穴（双侧）斜刺 1.5 ~ 2.0 寸，中极穴、关元穴常规直刺 1.0 ~ 1.5寸，使针感向尿道内口、会阴部、小腹部及大腿内上侧放射，接针灸治疗仪，曲骨穴、关元穴为一组，双侧横骨穴为另一组，选取疏密波，频率为 0.2 Hz，留针 30 分钟。结果表明电针组总有效率为 90.91%，西药组为 77.27%，常规针刺组为 63.64%，电针组疗效优于西药组、常规针刺组（$P < 0.05$），且治疗后电针组在降低 IPSS、QOL，增加 Qmax 上优于其余两组（$P < 0.05$）。

2. 电针联合药物

李正英等采用曲骨穴等电针，联合（晶珠）前列癃闭通胶囊治疗 BPH 患者 51 例，并与口服（晶珠）前列癃闭通胶囊 51 例对照观察。取曲骨穴、中极穴、横骨穴、关元穴常规直刺 1.0 ~ 1.3 寸，使针感到达尿道内口、大腿内上侧和会阴部，接脉冲针灸治疗仪，中极穴、横骨穴为一组，曲骨穴、关元穴为另一组，选取连续波，电流量以患者耐受为度，留针 30 分钟。结果表明治疗组总有效率为 92.2%，对照组为 80.4%，治疗组疗效优于对照组（$P < 0.05$），且治疗后治疗组在降低 IPSS、QOL，增加 Qmax 上优于对照组（$P < 0.05$）。王

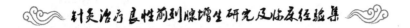

春英等采用曲骨穴、关元穴等电针联合（晶珠）前列癃闭通胶囊治疗 BPH 患者 30 例，并与口服（晶珠）前列癃闭通胶囊 30 例对照观察。取曲骨穴、关元穴、中极穴、横骨穴直刺 1.0 ~ 1.3 寸，使针感放射至大腿内上侧、会阴部、尿道内口，接脉冲针灸治疗仪，中极穴、横骨穴为一组，曲骨穴、关元穴为另一组，选用连续波，电流量以患者耐受为宜，留针 30 分钟。结果表明治疗组总有效率为 93.3%，对照组为 70.0%，且治疗后治疗组在降低 IPSS、QOL，增加 Qmax 上优于对照组（$P < 0.05$）。吴亮采用曲骨穴等电针联合口服盐酸坦索罗辛缓释胶囊治疗 BPH 患者 48 例，并与口服盐酸坦索罗辛缓释胶囊 47 例对照观察。取曲骨穴、会阳穴斜刺 0.5 ~ 1.0 寸，关元穴常规直刺 0.5 ~ 1.0 寸，捻转得气后，接脉冲针灸治疗仪，选取连续波，电流量以患者耐受为宜，留针 20 分钟。结果表明治疗后，联合治疗组在改善 PV、IPSS、QOL、Qmax、RUV、PSA 水平上优于对照组（$P < 0.05$）。

3. 其他电针联合疗法

金泽等采用曲骨穴、足运感区等电针，联合中极穴等针刺治疗 BPH 患者 30 例，并与口服（晶珠）前列癃闭通胶囊 30 例对照观察。取曲骨穴、中极穴、关元穴、横骨穴直刺 35 ~ 38 mm，使针感向尿道内口、会阴部及大腿内上侧放射，取足运感区（双侧）平刺 30 mm，取三阴交穴（双侧）直刺 35 mm，接脉冲针灸治疗仪，双侧足运感区为一组，曲骨穴、关元穴为一组，选取疏密波，电流量以患者耐受为宜，留针 30 分钟。结果表明治疗组总有效率为 96.7%，对照组为 70.0%，治疗组疗效优于对照组（$P < 0.01$），且治疗后治疗组在降低 IPSS、QOL，增加 Qmax，减少 RUV 上优于对照组（$P < 0.05$）。

4. 火针

李晨采用曲骨穴等火针刺联合百会穴、气海穴常规针刺治疗 BPH 患者 30 例，并与口服非那雄胺片 30 例对照观察。取曲骨穴、关元穴、大赫穴（双侧），火针快速刺入后，另取气海穴、百会穴常规针刺。结果表明治疗后治疗组在减少 RUV 上优于对照组（$P < 0.05$）。

（三）其他针灸疗法

叶利兵采用曲骨穴等穴位贴敷治疗 BPH 患者 30 例，并与口服前列通片 30 例对照观察。取曲骨穴、关元穴、气海穴、中极穴，以三棱、莪术、制南星、冰片等研末贴敷 6 ~ 8 小时。结果表明治疗组总有效率为 86.66%，对照组为 73.33%，治疗组疗效优于对照组（$P < 0.05$），且治疗后治疗组在减少 RUV 上优于对照组（$P < 0.05$）。郑谅等采用曲骨穴、中极穴等穴位贴敷治疗 BPH 患者 80 例，并与口服前列通片 80 例对照观察。取曲骨穴、中极穴、关元穴、气海穴，以三棱、莪术、肉桂等研末贴敷。结果表明治疗组总有效率为 88.75%，对照组为 76.25%，治疗组疗效优于对照组（$P < 0.01$），且治疗后治疗组在降低 IPSS 上优于对照组（$P < 0.01$）。贾天鹏采用曲骨穴、气海穴等穴位埋线联合中西医常规治疗 BPH 患者 41 例，并与单纯中西医常规治疗 41 例对照观察。取曲骨穴、气海穴、关元穴、水分穴、水道穴（双侧）、归来穴（双侧）、关元俞（双侧）、膀胱俞（双侧），采用 0 号 2 cm 长羊肠线埋线治疗。结果表明治疗组总有效率为 93.33%，对照组为 70.73%，治疗组疗效优于对照组（$P < 0.05$），且治疗后治疗组在降低症状积分上优于对照组（$P < 0.05$）。

（四）曲骨穴在针灸治疗 BPH 中的应用现状

BPH 属中医学"癃闭"范畴，其临床表现与癃闭所述"膀胱胀""小便难"等症状相似。而曲骨穴出自《针灸甲乙经》，原文载"曲骨……任脉、足厥阴之会，刺入一寸五分，留七呼，灸三壮""膀胱胀者，小便难，水胀满，出少……曲骨主之"。《针灸甲乙经》不仅明确了曲骨穴的定位，同时指出了曲骨穴可治"膀胱胀""小便难"等癃闭之症，这都为后世采用曲骨穴治疗 BPH 提供了理论依据。但通过研究发现，曲骨穴在针灸治疗 BPH 中的应用，不如中极、气海、关元、秩边、次髎、肾俞、膀胱俞、水道、阴陵泉、足三里、三阴交等穴广泛。在多穴关联应用中，也不如气海–中极–关元、膀胱俞–肾俞–三阴交、三阴交–中极–水道、三阴交–水道–关元等关联腧穴广泛。曲骨穴在针灸临床治疗 BPH 中也较少单独使用，更多的是和中极、关元、气海等任脉腧穴，横骨等足少阴肾经腧穴，三阴交、阴陵泉等足太阴脾经腧穴，次髎、肾俞、膀胱俞等足太阳膀胱经腧穴联合应用。其次，在曲骨穴治疗 BPH 的方法中，以毫针联合艾灸、毫针联合电针、电针联合药物多种治疗方法共用最为常见，单一方法治疗 BPH 较为少见，而毫针刺曲骨单穴治疗 BPH 更鲜有报道，究其原因可能与临床研究中，为了提高临床治疗总有效率等情况有关。

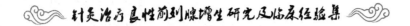

（五）结语

综上，曲骨穴在针灸治疗 BPH 中具有临床疗效。但总体而言，曲骨穴的应用研究、应用频率有待提高。一些临床研究虽然选用曲骨穴，但曲骨穴常联合他穴使用，而在治疗方法上也是以多种方法共用为主。多穴配伍、多种治疗方法共用虽能提高治疗组的临床疗效，但不能突出曲骨穴在针灸治疗 BPH 中的优效性，也不能说明毫针、电针、艾灸等单一方法在治疗中的实际作用。因此，在今后开展有关针灸治疗 BPH 的临床随机对照试验（ranclomized control trial，RCT）研究中，进行单一腧穴、单一治疗方法的研究，如毫针刺曲骨穴、电针刺八髎穴、艾盒灸关元穴等才较为标准、妥当，也能更好地说明针灸疗法治疗 BPH 的临床疗效，进而促进有关针灸治疗 BPH 机制的动物实验研究，为针灸临床治疗 BPH 提供高质量证据。

四、针灸治疗良性前列腺增生的研究进展

BPH 是中老年男性临床常见疾病之一，临床主要表现为储尿期的尿频、尿急、尿失禁及夜尿增多，排尿期的排尿踌躇、排尿困难及间断排尿，排尿后的排尿不尽、尿后滴沥等。有研究调查显示，85 岁及以上男性的 BPH 发病率高达 95%，且随着年龄的不断增加，排尿困难等相关症状也会随之增加，下尿路症状（low uninary tract symptom，LUTS）是影响和降低患者生活质量的最主要原因。BPH 属于中医学癃闭范畴，针灸疗法在其治疗中发挥了重要作用。现对近年来有关针灸治疗 BPH 的研究进展综述如下。

（一）针刺疗法

1. 毫针

毫针针刺是临床中应用最多的针灸疗法，不仅可以根据病位深浅、形体胖瘦选择不同规格的毫针，也可根据疾病性质、病程长短辅以不同的行针手法，《灵枢·九针论》中所言"针之长短有数"即是此理。陈超等采用毫针针刺治疗 BPH 患者 32 例，并与口服盐酸坦索罗辛缓释胶囊治疗 32 例对照观察。取穴中极、关元、大赫（双侧）及三阴交（双侧），中极、关元及大赫针

尖向下 45° 斜刺进针 40～50 mm，三阴交直刺进针 25～40 mm，得气后均行捻转补法。结果：治疗组总有效率为 90.00%，对照组为 76.67%，治疗组疗效优于对照组（$P < 0.05$），且治疗组 IPSS、QOL 及尿动力学指标改善均优于对照组（$P < 0.05$）。孔浩等采用针刺中极穴治疗 BPH 患者 80 例，并与口服盐酸坦索罗辛缓释胶囊治疗 80 例对照观察。取中极穴，毫针直刺 1.0～1.5 寸，行平补平泻法。结果：治疗组治疗后 IPSS、Qmax 及残余尿量改善均优于对照组（$P < 0.05$）。赵鹏飞采用针刺治疗 BPH 患者 20 例，观察其疗效。取穴肾俞、足三里、次髎、关元及中极，常规进针得气后，肾俞及足三里行捻转补法，次髎、关元及中极行捻转泻法。结果：痊愈 2 例，有效 18 例，无效 0 例，总有效率为 100%。陆永辉等采用毫针深刺曲骨穴治疗 BPH 患者 33 例，观察其疗效。取曲骨穴，从前正中线进针，沿耻骨上缘与膀胱之间的缝隙路径刺入，针刺深度 55～70 mm，行轻微提插捻转手法，使患者有排尿感或向尿道放射感。结果：临床痊愈 11 例，显效 14 例，有效 6 例，无效 2 例，总有效率为93.9%。

2. 电针

电针是将传统针刺与现代科技有机结合，通过毫针连接传导电流以达到持续刺激、增强针感的目的。王玉琳等采用电针治疗 BPH 患者 22 例，并分别与单纯针刺治疗 22 例及口服盐酸坦索罗辛缓释胶囊治疗 22 例对照观察。取穴曲骨、中极、关元及横骨（双侧），中极及关元直刺 1.0～1.5 寸，曲骨及横骨斜刺 1.5～2.0 寸，得气后双侧横骨为一组，关元与曲骨为一组，分别连接电针治疗仪，疏密波，频率 2～10 Hz。结果：电针组总有效率为 90.91%，针刺组为63.64%，西药组为 77.27%，电针组疗效优于针刺组及西药组（$P < 0.05$），且电针组治疗后 IPSS、QOL 及 Qmax 改善均优于针刺组及西药组（$P < 0.05$）。郑人文等采用电针治疗 BPH 患者 26 例，并与口服盐酸坦索罗辛缓释胶囊治疗 24 例对照观察。取穴中极及曲骨，针刺得气后连接电针治疗仪，选择连续波，频率 5 Hz。结果：电针组治疗后 IPSS 及 QOL 改善均优于对照组（$P < 0.05$）。栗先增等采用电针治疗 BPH 患者 48 例。取穴肾俞及会阳，肾俞直刺，会阳针尖向会阴方向斜刺，得气后连接电针治疗仪，选择疏波，刺激量逐渐加强，以患者能耐受为度。结果：患者治疗后 IPSS、QOL、残余尿量及夜尿次数与治疗前比较均明显改善（$P < 0.05$）。刘雅君等采用电针治疗 BPH 患者 30 例，并与

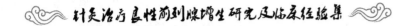

口服盐酸坦索罗辛缓释胶囊治疗 30 例对照观察。取穴肾俞及会阳，肾俞直刺 1.0 ～ 1.5 寸，会阳向会阴方向斜刺 1.5 ～ 2.0 寸，得气后连接电疗仪，选择疏波，电流由小到大，以针感传至外阴为佳。结果：治疗组总有效率为 93.33%，对照组为 86.67%，治疗组疗效优于对照组（$P < 0.05$）。俞立丰等采用深刺电针治疗 BPH 患者 23 例，并与常规针刺治疗 22 例对照观察。取穴双侧次髎及中髎，治疗前排空膀胱，采用 0.30 mm × 75 mm 针灸针深刺 60 ～ 75 mm，提插捻转得气后连接电针治疗仪，选择连续波，频率 20 Hz。结果：治疗组总有效率为 91.30%，对照组为 81.82%，治疗组疗效优于对照组（$P < 0.05$），且治疗组治疗后 IPSS 及 QOL 改善优于对照组（$P < 0.05$）。

（二）艾灸疗法

艾灸疗法也是临床常用的针灸疗法之一，可借助艾绒燃烧产生的热力深入患病部位，具有消瘀散结、温经通络的作用。陈勇等采用艾灸治疗 BPH 患者 25 例。取穴中极、关元、气海、膀胱俞（双侧）及肾俞（双侧），采用艾条温和灸，每穴灸 10 分钟。结果：患者治疗后 IPSS、QOL、睾酮、雌二醇、睾酮/雌二醇及前列腺特异性抗原水平改善均优于对照组（$P < 0.05$）。黄太权等采用隔盐灸治疗 BPH 患者 50 例，并与口服非那雄胺片治疗 50 例对照观察。取神阙穴，用粗盐将脐窝填平，用直径 1.5 cm、高 2 cm 的艾炷灸 4 壮。结果：治疗组总有效率为 78.0%，显效率为 42.0%，对照组分别为 70.0%、20.0%，治疗组疗效优于对照组（$P < 0.05$），且治疗组治疗后 IPSS、Qmax 及残余尿量改善均优于对照组（$P < 0.05$）。李伟红等采用隔盐灸联合温针灸治疗虚证 BPH 患者 19 例，并与口服非那雄胺片治疗 17 例对照观察。取穴神阙及三阴交，神阙采用 2.8 cm × 1.2 cm 的艾炷隔盐灸，灸 4 壮，双侧三阴交进针得气后在针尾安放 2 cm 的艾条进行温针灸，灸 1 段。结果：治疗组总有效率为 84.21%，对照组为 76.47%，治疗组疗效优于对照组（$P < 0.05$），且治疗组治疗后 IPSS、QOL、Qmax、夜尿次数及残余尿量改善均优于对照组（$P < 0.05$）。李碧怡等采用温针灸联合隔盐灸治疗 BPH 患者 30 例，并与口服非那雄胺片治疗 30 例对照观察。取穴中极、关元、气海及神阙，中极、关元及气海进针得气后针尾安放 2.5 cm 的艾条进行温针灸，灸 30 分钟，神阙穴采用 3.6 cm × 2.6 cm 大艾炷隔盐灸，灸 3 壮。结果：治疗组治疗后 IPSS、QOL、Qmax 及残余尿量改善

均优于对照组（$P < 0.05$）。

（三）针刺与艾灸联合疗法

《灵枢·官能》有言："针所不为，灸之所宜。"针刺与艾灸联合治疗疾病，可以相互补充，相辅相成。董卫芳等采用针刺联合艾灸治疗 BPH 患者 30 例，并与口服普乐安片治疗 30 例对照观察。取穴膀胱俞、肾俞、中极、水道及关元，常规进针，肾俞及关元行捻转补法，膀胱俞及中极行平补平泻法，水道行捻转泻法，留针 30 分钟后，再取肾俞、神阙及关元，将艾条置于穴位上 3 cm 处进行悬灸 30 分钟。结果：治疗组总有效率为 90.00%，对照组为 66.67%，治疗组疗效优于对照组（$P < 0.05$）。彭易雨等采用针刺联合艾灸治疗 BPH 患者 100 例，并与单纯针刺治疗 100 例对照观察。取穴秩边（双侧）、旁水道（自定穴，水道旁开 1 寸）（双侧）、旁归来（自定穴，归来旁开 1 寸）（双侧）、肾俞（双侧）、三阴交（双侧）、关元及中极，首先对秩边及其周围 2 cm 处皮肤进行雀啄灸 5 ~ 10 分钟，并标记灸法敏感点作为施针点（若未寻得敏感点仍以秩边为进针点），然后秩边齐刺 3 针，其中直刺 1 针，两侧旁开 1 寸呈 45° 各斜刺 1 针，行提插泻法，其余各穴常规进针，旁水道及旁归来行平补平泻法，肾俞、关元行捻转补法，三阴交、中极行捻转泻法。结果：治疗组总有效率为 89.0%，对照组为 74.0%，治疗组疗效优于对照组（$P < 0.05$），且治疗组治疗后 IPSS 及 QOL 改善均优于对照组（$P < 0.05$）。应海舟等采用针刺联合艾灸治疗 BPH 患者 30 例，并与口服非那雄胺片联合盐酸坦索罗辛缓释胶囊治疗 30 例对照观察。取穴关元及曲骨，常规进针，均行捻转补法，留针 15 分钟，然后再分别采用艾盒灸 20 分钟。结果：治疗组总有效率为 90.00%，对照组为 73.33%，治疗组疗效优于对照组（$P < 0.05$），且治疗组治疗后 IPSS 及 QOL 改善均优于对照组（$P < 0.05$）。徐泽杰采用针刺联合艾灸治疗 BPH 患者 64 例，并与口服普乐安片治疗 64 例对照观察。取穴肾俞、膀胱俞、中极、关元及水道，常规进针，肾俞、关元行捻转补法，膀胱俞、中极行平补平泻法，水道行捻转泻法，留针 30 分钟，然后再取肾俞、关元及神阙，将艾条置于穴位上 3 cm 处施以悬灸 30 分钟。结果：治疗组总有效率为 89.1%，对照组为 68.7%，治疗组疗效优于对照组（$P < 0.05$），且治疗组治疗后 IPSS、Qmax 及残余尿量改善均优于对照组（$P < 0.05$）。

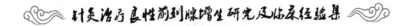

（四）其他针灸疗法

冯后桥等采用腹针联合艾灸治疗 BPH 肾阳亏虚型患者 30 例，并与口服盐酸坦索罗辛缓释胶囊治疗 30 例对照观察。取主穴"引气归元方"（中脘、下脘、气海及关元），辅穴气穴及大赫，参照薄智云的《腹针疗法》进行操作，主穴均深刺，辅穴均中刺，施术轻、缓，不做手法，留针 20 分钟，然后取 3 ~ 4 节长 4 cm 的艾条放于 27 cm × 22 cm × 14 cm 的自制艾灸盒中，置于腹部施灸 20 分钟。结果：治疗组总有效率为 86.67%，对照组为 73.33%，治疗组疗效优于对照组（$P < 0.05$），且治疗组治疗后 IPSS、QOL、Qmax 及残余尿量改善均优于对照组（$P < 0.05$）。高燕等采用穴位埋线联合温针灸治疗 BPH 患者 45 例，并与口服盐酸坦索罗辛缓释胶囊治疗 45 例对照观察。取穴秩边、次髎、膀胱俞、关元、水道、足三里及阴陵泉，将 2.0 cm 可吸收缝合线通过埋线针埋于上述穴位皮下，然后以水道、关元及中极为一组，肾俞、膀胱俞及次髎为一组，常规针刺得气后将 1.5 cm 艾炷置于针尾，每穴灸 2 壮，两组穴交替选用。结果：治疗组治疗后 IPSS、QOL、Qmax、残余尿量及前列腺体积改善均优于对照组（$P < 0.05$）。杨沫等采用皮内针联合隔姜灸治疗 BPH 患者 30 例。取穴焦式头针的生殖区、足运感区及耳穴的前列腺、尿道、肾、三焦、膀胱、内生殖器（每次取其中 3 个穴）进行皮内针埋针，留针 24 小时，隔日 1 次，另取中极、关元、膀胱俞及肾俞进行隔姜灸治疗，每穴灸 3 ~ 5 壮，隔日 1 次。结果：治愈 7 例，有效 19 例，无效 4 例，总有效率为 86.7%。李晨采用火针并辅以毫针针刺治疗 BPH 患者 30 例，并与口服非那雄胺片治疗 30 例对照观察。取穴关元、曲骨及大赫（双侧），采用中号火针将针身烧至红变白时快速刺入上述穴位，每周 1 次，另取百会、气海等随证加减针刺治疗，每周 2 次。结果：治疗组治疗后 IPSS 及残余尿量改善均优于对照组（$P < 0.05$）。

（五）针灸治疗 BPH 的取穴规律

近年来，广大学者不断开展有关针灸治疗 BPH 的临床研究，并取得新进展，选经取穴上仍是以经络循行为指导，以前列腺所在解剖位置的局部穴位为主，改善膀胱气化功能及患者的临床症状。最常用的腧穴分别为腹部的关元、中极、气海、横骨、曲骨、神阙、水道，腰骶部的肾俞、膀胱俞、次髎、秩边，以及远端三阴交、足三里，其中气海-关元和中极-水道-三阴交-秩边-肾俞也是治疗 BPH 常用的关联穴位处方。关元、中极、气海、曲骨及神阙均为任脉腧穴，而任脉起于胞宫，下出于会阴部，因此与 BPH 的发病关系密切，且关元、中极和曲骨是任脉与足三阴经的交会穴，关元和中极又是募穴，与膀胱俞、肾俞等背俞穴合用体现了"俞募配穴"在治疗六腑病证中的作用。次髎和秩边为足太阳膀胱经腧穴，水道和足三里为足阳明胃经腧穴，三阴交为足太阴脾经腧穴，横骨为足少阴肾经腧穴，足太阳膀胱经从头走背腰骶，足阳明胃经从头走胸腹，足太阴脾经和足少阴肾经均从足走腹，前列腺位于小腹下部，这些经络循行都与前列腺部位密切相关，这也体现了腧穴"经络所过，主治所及"的治疗作用。

（六）小结

综上所述，近年来针灸治疗 BPH 的随机对照临床研究较多，多采用临床上最常用的一线治疗药物 α-受体阻滞剂（盐酸坦索罗辛缓释胶囊）或 5α-还原酶抑制剂（非那雄胺片）进行对照观察，这样能够有力证明针灸治疗的优效性或非劣效性。但目前研究中也存在一些问题：①取穴行针多依据医者个人经验进行，虽然穴位的选取也有一定的规律可循，但尚缺乏系统规范的取穴行针标准；②研究中多以综合的针灸方法进行治疗，单纯一种方法研究较少，因此不能明确单一方法在治疗过程中发挥的具体作用，不利于进一步深入研究；③部分针灸治疗 BPH 临床研究在方法学上还不够严谨，没有交代具体随机方法，更鲜有安慰对照的临床研究报道，有些研究报道甚至选择其他针灸疗法作为对照组，得出的结论没有说服力。因此，今后有必要开展针灸治疗 BPH 的标准化建设，对单一疗法的治疗效果进行纵向深入研究，设计更加科学的研究方法，提高临床研究的循证级别，以促进针灸治疗 BPH 的进一步发展，更好地服务于临床。

五、电针与药物治疗良性前列腺增生疗效比较的系统评价

BPH 是老年男性泌尿生殖系统的常见疾病，临床主要表现为尿频、尿急、排尿间断、尿后滴沥等症状。BPH 的发生与年龄增长及有功能的睾丸相关，随

着人类平均寿命的延长，BPH 患病率也逐年升高，现已成为我国泌尿外科的主要疾病之一。目前，BPH 的治疗方法主要包括观察等待、药物治疗、微创疗法和手术治疗，药物治疗是目前最常用的方法，其中特拉唑嗪、盐酸坦索罗辛等 α-受体阻滞剂能有效缓解膀胱出口梗阻，改善下尿路症状，非那雄胺等 V α-还原酶抑制剂常用于治疗大体积 BPH，前列舒通胶囊等中成药治疗 BPH 也取得了良好的疗效。电针是现代针灸疗法中的特色疗法，有关的随机对照试验表明，电针治疗 BPH 具有良好的疗效，对不能耐受药物不良反应，或对药物疗效不满意且不愿接受手术治疗的患者，电针或可成为其替代选择。但由于目前单个研究样本量存在局限性，对 BPH 的相关结局指标评价并不完全一致，因此本研究基于荟萃分析方法，以临床试验中的常规药物为阳性对照，客观评估电针治疗 BPH 的疗效及对下尿路症状的改善，并对不良反应进行报道，以期为电针治疗 BPH 提供更高质量的循证医学证据。

（一）资料与方法

1. 文献选择标准

（1）纳入标准

①研究类型：RCT，语种限定为中文、英文，无论是否使用盲法。②研究对象：明确诊断为 BPH 的男性，年龄、国籍等不限。诊断标准参照《中国泌尿外科疾病诊断治疗指南（2014 版）》、第 5 届国际良性前列腺增生咨询委员会国际科学委员会推荐意见、《中药新药临床研究指导原则：第三辑》等，未注明诊断标准来源者，经判断符合 BPH 诊断亦可纳入。③干预措施：对照组采用西药或中成药；试验组采用电针或电针联合药物，试验组须与对照组药物一致；电针选穴、留针时长、疗程等不限。④结局指标：有效率、IPSS、QOL、Qmax（mL/s）、残余尿量（post-void residual volume，PVR）（mL）、PV（mL）、不良事件（adverse event，AE）。纳入研究至少采用 1 项上述结局指标。

（2）排除标准

①半随机或非随机对照试验；②重复发表的文献仅纳入其中数据最全面者；③使用相同数据发表多篇文献，报道不同结局指标者整合为一个研究纳入分析；④动物实验、计划书、综述或经验报道；⑤数据资料不完整或错误。

2. 文献检索策略

计算机检索中文数据库中国知识基础设施工程数据库、万方数据知识服务平台、维普资讯中文科技期刊服务平台、中国生物医学文献服务系统，以及英文数据库 PubMed、Web of Science、Cochrane Library、Embase 中有关电针与药物对比治疗 BPH 的 RCT，检索时限为各库建库至 2021 年 2 月 24 日。检索策略采用主题词和自由词检索相结合的方式。检索词包括良性前列腺增生、电针、随机对照试验、Benign Prostatic Hyperplasia、Electroacupuncture、Randomized Controlled Trial 等。同时手工检索纳入文献的相关参考文献，以补充数据库检索中漏检的研究。

3. 文献筛选与数据提取

2 名评价者按照预先制定的纳入、排除标准独立筛选文献，依据预先制定的资料提取表进行数据提取，并交叉核对，如有不一致，通过双方讨论或征求第三者意见解决。将检索获得的全部文献题录导入 NoteExpress 3.0 软件去除重复文献。初步阅读文献题目、摘要等排除明显不符的文献后，通过查阅全文再次排除不符合纳入标准的文献，最终确定纳入文献。如有资料或数据缺乏的文献，尽量与原作者通过电话或邮件等方式联系，尽可能获取补充信息。提取资料如下。①纳入文献基本信息：作者、研究年份、样本量、诊断标准等。②干预措施：治疗频次、药物名称、疗程。③结局指标：有效性指标、不良事件。④风险偏移评估要素：随机方法、分配隐藏、盲法实施、失访等。如果 RCT 包含三臂或三臂以上试验，则按本研究的干预措施提取对应的试验组与对照组数据。

4. 文献质量评价

2 名评价者背对背依据 Cochrane Handbook 5.1.0 推荐的偏倚风险评估工具（risk-of-bias tool for randomized trials，RoB）对纳入文献进行方法学质量评价，评价内容包括以下 7 个方面：随机序列的产生、分配隐藏、受试者的盲法、结局评估者的盲法、不完整的结果数据、选择性报告结果、其他偏倚，评价结束后进行交叉核对，如有不一致，通过双方讨论解决或征询第三者意见解决。

5. 统计学方法

采用 RevMan 5.3 软件进行荟萃分析。通过 Q 检验进行异质性分析，并

用 I^2 评估异质性大小，P 值定为 0.1，若 $P > 0.1$ 且 $I^2 < 50\%$ 提示同质性，选用固定效应模型进行荟萃分析；若 $P < 0.1$ 或 $I^2 \geq 50\%$ 提示存在异质性，选用随机效应模型进行荟萃分析。计数资料采用比值比（odds ratio，OR）表示，连续性资料采用均数差（mean difference，MD）表示，相同变量使用不同的测量工具时选择标准化均数差（standardized mean difference，SMD），所有分析均计算 95% 可信区间（confidence intervals，CI），以 $P < 0.05$ 表示差异有统计学意义。潜在发表性偏倚运用漏斗图进行分析。必要时进行敏感性分析。

（二）结果

1. 检索结果

本研究最终纳入符合标准的文献共 11 篇，均为已公开发表的中文文献。

2. 纳入研究的基本特征

纳入的 11 个研究均为平行随机对照试验，其中 2 个研究为多中心 RCT，1 个研究为三臂试验。纳入总病例数为 1077 例，2 个研究随访期限内有脱落，其中 1 个研究脱落 6 例，未纳入最后数据分析；1 个研究脱落 14 例。采用全分析集（full analysis set，FAS）分析，最终共分析 1071 例，其中试验组 540 例，对照组 531 例。纳入研究的基本特征见表 1-6。

表 1-6　纳入研究的基本特征

纳入研究	样本量（例）试验组/对照组	干预措施		疗程	结局指标
		试验组	对照组		
王玉琳△ 2018	22/22	电针	盐酸坦索罗辛缓释胶囊	4 周	有效率、IPSS、QOL、Qmax
郑入文 2017	30/30	电针	盐酸坦索罗辛缓释胶囊	6 周	有效率、IPSS、AE
王高峰 2010	30/30	电针	盐酸特拉唑嗪片	2 周	有效率、IPSS、Qmax、PVR、PV

续表

纳入研究	样本量（例）试验组/对照组	干预措施		疗程	结局指标
		试验组	对照组		
杨涛 2008	87/88	电针	盐酸特拉唑嗪片	4周	IPSS、BS、Qmax、PVR、PV
刘清国 2008	138/138	电针	前列康片	4周	有效率、IPSS、L积分、PV、AE
金泽 2010	30/30	电针	晶珠前列癃闭通胶囊	4周	有效率、IPSS、QOL、Qmax、PVR
刘燕玲 2017	39/31	电针	前列安通片+非那雄胺片	4周	有效率、IPSS、PVR、PV
张永刚 2011	42/42	电针+盐酸坦索罗辛缓释胶囊	盐酸坦索罗辛缓释胶囊	4周	有效率、IPSS、QOL、Qmax、PVR
王春英 2014	30/30	电针+晶珠前列癃闭通胶囊	晶珠前列癃闭通胶囊	4周	有效率、IPSS、QOL、Qmax
李正英 2017	51/51	电针+晶珠前列癃闭通胶囊	晶珠前列癃闭通胶囊	4周	有效率、IPSS、QOL、Qmax
刘洋 2017	43/43	电针+前列舒通胶囊	前列舒通胶囊	4周	有效率、IPSS、Qmax、PVR、PV

注：△为三臂研究，BS 为泌尿症状困扰评分，L 积分为生活质量评定指数积分。

3. 纳入研究方法学质量评价

采用 RoB 对纳入的 11 个研究进行偏倚风险评估：2 个研究报告计算机中心随机产生随机序列，5 个研究报告随机数字表法和随机字母法，其余仅报告"随机"。2 个研究采用密封不透明信封隐藏分配方案，其余不清楚。所有研究均报告基线可比。仅 1 个研究报告治疗操作者盲法，所有研究均未提及受试者盲法，研究结果可能存在实施偏倚。2 个研究随访期限内有失访，其中 1 个研究未对失访病例进行最后的数据处理，存在不完整数据偏倚的高度可能性，1

个研究对疗程为 4 周的患者采用 FAS 处理，失访原因均未说明。1 个研究无失访，提及采用意向性分析原则分析失访病例，其余均未报道失访或退出。1 个研究报告评价者盲法，1 个研究报告治疗操作者、观察记录者、数据分析者盲法，其余未提及试验实施者盲法，研究者知晓干预措施可能导致测量偏倚。纳入研究均未提前发表研究计划，但均完整地报道了研究中预先提及的结局指标。1 个研究评估了患者第 6 个月、第 18 个月的 IPSS、QOL 评分，其余研究均未提及多种结局测量。

4. 荟萃分析结果

（1）有效率比较的荟萃分析

由于各研究间疗效评定标准不同，故合并统计效应量前统一变量：原文献中报道为显效、好转的统一为有效，无效或加重的统一为无效。①电针 vs 药物：共纳入 6 个研究 564 例患者，研究间具有同质性（$P=0.23$，$I^2=28\%$），故采用固定效应模型进行荟萃分析，合并分析显示两组间比较差异有统计学意义［$OR=3.08$，95%CI（1.76，5.37），$P < 0.0001$］，电针治疗的有效率优于常规药物。②电针 + 药物 vs 药物：共纳入 4 个研究 332 例患者，研究间具有同质性（$P=0.91$，$I^2=0$），故采用固定效应模型进行荟萃分析，合并分析显示两组间比较差异有统计学意义［$OR=4.05$，95%CI（1.99，8.26），$P=0.0001$］，电针 + 药物治疗的有效率优于单纯使用药物治疗。

（2）对 IPSS 影响比较的荟萃分析

①电针 vs 药物：共纳入 7 个研究 739 例患者，研究间存在异质性（$P < 0.000\,01$，$I^2=84\%$），故采用随机效应模型进行荟萃分析，结果显示两组间比较差异有统计学意义［$MD=-2.50$，95%CI（-4.13，-0.87），$P=0.003$］，电针治疗对 IPSS 的改善优于常规药物治疗。②电针 + 药物 vs 药物：共纳入 4 个研究 332 例患者，研究间存在异质性（$P < 0.000\,01$，$I^2=91\%$），故采用随机效应模型进行荟萃分析，结果显示两组间比较差异有统计学意义［$MD=-5.17$，95% CI（-7.40，-2.95），$P < 0.000\,01$］，电针 + 药物治 IPSS 的改善优于单用药物治疗。

（3）对 QOL 影响比较的荟萃分析

7 个研究报道了 QOL 评价，由于采用的测量工具不一致，选择 SMD 作为合并统计量。①电针 *vs* 药物：共纳入 4 个研究 555 例患者，研究间具有同质性（$P=0.17$，$I^2=40\%$），故采用固定效应模型进行荟萃分析，结果显示两组间比较差异有统计学意义［$SMD=-0.73$，95%CI（-0.90，-0.56），$P<0.000\,01$］，电针治疗对 QOL 的改善优于常规药物治疗。②电针+药物 *vs* 药物：共纳入 3 个研究 246 例患者，研究间存在异质性（$P<0.000\,01$，$I^2=96\%$），故采用随机效应模型进行荟萃分析，结果显示两组间比较差异有统计学意义［$SMD=-1.54$，95%CI（-3.04，-0.04），$P=0.04$］，电针+药物治疗对 QOL 的改善优于单用药物治疗。

（4）对 Qmax 影响比较的荟萃分析

①电针 *vs* 药物：共纳入 4 个研究 339 例患者，研究间存在异质性（$P<0.000\,01$，$I^2=95\%$），故采用随机效应模型进行荟萃分析，结果显示两组间比较差异无统计学意义［$MD=2.82$，95% CI（0.01，5.63），$P=0.05$］，电针治疗对 Qmax 的改善效果可能与药物相当。②电针+药物 *vs* 药物：共纳入 4 个研究 332 例患者，研究间存在异质性（$P<0.0001$，$I^2=86\%$），故采用随机效应模型进行荟萃分析，结果显示两组间比较差异有统计学意义［$MD=4.35$，95%CI（2.49，6.21），$P<0.000\,01$］，电针+药物治疗对 Qmax 的改善优于单用药物治疗。

（5）对 PVR 影响比较的荟萃分析

①电针 *vs* 药物：共纳入 4 个研究 365 例患者，研究间存在异质性（$P=0.002$，$I^2=80\%$），故采用随机效应模型进行荟萃分析，结果显示两组间比较差异无统计学意义［$MD=-4.13$，95%CI（-13.96，5.70），$P=0.41$］，目前证据尚不足以证明电针治疗对 PVR 的改善优于常规药物。②电针+药物 *vs* 药物：共纳入 2 个研究 170 例患者，研究间具有同质性（$P=0.33$，$I^2=0$），故采用固定效应模型进行荟萃分析，结果显示两组间比较差异有统计学意义［$MD=-16.06$，95%CI（-18.56，-13.55）］，电针联合药物治疗对 PVR 的改善优于单用药物治疗（$P<0.000\,01$）。

（6）对 PV 影响比较的荟萃分析

①电针 *vs* 药物：共纳入 4 个研究 581 例患者，研究间具有同质性（$P=0.49$，$I^2=0$），故采用固定效应模型进行荟萃分析，结果显示两组间比较差异无统计学意义［$MD=0.74$，95%CI（-1.49，2.97），$P=0.51$］，目前证据尚不足以证明

电针治疗对 PV 的影响优于药物。②电针 + 药物 vs 药物：仅纳入 1 个研究，采用固定效应模型进行荟萃分析，结果显示电针联合药物治疗对 PV 的改善优于单用药物 [$MD = -4.97$，95% CI（ -7.44， -2.50 ）， $P < 0.0001$]。

（7）安全性评价

2 个研究涉及 9 例患者报道了不良反应，对照组出现 3 例头晕，2 例停药，1 例服药 3 天后症状消失。试验组报告 6 例晕针，经处理后恢复。其余研究均未报道不良事件。

5. 发表偏倚性分析

基于有效率对纳入的 11 个研究绘制漏斗图，结果显示垂直线两侧方块分布不对称，提示可能存在部分发表偏倚。

6. 敏感性分析

改变固定效应模型或随机效应模型，分别对以上研究的有效率、IPSS、Qmax、PVR 等结局指标进行敏感性分析，结果显示对合并结果方向影响不大，说明各结局指标虽存在异质性，但荟萃分析结果较稳健。

（三）讨论

1. 本研究的临床意义

良性前列腺增生属于中医学 "癃闭" 范畴。针灸治疗癃闭源远流长，早在《灵枢·本输》中已有记载："实则闭癃，虚则遗溺，遗溺则补之，闭癃则泻之。"电针则是将传统针刺方法与电生理效应相结合，通过电刺激维持针刺得气感从而提高疗效。自 20 世纪 30 年代电针于我国应用以来，大量针灸临床及科研工作者对电针治疗 BPH 的疗效进行了探索与研究。本研究通过检索分析现有电针与药物对比的临床随机对照试验，同时排除电针联合艾灸、推拿等可能对电针疗效评估产生影响的混杂因素，以循证医学的方法系统评价电针对 BPH 的疗效。荟萃分析结果显示，电针能有效改善 BPH 患者排尿困难症状，提高患者的生存质量，在提高总有效率，改善患者 IPSS、QOL 方面较常规药物更具优势，差异有统计学意义（ $P < 0.05$ ）。目前证据尚不足以证明电针对 Qmax、PVR、PV 的改善优于常规药物。相对于单纯使用药物，在此基础上加用电针对总有效率、IPSS、QOL、Qmax、PVR、PV 的改善更优（ $P < 0.05$ ）。纳入分

析的 1071 例患者中有 6 例（0.56%）报告晕针，暂无严重不良反应报道，其安全性较可靠。综上，电针或可成为药物不耐受患者的替代选择，对临床医师、患者及决策制定者的选择具有一定参考价值。

2. 本研究的局限性

本研究纳入的研究均为国内研究，虽制定了较为全面的检索策略，仍可能存在国外文献或灰色文献未被检索出，存在一定语言及发表偏倚，不利于研究结果的外推性。荟萃分析结果显示部分结局指标异质性较大，可能与纳入研究存在多方面偏倚风险、部分研究方法学质量偏低相关。由于纳入的 1071 例样本量偏小，大部分研究缺乏对远期疗效及不良反应的评估，且 IPSS、QOL 评价为主观性评价，故本研究结论的可靠性尚待未来的研究以进一步验证。

3. 对未来研究的提示

未来的 RCT 应在设计阶段采取充分、正确的随机方法；针灸临床试验虽难以对受试者设计盲法，但在实施干预者、观察记录者、结果评估者等方面均可采用盲法，正确充分的盲法可以减少实施偏倚与测量性偏倚；对随访期间的失访或退出进行详细描述，可以避免减员偏倚与不完整资料的偏倚。期望今后有更多设计严谨的 RCT 为电针治疗 BPH 提供高质量循证医学证据。

六、基于经筋理论探讨针刺治疗良性前列腺增生的诊疗思路

BPH 是困扰中老年男性的最常见疾病之一，临床主要表现为排尿困难、尿急、尿频、尿不尽、尿等待等下尿路症状，改善下尿路症状是治疗 BPH 的最主要目的。BPH 的组织学改变为前列腺间质及腺体成分增生，增生部分压迫尿道形成梗阻，而腺体肿大则引起前列腺包膜及周围筋膜组织张力升高。前列腺包膜及其周围筋膜属于经筋的一部分。经筋理论可以指导治疗腔病、脏腑病，通过松解前列腺包膜及周围筋膜的张力可改善增生腺体对尿道的压迫，促进排尿。本文基于经筋理论探讨针刺治疗 BPH 的诊疗思路。

（一）精室瘀滞，发为癃闭

中医学的精室、精窍实为现代医学的前列腺，精室属实质性器官，虽有脏之体，其用却在腑，精室在功能上主输送和排泄生殖之精，以通为用。《黄帝

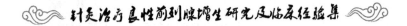

内经太素》曰"十二经筋内行胸腹廓中",说明经筋不仅在体表循行,也可以深入体腔之中,达胸腹部,遇胸腹壁或入胸腹腔布散成片。正如《素问·腹中论》所言"肓之原在脐下,故环脐而痛也",位于腹部以脐为中心的肓膜是经筋的重要组成部分,使经筋与脏腑产生密切的联系。《灵枢·经筋》指出"足阳明之筋……聚于阴器,上腹而布""足太阴之筋……聚于阴器,上腹结于脐,循腹里,结于肋,散于胸中",均说明经筋不仅在体外循行于阴部,甚至可能"循腹里",深入腹腔之中,联络阴器,布散成片包绕在前列腺即精室周围。《素问·宣明五气》言:"膀胱不利为癃。"《素问·奇病论》载:"有癃者,一日数十溲,此不足也。"精室活动功能异常通常会影响膀胱的排尿功能,由于年老肾气亏虚,蒸腾气化无力,产生水湿、痰饮、瘀血等病理产物,瘀滞精室,使膀胱经气郁闭、气机不畅,影响膀胱气化,见小便无力、尿频、淋沥不尽等症状。本病肾虚膀胱气化不利为本,精室瘀滞为标。

(二)BPH针刺治疗思路

1. 以膜为体,刺筋(膜)行气,化滞通窍

经筋系统不仅包括"肉",也包括包裹"肉"的外膜。杨上善《黄帝内经太素》载:"膜者,人之皮下肉上膜,肉之筋也""肉肓者,皮下肉上之膜也""幕当为膜,亦幕覆也""膜筋,十二经筋及十二筋之外裹膜分肉者,名膜筋也。"由此,经筋病的治疗可以由单纯刺经筋结聚处转变为刺筋膜。经筋膜包括表皮、真皮、皮下组织、肌肉、肌间隙及内脏器官被膜等结缔组织,其与膈、肓相连,组成包裹脏腑或系于脏腑的膜。

《素问·痹论》中提到卫气"故循皮肤之中,分肉之间,熏于肓膜,散于胸腹",卫气循行达分腠、分肉、肓膜、胸腹,主司腠理开阖。由不同经筋膜包裹的"肌(白肉)"与"肉(红肉)"形成的间隙称"分肉之间",是卫气循行的主干道,分肉之间的肉肓为三焦的外应。《素问·五脏生成》载:"此皆卫气之所留止,邪气之所客也,针石缘而去之。"通行卫气是基于经筋理论针刺治疗良性前列腺增生的基础,即通过针刺前列腺周围筋膜,疏通气行之通路,取"气至而有效"之意,实现外应调"卫气",内合调"精窍",最终达到通利小便的治疗目的。

《说文解字》载："筋，肉之力也。"力是筋的主要功用，人体结构复杂，经筋以复杂的框架结构形态存在于机体之中，力的平衡被打破是经筋致病的主要原因。前列腺借助耻骨前列腺韧带、迪氏筋膜、盆内筋膜等包裹或系于自身的经筋膜固定悬挂于体腔内壁，前列腺周围的经筋因腺体增生引发高张力点，使维系前列腺位置和正常生理功能的框架结构发生改变，包括腹壁后膜、大网膜及耻骨膀胱韧带、正中脐韧带等，正如《类经》言："凡筋膜所在之处，脉络必分，血气必聚。"高张力点导致前列腺及其周围经筋气血壅滞，因此可于前列腺包膜和周围筋膜的高张力点进行局部治疗。通过针刺前列腺周围经筋或松解前列腺增生引发的高张力点，刺筋（膜）行气，化滞通窍，改善腺体增生压迫尿道导致的一系列小便不利症状。

2. "募刺迫脏"，分层针刺

《素问·长刺节论》载："治寒热深专者，刺大藏，迫藏刺背，背俞也。刺之迫藏，藏会，腹中寒热去而止。""刺大藏"指针刺腹部募穴治"腹中寒热"，通过针刺至内脏表面之包膜，刺激筋膜调整脏腑气血，使脏腑周围由失衡状态逐步调整到原有的动态平衡。对良性前列腺增生患者而言，通过针刺膀胱募穴中极行"募刺迫脏"，可刺筋（膜）行气化滞，通调膀胱气机。从西医解剖学角度讲，筋膜系统通常分为浅筋膜、深筋膜、骨膜和内脏筋膜等，选取良性前列腺增生患者腹部膀胱募穴中极行"募刺迫脏"，使毫针在穿过或触及与前列腺相关的各层筋膜时，刺激牵拉不同层次筋膜，调整筋膜的张力，松解前列腺包膜和周围筋膜高张力引起的尿路梗阻。如针刺至浅筋膜，主要通过位置表浅的大腿阔筋膜、会阴筋膜及阴茎筋膜传导针感，间接刺激盆神经，引起逼尿肌收缩和膀胱内括约肌冲动，促进排尿；针刺至深筋膜，则主要通过牵拉由盆筋膜包裹形成的前列腺鞘、与盆筋膜壁层相连的耻骨前列腺韧带等，引起膀胱壁内牵张感受器兴奋，促进排尿；而针刺至前列腺包膜，针尖除经过浅筋膜、深筋膜、腹膜壁层及脏层外，最主要的是触及前列腺包膜，松解包膜张力，直接减轻增生的前列腺腺体组织对尿路的压迫，使排尿通畅，并且牵拉刺激前列腺鞘，带动膀胱筋膜的活动，使膀胱壁的张力增加，刺激牵张感受器，促进排尿。

3. CT 定位，精准针刺

为了针刺操作的精准性，经膀胱募穴中极针刺至前列腺包膜行"募刺迫

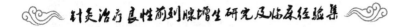

脏"，首次治疗于 CT 引导下进行。操作：治疗前嘱患者排空膀胱，患者仰卧于 CT 检查床，进行常规 CT 检查。根据下腹部 CT 前列腺三维成像，选择正中矢状面，测量针刺深度（中极体表定位至前列腺包膜的直线距离，单位：mm）及针刺角度（中极体表定位至前列腺包膜的连线与矢状线所成夹角），见图 1-1。局部皮肤用 75% 酒精常规消毒后，采用直径 0.30 mm、长 75～125 mm 的一次性毫针，医师参考 CT 定位下预测量的针刺深度与角度，于中极夹持进针，针尖沿耻骨联合后缘间隙入路，如针下有阻滞感即调整针刺方向，当针下无阻滞感则继续进针，至 CT 定位下测得的针刺深度，针感传导至会阴部或有排尿感，如无上述针感，行捻转手法。再次行下腹部 CT 前列腺三维成像，确保针尖安全针至前列腺包膜。留针 10 分钟后起针，并记录患者针刺与行针时的感觉与反应，询问患者有无不适，观察针刺部位有无异常。在 CT 引导下针刺 1～2 次，通过完整的影像存储与传输系统（picture archiving and communication system，PACS），管理 CT 引导下深刺中极至前列腺包膜治疗 BPH 的数据。其后的针刺治疗由同一位医师在针灸科门诊根据患者 CT 引导下测得的针刺深度及角度进行操作，获得相应针感传导或有排尿感后，留针 25 分钟。针刺操作者为具有 10 年以上临床治疗经验的专业针灸医师，且通过相关培训。

（三）典型病例

患者，男，71 岁，2021 年 4 月 25 日初诊。

主诉：夜尿频数反复发作 10 年，加重伴排尿不尽感 2 个月。

现病史：10 年前出现夜尿频数，每晚 2～3 次，未予治疗。2 个月前无明显诱因出现症状加重，伴排尿不尽感。刻下症：夜尿频数，每晚 4～5 次，伴排尿不尽感，尿量少，单次平均 100 mL，偶有小腹胀满，排尿费力，间断性排尿，舌质暗、边有瘀点、苔薄白，脉细。B 超示前列腺体积：4.1 cm × 4.7 cm × 4.0 cm（40 cm³），排尿后膀胱残余尿 51 mL；IPSS 24 分（重度），QOL 5 分（苦恼）。

西医诊断：良性前列腺增生；中医诊断：癃闭（肾虚瘀滞，膀胱气化失司）。治法：益肾行气化滞，疏利膀胱气机。

治疗经过：取腹部膀胱募穴中极行"募刺迫脏"，于 CT 引导下精准针刺。CT 定位下测量针刺深度为 87.57 mm，针刺角度为 16.33°，按上述操作步骤行针刺治疗。隔日治疗 1 次，每周治疗 2～3 次，10 次为 1 个疗程。

治疗结果：2021 年 5 月 25 日针刺治疗 10 次后，患者诉每晚排尿 1 ~ 2 次，仍偶有排尿不尽感，排尿量较前增多，单次平均 150 mL，IPSS 11 分（中度），QOL 4 分（不太满意），继续当前治疗。2021 年 6 月 26 日针刺治疗 20 次后，患者每晚排尿 0 次，排尿不尽感消失，每次排尿量均大于 250 mL，IPSS 5 分（轻度），QOL 1 分（满意），B 超示排尿后膀胱未见明显残余尿。随访 4 个月，于 2021 年 10 月 26 日复诊，患者病情无复发，疗效稳定。

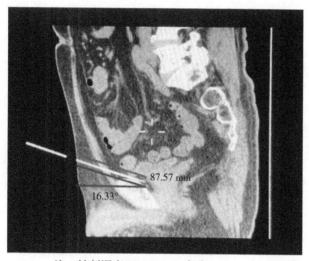

注：针刺深度 87.57 mm；角度 16.33°。

图 1-1　CT 引导下行"募刺迫脏"治疗良性前列腺增生患者

（四）结语

早在 2000 年前的《内经》时代，已有针刺至脏腑病灶治疗脏腑病的记载。《针灸甲乙经》言："中极，膀胱募也"，《备急千金要方》载："中极主治小便不利""刺中极入二寸"，可见中极主治"小便不利"等良性前列腺增生症状时要深刺。深刺中极穴刺激不同层次筋膜，"刺筋（膜）行气"，使脏腑气血疏通，膀胱精窍气化开合有度，临床症状得以改善。"募刺迫脏"需深入胸腹腔，并触及脏腑包膜，但任何治疗手段都应该在保障患者安全的前提下进行，对于良性前列腺增生患者，医学影像学的介入可为保障深刺至前列腺包膜的安全性提供可视化参考。CT引导下针刺治疗在临床上有确切疗效，而CT引导下深刺至前列腺包膜的深度与角度估算公式与增生的腺体大小、膀胱残余尿等关联性较大，如何规范估算公式的适用范围，最大程度保证安全、提高疗效，需要进一步研究。

第二章
针灸治疗良性前列腺增生临床研究

一、毫针深刺曲骨穴治疗良性前列腺增生 33 例

BPH 是一种复杂的、由多种因素造成的、影响绝大多数老年男性生活质量的常见疾病。前列腺的良性增生表现为前列腺体积增大和出现下尿路症状，提示有下尿路梗阻的存在。BPH 的临床症状主要为储尿期的尿频、尿急、尿失禁及夜尿增多等，排尿期的排尿踌躇、排尿困难及间断排尿等，排尿后的排尿不尽、尿后滴沥等。笔者采用毫针深刺曲骨穴治疗 BPH 33 例，现报道如下。

（一）临床资料

1. 一般资料

33 例病例均来自 2016 年 7 月至 2018 年 6 月中国中医科学院西苑医院针灸科门诊，年龄最大为 82 岁，最小为 46 岁，平均年龄为（58 ± 12）岁；病程最长为 21 年，最短为 1.6 年，平均病程为（7.6 ± 2.5）年。

2. 诊断标准

按照《中国泌尿外科疾病诊断治疗指南（2014 版）》相关诊断标准。

（1）排尿困难、尿细无力、尿流中断、费时费力。

（2）尿频、夜尿频数，甚者有尿潴留或尿失禁。

（3）肛门指诊：前列腺两侧叶增大、光滑、有弹性，中央沟变浅或消失。

（4）B 超检查提示前列腺腺体增生。

（5）尿流率测定：尿量 > 150 mL/h，最大尿流率 < 15 mL/s。

（6）残余尿量：经腹部 B 超检查或导尿法，测定膀胱有无残余尿。

凡具备（1）（2）（3）（4）项或兼（5）（6）项者，即可诊断为 BPH。

3.纳入标准

（1）符合 BPH 诊断标准。

（2）年龄为 45～85 岁。

（3）IPSS 为中重度患者（8～19 分为中度，20～35 分为重度）。

（4）近 1 个月内未服用治疗 BPH 的中西药物。

（二）治疗方法

取穴：曲骨穴。

定位：在下腹部，耻骨联合上缘，前正中线上。

操作：选用一次性毫针，直径为 0.30 mm，针身长 2.5～3 寸（60～75 mm）。进针采用指切进针法，于耻骨联合上缘，前正中线上进针，沿耻骨上缘与膀胱之间缝隙路径入路，针刺至前列腺包膜，针刺深度为 55～70 mm。患者局部有轻微刺痛或刺痛感向尿道放射，或有排尿的感觉；或做轻微提插捻转手法，促使患者有排尿感。获得上述针感后即停止针刺，留针 25 分钟；隔日治疗 1 次，每周治疗 3 次，连续治疗 6 周，以 18 次为 1 个疗程，治疗结束后与治疗前进行疗效比较。

（三）疗效观察

1.观察指标

（1）IPSS：患者的前列腺症状评价是对患者过去 1 个月是否有排尿不尽感，排尿后 2 小时内又要排尿，经常有间断性排尿，经常有排尿不能等待，感觉尿线变细，感觉排尿费力，从入睡到晨起排尿几次等 7 个问题进行评分，分值范围为 0～5 分，分值越大，病情越重。按评分值大小可将病情分为轻（0～7 分）、中（8～19 分）、重（20～35 分）3 级。

（2）QOL：患者生活质量评价是对患者生存质量从满意至很糟进行评分，分值范围为 0～6 分，分值越大，生活质量越差。

2.疗效评定标准

前列腺症状与生活质量改善总的疗效评价：采用尼莫地平法计算，疗效指数 =［治疗前积分（IPSS＋QOL）－治疗后积分（IPSS＋QOL）］/治疗前积分 ×100%。

临床痊愈：主要症状、体征消失或基本消失，疗效指数≥95%。

显效：主要症状、体征明显改善，60%≤疗效指数＜95%。

有效：主要症状、体征明显好转，30%≤疗效指数＜60%。

无效：主要症状、体征无明显改善，甚或加重，疗效指数＜30%。

3. 治疗结果

33 例 BPH 患者治疗前 IPSS 为 20.72±5.32，治疗后为 7.65±2.56；治疗前 QOL 为 4.32±0.72，治疗后为 2.28±0.73；治疗 1 个疗程后 IPSS、QOL 与治疗前改善值分别为 13.07±3.12、2.04±0.68，差异有统计学意义（均为 $P < 0.01$）；其中临床痊愈 11 例，显效 14 例，有效 6 例，无效 2 例，总有效率为 93.9%。

（四）典型病例

王某，男，65 岁，2017 年 8 月 5 日初诊。

主诉：排尿不畅，排尿困难反复发作 10 年，加重 2 年。

现病史：患者 10 年前出现尿频，尤其是夜尿频数，后又出现排尿不畅，费时费力。服用普安乐和盐酸坦索罗辛缓释胶囊，症状时轻时重。特别是近 2 年来患者排尿踌躇不畅，排尿困难加重，小便 1 次排尿等待反反复复 15 分钟以上，痛苦不堪。肛门指诊：两侧叶增大，中央沟变浅；B 超检查：前列腺体积为 33 cm³，残余尿量为 65 mL；最大尿流率为 6 mL/s。IPSS 27 分，QOL 6 分。舌质暗紫，苔黄腻，脉弦。

西医诊断：良性前列腺增生。

中医诊断：癃闭（瘀血湿热阻结，膀胱气化失司）。

治法：解结通利小便。

治疗经过：按上述操作方法针刺曲骨穴。治疗 2 周（6 次）后症状减半，2017 年 9 月 16 日完成 6 周（18 次）治疗后，小便通畅，如厕即刻排尿。IPSS 0 分，QOL 0 分，疗效指数≥95%，临床痊愈。2018 年 3 月 15 日随访，患者诉半年来未出现排尿困难，小便通利正常，无其他不适症状。

（五）讨论

"前列腺"相当于中医学的"精室""精窍""精道"，归属于"奇恒之腑"。"精室"属实质性器官，虽有脏之体，其用却在腑，"精室"在功能上主输送和

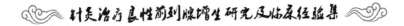

排泄生殖之精，以通为用。根据良性前列腺增生的主要临床表现为尿频、排尿困难、点滴而下甚则闭塞不通等特点，属于中医的"癃闭""淋证"范畴。《良性前列腺增生症中医诊治专家共识》认为，其多因年老肾元亏虚，膀胱气化无力，加之瘀血、败精、湿热等瘀阻下焦，乃成精癃。肾虚血瘀水阻、膀胱气化失司是精癃之基本病机，治疗根据"六腑以通为用"的原则，着重通法，使之开合有度。2000 年前的《灵枢·官能》记载："用针之理，必知形气之所在……知解结……知决而通之……得邪所在，万刺不殆"，说明针灸对于结、梗阻、阻碍之处的治疗，在于"解结"。因此，治疗良性前列腺增生，即癃闭的关键在于解结而气化膀胱气机，通利小便。

曲骨为任脉穴，出自《针灸甲乙经》："曲骨，在横骨上，中极下一寸，毛际陷者中，动脉应手。"曲骨即在下腹部，耻骨联合上缘，前正中线上。《针灸甲乙经》载："小便难，水胀满，出少，胞转不得溺，曲骨主之"，说明曲骨穴主治膀胱胀满、胞转不得溺、小便难、尿出少而不畅等症状，比较符合良性前列腺增生的临床表现。《针灸学》记载的曲骨穴的深刺深度为 0.5~1.0 寸，比较浅。但最早记载曲骨穴的《针灸甲乙经》曰："刺入一寸五分"；后《铜人腧穴针灸图经》记载："针入二寸"。古人针刺曲骨穴比较深，这为曲骨穴深刺治疗前列腺增生提供了理论依据。

BPH 的临床诊治指南认为，前列腺的解剖包膜和下尿路症状密切相关，由于该包膜的存在，增生的腺体受压而向尿道和膀胱膨出从而加重尿路梗阻。前列腺增生后，增生的结节将腺体的其余部分压迫形成"外科包膜"，这为应用毫针针刺至前列腺包膜治疗 BPH 提供了契机。通过毫针在耻骨联合上缘进针，沿耻骨上缘与膀胱之间的缝隙路径入路，针尖抵达前列腺包膜，通过刺激前列腺包膜，松解包膜张力，缓解前列腺尿道出口处的梗阻，促进排尿。

通过临床观察统计，治疗 6 周后患者 IPSS 与 QOL 与治疗前均有改善，有显著性差异；患者前列腺症状与生活质量改善总的疗效评价，临床总有效率为 93.94%。这说明毫针深刺曲骨穴治疗良性前列腺增生能够改善患者下尿路症状，提高患者生活质量。北京中医药大学中医临床特聘专家阎喜换老师不仅于耻骨联合正中线上缘深刺治疗 BPH，而且于耻骨联合正中线下缘深刺治疗 BPH 同样取得了很好的疗效。说明毫针针刺曲骨穴治疗良性前列腺增生不论于何处进针，关键在于针刺至前列腺包膜、松解前列腺包膜的张力，才能获得良好的临床疗效。

综上所述，基于《内经》"解结"理论，根据 BPH 的下尿路梗阻症状与前列腺包膜密切相关的病理变化，通过曲骨穴针刺至前列腺包膜治疗 BPH 取得了较好的疗效，为临床提供了一种有效的针刺方法。

二、CT 定位下"曲骨穴针刺至前列腺技术"治疗良性前列腺增生的临床研究

BPH 是造成中老年男性排尿困难的主要病因，与中医学所述"癃闭""精癃"症状相似。针灸治疗 BPH 历史悠久且方法众多，如《针灸甲乙经》就有"膀胱胀者，曲骨主之"等记载。毫针深刺曲骨穴治疗 BPH 的前期研究也取得了明显疗效，并且提出了"针尖触及前列腺包膜，松解包膜张力，缓解下尿路梗阻"治疗 BPH 的新方法。曲骨穴深刺操作有其理论依据，如《针灸甲乙经》所载"刺入一寸五分"、《铜人腧穴针灸图经》所载"针入两分"等曲骨穴针刺深度都比《针灸学》教材所载"0.5 ～ 1 寸"深。而前列腺位于耻骨联合后，膀胱和尿生殖膈间，表面覆有前列腺包膜，因此在曲骨穴针刺至前列腺包膜的过程中，容易造成膀胱的损伤。所以在评价"曲骨穴针刺至前列腺技术"治疗 BPH 的临床疗效前，研究针尖能否安全地触及前列腺包膜，具有切实的临床意义。因此，本次研究借助 CT PACS，探讨 CT 定位下"曲骨穴针刺至前列腺技术"在临床治疗 BPH 中的安全性和可行性。现报告如下。

（一）资料与方法

1. 研究对象

本研究经中国中医科学院西苑医院医学伦理委员会批准，并严格遵守伦理学要求。选取 2021 年 1 月至 8 月就诊于中国中医科学院西苑医院针灸科门诊的良性前列腺增生患者 20 例为研究对象。

2. 诊断标准

参照《中国泌尿外科疾病诊断治疗指南（2014 版）》中 BPH 诊断标准。

（1）排尿困难、尿细无力、尿流中断、费时费力。

（2）尿频、夜尿频数，甚者有尿潴留或尿失禁。

（3）肛门指诊：前列腺两侧叶增大、光滑、有弹性，中央沟变浅或消失。

（4）B超检查提示前列腺腺体增生。

（5）尿流率测定：尿量＞150 mL/h，最大尿流率＜15 mL/s。

（6）残余尿量：经腹部B超检查或导尿法，测定膀胱有无残余尿。

具备（1）（2）（3）（4）项或兼（5）（6）项者，可诊断为BPH。

3. 纳入标准

（1）签署知情同意书，自愿参加本次研究。

（2）符合上述BPH诊断标准。

（3）年龄50～80周岁。

4. 排除标准

（1）合并急慢性前列腺炎、尿潴留、泌尿系结石等影响排尿功能的疾病。

（2）合并肝功能不全、肾功能不全、心力衰竭等严重疾病。

（3）CT发现耻骨后缘和膀胱间的缝隙狭窄或消失，影响针刺操作。

（4）正在接受其他BPH治疗方法。

5. 研究方法

（1）治疗前测量针刺深度和角度：20例BPH患者在我院放射科CT室，采用GE Optima 680对患者行常规下腹部CT平扫。三维重建后借助PACS，定位曲骨穴于耻骨联合上缘后，选取正中矢状面，利用"线条测量工具"测量针刺深度（以耻骨联合上缘皮肤处为起点，前列腺包膜为终点，经耻骨后缘的连线距离，单位：mm）；利用"角度测量工具"测量针刺角度（以耻骨联合上缘皮肤和前列腺包膜经耻骨后缘的连线为一边，以矢状线为另一边，两边所成角的度数，单位：度）。见图2-1。

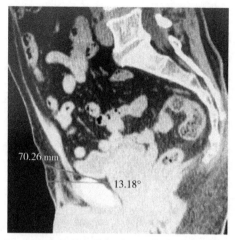

注：正中矢状面针刺深度 70.26 mm，角度 13.18°。

图 2-1　治疗前针刺深度和角度测量示意

（2）治疗时针刺操作如下。取穴：曲骨穴，位于下腹部，耻骨联合上缘，前正中线上。针具：选择 3～5 寸（75～125 mm）一次性毫针。操作：嘱患者排尿后，根据治疗前测量的针刺深度和角度，选用合适长度的毫针，局部皮肤常规消毒后，针刺曲骨穴。针刺过程中不可强行、快速针刺，使针身紧贴耻骨联合后缘，并使针尖沿耻骨联合后缘和膀胱之间的缝隙进入，触及前列腺包膜，并行轻微捻转和平补平泻，使针感向会阴部放射或有排尿感。

（3）治疗后毫针实际针刺深度和角度：针刺后再次进行常规下腹部 CT 平扫。选取水平面，定位曲骨穴于耻骨联合上缘皮肤进针点，调整切线方向，使进针点、针身、针尖处于同一平面；借助 PACS 测量毫针实际针刺深度（以耻骨联合上缘皮肤进针点为起点，针尖为终点，经针身的连线距离，单位：mm）、毫针实际针刺角度（以耻骨联合上缘皮肤进针点和针尖经针身的连线为一边，以矢状线为另一边，两边所成角的度数，单位：度）。见图 2-2。

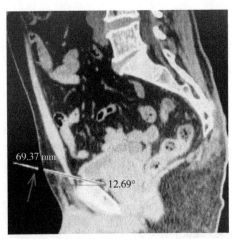

注：矢状面，箭头所示为毫针；针刺深度 69.37 mm，角度 12.69°。

图2-2　治疗后毫针实际针刺深度和角度测量示意

（4）针刺后毫针偏离正中矢状面的距离和角度：选取患者针刺后常规下腹部 CT 平扫影像，选取冠状面，定位针尖，借助 PACS 测量针刺后毫针偏离正中矢状面的距离（针尖为起点，经针尖过正中矢状面的垂点为终点，两点间的垂直距离，单位：mm）；选取水平面，测量毫针偏离正中矢状面的角度（调整的切线和正中矢状面所成角的度数，单位：度）。见图 2-3 ~ 图 2-5。

20 例 BPH 患者 CT 影像由 PACS 储存和管理，3 人独立测量上述所有数据，并以均值作为最终统计分析数据。

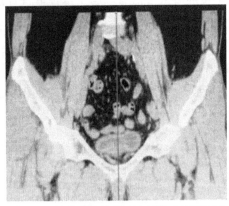

图2-3　治疗前下腹部 CT 影像（冠状面）

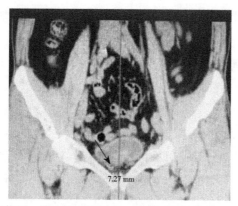

注：冠状面，箭头所示为针尖；偏离正中矢状面 7.27 mm。

图 2-4　针刺后毫针偏离正中矢状面的距离测量示意

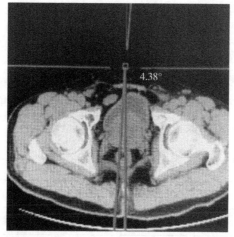

图 2-5　针刺后毫针偏离正中矢状面的角度测量示意（偏离 4.38°）

6. 观察指标

（1）针刺不适感评价：参考视觉模拟评分（visual analogue scale，VAS）。VAS 是临床常用评价疼痛等不适感的准确、有效方法。针刺不适感评价共计 0 ~ 10 分，0 分为无不适，10 分为极不适。评价节点为患者针刺治疗后 5 分钟内。

（2）针刺承受性评分：针刺承受性评分共包括接受非常困难（0 分）、接受稍困难（1 分）、可以接受（2 分）、易于接受（3 分）、非常易于接受（4 分）等 5 项。评价节点为患者针刺治疗后 5 分钟内。

（3）针刺安全性评价：针刺治疗时的不良事件借助针刺安全性进行评价。针刺安全性评价包括断针、滞针、晕针，针刺后局部血肿、局部感染、局部疼痛、局部脓肿和针刺后疲劳、心悸、失眠、头痛、头晕，以及其他共13项，随访至患者针刺治疗后2周。

7.统计学方法

借助 SPSS 22.0 软件，各计量资料用"均数 ± 标准差"（$\bar{x} \pm s$）表示。治疗前测量针刺深度和治疗后毫针实际针刺深度，治疗前测量针刺角度和治疗后毫针实际针刺角度，采用配对样本 t 检验。$P < 0.05$ 为差异有统计学意义。

（二）结果

1.患者一般资料

20例BPH患者年龄为50～72（63.15 ± 6.83）岁，病程为0.5～21（11.40 ± 5.78）年。

2.针刺深度和角度差异比较

治疗前测量针刺深度和治疗后毫针实际针刺深度比较，差异无统计学意义（$P > 0.05$）；治疗前测量针刺角度和治疗后毫针实际针刺角度比较，差异有统计学意义（$P < 0.05$）。见表2-1。

表2-1　针刺深度和角度差异比较

组别	例数	深度（毫米）			角度（度）		
		最大	最小	平均（$\bar{x} \pm s$）	最大	最小	平均（$\bar{x} \pm s$）
治疗前测量	20	103.30	63.02	87.76 ± 10.85	25.91	4.52	15.24 ± 6.18
治疗后实际	20	100.98	65.35	86.54 ± 10.16	28.31	2.37	11.33 ± 6.36
t		2.044			2.990		
P		> 0.05			< 0.05		

3.针刺后毫针偏离正中矢状面的距离和角度

针刺后毫针偏离正中矢状面平均距离为5.16 mm，偏离正中矢状面平均角度4.80°。见表2-2。

表2-2　针刺后毫针偏离正中矢状面结果

例数	深度（mm）			角度（度）		
	最大	最小	平均（$\bar{x} \pm s$）	最大	最小	平均（$\bar{x} \pm s$）
20	9.81	0.00	5.16 ± 3.45	10.57	0.00	4.80 ± 2.84

4. VAS 和针刺承受性评分

20例BPH患者总体认为CT定位下"曲骨穴针刺至前列腺技术"易于接受，且治疗时无明显不适。见表2-3。

表2-3　VAS和针刺承受性评分（分）

例数	VAS			针刺承受性评分		
	最大	最小	平均（$\bar{x} \pm s$）	最大	最小	平均（$\bar{x} \pm s$）
20	3.00	0.00	0.95 ± 0.83	4.00	2.00	3.15 ± 0.59

5. 针刺安全性评价

1例患者治疗2天后，出现针刺后局部疼痛，1周内自行缓解，无其他不良事件；其余19例患者均未出现任何不良事件。

（三）讨论

BPH属中医学"癃闭"范畴，其基本病机是膀胱失司、气化失调，临床主要表现为小便不利。曲骨穴出自《针灸甲乙经》，属任脉，主治小便不利。《素问·骨空论》言："任脉者，起于中极之下，以上毛际，循腹里，上关元。"任脉为阴脉之海，与气的升降运动密切相关。癃闭为针灸治疗的优势病种。针刺曲骨穴可以促进经气循行，增强膀胱气化功能，达到改善小便不利的目的。前期研究证实了毫针深刺曲骨穴治疗BPH的临床疗效，并提出了"触及前列腺包膜，缓解下尿路梗阻"的治疗新方法。但针尖安全地触及前列腺包膜，是确保"曲骨穴针刺至前列腺技术"治疗BPH临床疗效的前提和关键。所以本次研究借助PACS和CT定位测量，分析比较20例BPH患者治疗前后针刺深度和角度。结果表明，治疗前测量针刺深度和治疗后毫针实际针刺深度比较，差异无统计学意义（$P > 0.05$），临床应用 CT 定位下"曲骨穴针刺至前列腺技术"，可以确保针尖触及前列腺包膜；而治疗前测量针刺角度和治疗后毫针实际针刺角度的差异，并不影响针尖安全地触及前列腺包膜，其主要原因是 BPH 患者的下尿路症状导致了膀胱存在残余尿量，膀胱残余尿量使得 BPH 患者排尿后的膀胱充盈，膀胱和耻骨后缘的缝隙狭窄。而前列腺位于膀胱下方、耻骨联合后下方，为了避免损伤膀胱，使针尖紧贴耻骨后缘方向刺入。在实际针刺中必须以耻骨后缘作为针刺角度的标志，通过治疗时进针角度的不断调整，使针尖始终沿着耻骨后缘与膀胱之间的缝隙刺入，这造成了治疗前后针刺角度的差异。但针刺角度的差异需存在于合理范围，避免角度过大损伤膀胱，或角度过小损伤尿道。

治疗前后针刺深度的差异虽无统计学意义，但通过研究发现，导致针刺深度差异的原因与测量时患者的体位、呼吸状态有关。在借助 PACS 测量治疗前后针刺深度时发现，患者治疗前、治疗时、治疗后体位的改变导致了 CT 测量时针刺深度起点的差异，即治疗前耻骨联合上缘曲骨穴处和治疗后耻骨联合上缘皮肤进针处起点定位的差异；患者治疗前行下腹部 CT 平扫时的"吸气-憋住"状态，和治疗时的"吸气-呼气"状态的差异，影响了腹围，改变了呼吸状态的一致性，导致治疗后毫针实际针刺深度小于治疗前测量针刺深度，但并不影响针尖触及前列腺包膜。因此，对针刺后患者再次行下腹部 CT 平扫时，一是可以借助 CT 影像清楚观察到针尖触及前列腺包膜；二是可以观察针刺后毫针偏离正中矢状面的距离和角度，从而观察针尖从曲骨穴处刺入起，到针尖触及前列腺包膜的动态针刺路径和针尖位置的动态变化，确保针尖触及前列腺包膜过程中的安全性。

综上所述，CT 定位下"曲骨穴针刺至前列腺技术"治疗 BPH 安全可行，并且针刺治疗时、治疗后患者无明显不适，未有严重不良事件，患者易于接受。故临床可参考 CT 定位下测量曲骨穴针刺至前列腺的深度和角度治疗良性前列腺增生。但需要注意：一是在实际针刺中虽未出现严重不良事件，但仍不可强行、快速深刺，避免损伤前列腺周围组织；二是保持体位和呼吸状态的一致性，减少偏倚对治疗前后测量针刺深度的影响。今后的研究应在此基础上，继续扩大样本量，进行 CT 定位下"曲骨穴针刺至前列腺技术"治疗 BPH 有效性的随机对照研究，为临床治疗 BPH 提供高质量证据。

三、CT 定位下曲骨穴深刺至前列腺深度和角度的影响因素探讨

BPH 是造成中老年男性排尿困难的主要原因，不仅影响患者生活质量，而且严重增加患者社会、心理负担。临床寻求治疗 BPH 的方法中针灸疗法逐渐增多，相关研究表明针灸治疗 BPH 有效且具有优势。笔者首次报道采用毫针深刺曲骨穴治疗 BPH，并且探讨了针尖触及前列腺包膜、松解包膜张力治疗 BPH 的机制，但临床操作时如何确保针尖安全有效地触及前列腺包膜，目前国内外尚无系统研究。所以在前期毫针深刺曲骨穴治 BPH 经验的基础上，借助 CT 定位和多元线性回归分析，探讨臀围、体重指数（body mass index，BMI）、腰围、两侧髂前上棘间距离、前列腺体积、膀胱残余尿量等自变量对针刺深度和角度的影响，寻求针刺深度和角度的线性关系，为无 CT 定位时毫针曲骨穴深刺前列腺治疗 BPH 提供安全有效的针刺深度和角度。

（一）临床资料

1. 一般资料

本研究经中国中医科学院西苑医院医学伦理委员会批准，33 例来源于 2020 年 7 月至 2021 年 3 月就诊于中国中医科学院西苑医院针灸科的 BPH 患者。患者年龄为 50 ~ 78 岁，平均（65 ± 8）岁；BPH 病程为 1 ~ 20 年，平均（9 ± 5）年。本临床试验研究已注册。

2. 纳入标准

（1）符合良性前列腺增生诊断标准。

（2）年龄 50 ~ 80 岁。

（3）愿意参加本项研究，自愿签署知情同意书。

3. 排除标准

（1）合并肝肾功能不全或其他严重心肺疾病。

（2）合并前列腺炎、尿道狭窄、泌尿系结石或其他影响排尿功能疾病。

（3）超声、CT 发现前列腺体积过大或膀胱残余尿量过多，导致耻骨后缘和膀胱间的缝隙狭窄或消失，阻碍针尖入路至前列腺的针刺操作。

（4）正在接受 BPH 药物治疗。

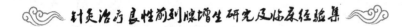

（二）研究方法

1.患者一般情况测量

测算 33 例患者自身臀围（耻骨联合水平位，单位：cm）、体重指数（BMI，单位：kg/m²）、腰围（肚脐水平位，单位：cm）、两侧髂前上棘间距离（单位：cm）。

2.超声检查

超声测量前列腺体积（单位：mL）、膀胱残余尿量（单位：mL）。

3.CT 定位下定位测量

于放射科采用 GE Optima 680 行下腹部 CT 平扫，取正中矢状面，测量针刺深度（耻骨联合上缘曲骨穴皮肤处至前列腺包膜间的距离，单位：cm）和针刺角度（耻骨联合上缘曲骨穴皮肤处至前列腺包膜的连线与正中矢状线的夹角，单位：度）。通过 PACS，管理 CT 定位下针刺曲骨穴精准入路至前列腺包膜所测量的针刺深度和角度数据。3 人独立测量上述数据，均值数据作为最终测量数据。

（三）研究效果

1.统计学方法

采用 SPSS 22.0 统计学软件进行统计分析。符合正态分布的计量资料以均数 ± 标准差表示。多元线性回归分析将"CT 定位下测量针刺深度、角度"作为因变量，"臀围、体重指数、腰围、两侧髂前上棘间距离、前列腺体积、膀胱残余尿量"作为自变量。以"逐步回归法"筛选自变量，默认选入水准为 0.05，剔除水准为 0.10；以"全部进入法"得出多元线性回归结果并统计 R^2 值、调整后 R^2 值、F 值及其概率 P 值，并根据偏回归系数给出多元线性回归方程，以 $P < 0.05$ 作为具有统计学意义，分析自变量对针刺深度和角度的影响，得出拟合效果最好的多元线性回归方程。

2.研究结果

（1）一般项目数据测量：33 例患者的数据测量结果中，最大针刺深度为 10.66 cm，最小针刺深度为 6.04 cm；最大针刺角度为 25.90°，最小针刺角度为 4.50°。详见表 2-4。

表2-4　一般项目数据测量

项目	均数 ± 标准差	最大值	最小值
臀围（cm）	94.88 ± 6.41	106.50	82.50
体质量指数（kg/m²）	25.26 ± 2.95	30.60	18.90
腰围（cm）	88.87 ± 11.44	112.50	61.50
两髂前上棘距离（cm）	28.17 ± 3.22	38.00	22.50
前列腺体积（mL）	49.42 ± 24.74	126.00	24.00
膀胱残余尿量（mL）	39.03 ± 45.66	187.00	0.00
针刺深度（cm）	8.72 ± 1.31	10.66	6.04
针刺角度（度）	16.35 ± 5.18	25.90	4.50

（2）CT定位下测量针刺深度多元线性回归分析：CT定位下测量针刺深度的"逐步回归法"结果中，臀围、膀胱残余尿量作为自变量纳入多元线性回归分析。但为了进一步研究针刺深度与其他自变量的线性关系，筛选拟合效果更好的多元线性回归方程，将体重指数、腰围、两侧髂前上棘间距离、前列腺体积等与臀围、膀胱残余尿量自由组合，采用"全部进入法"，重复多元线性回归分析步骤并统计结果，共得到15组多元线性回归方程。其中共有4组多元线性回归方程的 R^2 并列最大（$R^2 = 0.601$）；但以臀围、膀胱残余尿量、体重指数、前列腺体积作为自变量时多元线性回归方程的调整后 R^2 最大（调整后 $R^2 = 0.544$），结合临床并综合统计结果，认为以臀围、膀胱残余尿量、体重指数、前列腺体积作为自变量时，关于针刺深度的多元线性回归方程拟合效果最好且具有统计学意义（$F = 10.531$，$P < 0.05$），同时给出多元线性回归方程为针刺深度（cm）$= 0.143 ×$ 体重指数 $+ 0.104 ×$ 臀围 $+ 0.009 ×$ 前列腺体积 $- 0.012 ×$ 膀胱残余尿量 $- 4.693$，臀围对针刺深度的影响最大（$\beta = 0.508$，$t = 2.135$，$P < 0.05$）见表2-5。

表 2-5　CT 定位下测量针刺深度自变量分析结果

自变量	R^2	调整后 R^2	$F(P)$
①+⑥	0.556	0.527	18.793（$P < 0.05$）
①+⑥+②	0.579	0.536	13.303（$P < 0.05$）
①+⑥+③	0.561	0.516	12.372（$P < 0.05$）
①+⑥+④	0.560	0.514	12.299（$P < 0.05$）
①+⑥+⑤	0.573	0.529	12.990（$P < 0.05$）
①+⑥+②+③	0.580	0.520	9.656（$P < 0.05$）
①+⑥+②+④	0.580	0.520	9.679（$P < 0.05$）
①+⑥+②+⑤	0.601	0.544	10.531（$P < 0.05$）
①+⑥+③+④	0.563	0.501	9.023（$P < 0.05$）
①+⑥+③+⑤	0.578	0.517	9.573（$P < 0.05$）
①+⑥+②+③+④	0.578	0.500	7.410（$P < 0.05$）
①+⑥+②+③+⑤	0.601	0.527	8.128（$P < 0.05$）
①+⑥+②+④+⑤	0.601	0.527	8.131（$P < 0.05$）
①+⑥+③+④+⑤	0.578	0.500	7.410（$P < 0.05$）
①+⑥+②+③+④+⑤	0.601	0.509	6.526（$P < 0.05$）

　　注：①耻骨联合水平位臀围；②体质量指数；③肚脐水平位腰围；④两侧髂骨前上棘间距离；⑤前列腺体积；⑥膀胱残余尿量。

（3）CT 定位下测量针刺角度多元线性回归分析：CT 定位下测量针刺角度的"逐步回归法"结果中，只有臀围作为自变量纳入分析。为了筛选关于针刺角度拟合效果更好的多元线性回归方程，并且研究针刺角度和除臀围外其他自变量的线性关系，将体重指数、腰围、两侧髂前上棘间距离、前列腺体积、膀胱残余尿量和臀围自由组合，采用"全部进入"法，重复多元线性回归分析步骤并统计结果，共得到 30 组多元线性回归方程。在具有统计学意义的 10 组多元线性回归方程中，以臀围、两侧髂前上棘间距离、前列腺体积作为自变量时 R^2 最大（$R^2 = 0.260$）；以臀围、前列腺体积作为自变量时调整后 R^2 最大（调整后 $R^2 = 0.201$），结合临床并综合统计结果，认为以臀围、前列腺体积作为自变量时，关于针刺角度的多元线性回归方程拟合效果最好且具有统计学意义（$F = 5.030$，$P < 0.05$），同时给出回归方程为针刺角度（度）$= 50.077 - 0.327 \times$ 臀围 $- 0.054 \times$ 前列腺体积，臀围对针刺角度的影响最大（$\beta = 0.405$，$t = 2.551$，$P < 0.05$）。

（四）讨论

良性前列腺增生属中医学"癃闭"范畴。《素问·宣明五气》载："膀胱不利为癃。"《素问·标本病传论》："膀胱病，小便闭。"《类证治裁·闭癃遗溺》："癃者小便不利"，说明癃闭的临床表现主要是排尿障碍。曲骨穴出自《针灸甲乙经》，位于下腹部，耻骨联合上缘，前正中线上，主治小便不利、小便难等病证。现代研究表明，造成 BPH 患者排尿障碍的原因是增生组织在前列腺包膜的包裹下对尿道的压迫而造成的下尿路梗阻，通过毫针深刺曲骨穴可以使针尖沿耻骨后缘和膀胱间的缝隙刺入并抵达前列腺包膜，松解包膜张力，减轻下尿路梗阻达到治疗 BPH、促进排尿的目的。

多元线性回归分析是研究一个因变量与多个自变量间线性依存关系的一种统计分析方法。本次研究借助 CT 定位，探讨 CT 定位下测量曲骨穴深刺至前列腺的深度和角度与臀围、体重指数、腰围、两侧髂前上棘间距离、前列腺体积、膀胱残余尿量间的线性关系。CT 定位与 B 超定位相比较其优势显而易见，CT 定位可以通过矢状面、冠状面、水平面分别观察针尖位置，以及耻骨后缘和膀胱间的缝隙大小，保证针刺治疗的精准度和安全性，并可通过 PACS，管理 CT 定位下针刺曲骨穴精准入路至前列腺包膜所测量的针刺深度和角度数据，3 位不同研究者可以独立反复测量 CT 定位下曲骨穴深刺至前列腺的深度和角度，最大限度地确保数据的准确性。同时借 SPSS 22.0 的多元线性回归分析，结合测算 33 例 BPH 患者的臀围、体重指数、腰围、两侧髂前上棘间距离、前列腺体积、膀胱残余尿量等多种影响因素，最终得出了拟合效果最好的回归方程为针刺深度（cm）=0.143 × 体重指数 +0.104 × 臀围 +0.009 × 前列腺体积 −0.012 × 膀胱残余尿量 −4.693；针刺角度（度）=50.077 − 0.327 × 臀围 −0.054 × 前列腺体积。其中针刺深度与体重指数、臀围、膀胱残余尿量、前列腺体积有关，针刺角度与臀围、前列腺体积有关。臀围对针刺深度和角度的影响最大，这与前列腺位于耻骨联合后下方、膀胱下方并包绕男性尿道起始部的解剖位置密切相关，并且在借助 PACS 测量 CT 定位下曲骨穴深刺至前列腺深度的过程中，发现体重指数、臀围的大小决定了下腹部脂肪厚度，直接影响了耻骨联合上缘至前列腺包膜的针刺深度。

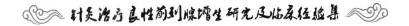

但需要指出，一是给出了统一的关于针刺深度和角度的多元线性回归方程，统一的多元线性回归方程不仅考虑到体重指数、前列腺增生程度等多因素对针刺深度和角度的影响，而且避免了因区分不同程度给出的多元线性回归方程所带来的病例数据过少且不均匀、纳入自变量不一致等问题，确保了给出的多元线性回归方程具有统计学意义和临床参考价值；二是虽然给出了具有统计学意义的关于针刺深度和角度的多元线性回归方程及影响因素，且对针刺深度和角度的影响因素进行了初步分析，但针刺过程中仍需确定耻骨联合的骨性标志，使毫针从曲骨穴处紧贴耻骨联合沿耻骨后缘和膀胱间缝隙处进针，同时针刺之前患者需排空膀胱以免损伤；三是给出的关于针刺深度和角度的多元线性回归方程中，各自变量间不存在较强的多重共线性（VIF < 5），残差分析表明满足线性和方差齐性，但没有在临床中将多元线性回归方程计算深度和角度与实际 CT 定位下测量曲骨穴深刺至前列腺深度和角度进行比较。

因此，下一步的研究重点是在临床中证实多元线性回归方程计算深度和角度与实际 CT 定位下测量曲骨穴深刺至前列腺深度和角度有无差异，同时在本次研究基础上扩大样本量，制定"CT 定位下测量曲骨穴深刺至前列腺深度和角度标准"，选用高精度测量仪器测算臀围、体重指数、腰围、两侧髂前上棘间距离以减少测量偏倚，纠正偏回归系数，探求高质量、拟合效果更好的多元线性回归方程，确保无 CT 定位时毫针针刺曲骨穴至前列腺治疗 BPH 的有效性及安全性。

四、基于 CT 定位下针刺曲骨穴至膀胱壁治疗 BPH 的针刺深度的影响因素研究

BPH 是中老年男性常见疾病，主要临床表现为尿频、尿急、尿不尽、膀胱排空不全等下尿路症状，给患者带来极大痛苦，严重影响患者生活质量。研究显示芒针深刺对改善良性前列腺增生引起的下尿路症状疗效显著，但临床操作有一定危险性与复杂性，对针刺深度的相关报道更少。本研究采用断层影像解剖技术，通过 CT 定位测量针刺曲骨穴于耻骨联合后缘路径至膀胱壁的针刺深度，以及测量患者臀围、体重指数、前列腺体积、膀胱残余尿量等临床指标，采用多元线性回归分析，探讨针刺曲骨穴至膀胱壁的针刺深度与臀围、体

重指数、前列腺体积、膀胱残余尿量等自变量的线性关系，得出针刺曲骨穴至膀胱壁的针刺深度的估算公式，为临床针刺曲骨穴治疗良性前列腺增生提供参考。

（一）临床资料

1. 一般资料

病例来源于 2022 年 2 月至 2023 年 7 月间于中国中医科学院西苑医院针灸科就诊的良性前列腺增生患者 31 例，患者年龄 50 ~ 78 岁，平均年龄（65 ± 8）岁；BPH 病程 1 ~ 20 年，平均病程（9 ± 5）年。本研究通过中国中医科学院西苑医院医学伦理委员会批准，患者已签署知情同意书。

2. 诊断标准

参照《中国泌尿外科疾病诊断治疗指南（2014 版）》中对于 BPH 的诊断标准：

（1）排尿困难、尿细无力、尿流中断、费时费力。

（2）尿频、夜尿频数，甚者有尿潴留或尿失禁。

（3）肛门指诊：前列腺两侧叶增大、光滑、有弹性，中央沟变浅或消失。

（4）B 超检查提示前列腺腺体增生。

（5）尿流率测定：尿量 > 150 mL/h 时，最大尿流率 < 15 mL/s。

（6）膀胱残余尿量：经腹部 B 超检查或导尿法，测定膀胱有无残余尿。

具备（1）（2）（3）（4）项或兼（5）（6）项者，可诊断为 BPH。

3. 纳入标准

（1）符合良性前列腺增生诊断标准。

（2）年龄 50 ~ 80 岁。

（3）愿意参加本项研究，自愿签署知情同意书。

4. 排除标准

（1）合并严重肝功能异常、肾功能不全或其他心肺疾病。

（2）合并尿道狭窄、泌尿系结石、怀疑患有前列腺癌或其他影响排尿功能的疾病。

（3）超声、CT 发现前列腺体积过大或膀胱残余尿量过多而影响针刺入路操作。

（4）正在参加多个临床试验或正在接受 BPH 药物治疗。

（二）研究方法

取穴：曲骨穴，标准采用《世界卫生组织标准针灸经穴定位》。

CT 成像（针刺操作前）：治疗前嘱患者排空膀胱，取仰卧位平卧于 CT 扫描床上，采用 GE Optima 680 行下腹部 CT 平扫。三维成像后通过正中矢状面图像明确针刺路径，测量曲骨穴体表进针点至耻骨联合后缘膀胱壁与至前列腺的距离。

针刺操作：用 75% 酒精局部皮肤消毒，使用直径 0.30 mm、长 75～125 mm 的一次性毫针，曲骨穴夹持进针，针尖紧贴耻骨联合后缘缓慢刺入，针下有阻滞感即停止进针，调整进针方向，无阻滞感则继续深入，直至针尖至所测量的针刺深度，可出现酸麻胀或蚁行样针感传导至会阴部，或有排尿紧迫感，若未出现上述针感或针感不明显，行捻转手法。

再次 CT 成像（针刺操作后）：操作完毕后留针时再次行下腹部盆腔 CT 并进行三维重建成像，观察针刺至耻骨联合后缘膀胱壁与前列腺的距离。观察患者针刺与行针时的感觉与反应，询问患者有无不适；取针时观察患者针刺部位有无异常。其后针刺治疗依据所测量的针刺深度数据，在针灸科门诊进行，留针 25 分钟。操作者需为有 10 年针灸临床经验的高年制执业医师。

1. 图像保存与数据读取测量

针刺深度测定：通过 GE Optima 680 行下腹部 CT 平扫，上传至医院放射科 PACS，对针刺曲骨穴至耻骨联合后缘膀胱壁的针刺深度进行数据读取和测量，所有图像取正中矢状面，测量起点为曲骨穴皮肤进针点，经针身的连线，终点为耻骨联合正中后缘膀胱壁的切线。见图 2-6。数据由独立 3 人分别测量，取均值作为最终测量数据。

临床数据测量：用软尺测量肚脐水平腰围、两侧髂前上棘间距离、耻骨联合水平臀围（单位：cm）；超声测量前列腺体积（单位：mL），膀胱残余尿量（单位：mL）。

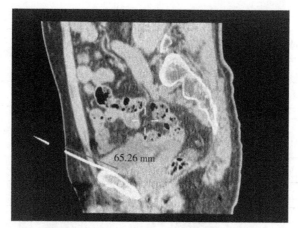

65.26 mm

图2-6 曲骨穴体表至膀胱壁的针刺深度

2. 统计学方法

采用 SPSS 22.0 统计学软件进行统计分析。符合正态分布的计量资料以均数 ± 标准差表示。采用多元线性回归分析，因变量为"CT 测量实际针刺深度"，纳入自变量为"耻骨联合水平臀围、体重指数、肚脐水平腰围、两侧髂前上棘间距离、前列腺体积、膀胱残余尿量"。以"逐步回归法"筛选自变量，自变量选入水准为 0.05，剔除水准为 0.10；采用"全部进入法"计算多元线性回归结果，统计 R^2 值、调整后 R^2 值、F 值及其概率 P 值，分析自变量对针刺深度的影响并根据偏回归系数给出多元线性回归方程，以 $P < 0.05$ 作为具有统计学意义，得出拟合效果最好的多元线性回归方程。

（三）结果

1. 一般情况测量数据

31 例患者的臀围、腰围、两侧髂前上棘间距离、体重指数、膀胱残余尿量、前列腺体积、针刺深度等一般情况，其中最大针刺深度为 70.83 mm，最小针刺深度为 27.93 mm。测量数据见表 2-6。

表2-6 测量数据情况

测量数据	均数 ± 标准差	最大值	最小值
臀围（cm）	92.82 ± 5.05	105	80
腰围（cm）	86.46 ± 10.53	110.97	60.22
两髂前上棘间距（cm）	27.37 ± 3.02	37.57	21.97
体重指数（kg/m²）	24.58 ± 2.37	29.39	17.40
膀胱残余尿（mL）	21.90 ± 19.13	72	0
前列腺体积（mL）	46.08 ± 20.15	86.4	24
针刺深度（cm）	56.67 ± 11.1	70.83	27.93

2. 多元线性回归分析结果

采用"逐步回归法"筛选自变量，纳入多元线性回归分析的自变量有耻骨联合水平臀围和膀胱残余尿量。依据前期课题研究，为求得与临床实际针刺操作拟合度更高的多元线性回归方程，进一步研究各种因素对针刺深度的影响，尽可能多地纳入自变量，将体重指数、肚脐水平腰围、两侧髂前上棘间距离、前列腺体积等自变量全部纳入，与耻骨联合水平臀围、膀胱残余尿量自由排列组合，采用"全部进入法"，重复多元线性回归分析步骤并统计结果，共得到16组多元线性回归方程。经过筛选发现以臀围、膀胱残余尿量、前列腺体积作为自变量时调整后 R^2 最大（调整后 $R^2=0.575$）并具有统计学意义（$F=14.537$，$P<0.001$）。综合分析统计结果并结合临床实践，认为以臀围、膀胱残余尿量、前列腺体积作为自变量时，对于针刺深度的多元线性回归方程拟合度效果最好，计算得到多元线性回归方程为针刺深度（cm）=0.885 × 臀围−0.218 × 膀胱残余尿量−0.153 × 前列腺体积−13.719，其中臀围大小（$\beta=0.401$，$t=3.087$，$P=0.005$）显著正向影响针刺深度，残余尿量多少（$\beta=-0.374$，$t=-2.804$，$P=0.009$）、前列腺体积（$\beta=-0.276$，$t=-2.155$，$P=0.040$）显著负向影响针刺深度。所有变量共可以解释针刺深度57.5%的变异。臀围对针刺深度的影响最大（$\beta=0.401$，$t=3.087$，$P=0.005$）。德宾−沃森检验表明各自变量相互独立（D−W 1.532），无明显多重共线性（VIF < 5，容差 > 0.1），方程模型构建较理想。残差直方图服从正态分布（标准差=0.931），表明线性回归符合正态性条件。

P-P图满足正态性条件。散点图所有点较均匀分布在直线 Y=0 两侧，表明残差满足方差齐性。详见表2-7、表2-8。

表2-7 多元线性回归分析结果

	B	β	t	P	F	调整后 R^2
臀围	0.885	0.401	3.087	0.005		
膀胱残余尿量	−0.218	−0.0374	−2.804	0.009	14.537	0.575
前列腺体积	−0.153	−0.276	−2.155	0.040		

表2-8 CT定位下测量针刺深度自变量分析结果

纳入自变量	R^2	调整后 R^2	F（P）
①+⑥	0.552	0.520	17.239（$P < 0.05$）
①+⑥+②	0.600	0.555	13.481（$P < 0.05$）
①+⑥+③	0.561	0.515	12.738（$P < 0.05$）
①+⑥+④	0.562	0.516	12.899（$P < 0.05$）
①+⑥+⑤	0.618	0.575	15.537（$P < 0.05$）
①+⑥+②+③	0.580	0.520	9.656（$P < 0.05$）
①+⑥+②+④	0.585	0.521	9.678（$P < 0.05$）
①+⑥+②+⑤	0.626	0.572	11.022（$P < 0.05$）
①+⑥+③+④	0.565	0.500	9.010（$P < 0.05$）
①+⑥+③+⑤	0.588	0.517	9.574（$P < 0.05$）
①+⑥+④+⑤	0.576	0.512	9.325（$P < 0.05$）
①+⑥+②+③+④	0.597	0.521	7.419（$P < 0.05$）
①+⑥+②+③+⑤	0.613	0.517	8.133（$P < 0.05$）
①+⑥+②+④+⑤	0.613	0.519	8.128（$P < 0.05$）
①+⑥+③+④+⑤	0.575	0.500	7.407（$P < 0.05$）
①+⑥+②+③+④+⑤	0.605	0.508	6.789（$P < 0.05$）

注：①耻骨联合水平臀围；②体重指数；③肚脐水平腰围；④两侧髂前上棘间距离；⑤前列腺体积；⑥膀胱残余尿量。

（四）讨论

　　良性前列腺增生多见于中老年男性，常引起尿频、尿急、排尿困难、点滴而下，甚则闭塞不通等下尿路症状，甚至出现反复尿路感染，属于中医的"癃闭""淋证"范畴，严重影响患者生活质量与心理健康。近年来，众多研究表明针灸对于改善良性前列腺增生引起的下尿路症状具有明显优势。芒针深刺效果显著，较传统毫针治疗效果更佳。

　　曲骨穴属任脉，《素问·骨空论》载："任脉者，起于中极之下，以上毛际，循腹里上关元，至咽喉，上颐循面入目。"任脉又"根于曲骨"，是膀胱脏器气血聚集于体表之处。《素问·骨空论》载："任脉为病，男子内结七疝，女子带下瘕聚。"任脉病候多为妇科、前阴、生殖病，因此曲骨穴擅长治疗泌尿系统疾病，如《针方六集》载："曲骨一穴，主失精……小腹胀满，淋沥癃闭，癩疝，小腹痛"，即现代临床如尿潴留、尿失禁、遗尿症、排尿障碍、神经源性膀胱、膀胱过度活动症等疾病。而通过曲骨穴深刺迫脏治疗癃闭病早有记载，《针灸甲乙经》记载："小便难，水胀满，出少，转胞不得溺，曲骨主之"，说明曲骨穴可以治疗因良性前列腺增生引起的如小便难、尿出少而不畅、膀胱胀满等水道不利、小便不通的下尿路症状。《素问·长刺节论》载："深专者，刺大藏……刺之迫藏，藏会，腹中寒热去而止"，说明针刺腹部腧穴可以迫脏腑，治疗腹中寒热。《针灸甲乙经》最早记载曲骨穴针刺深度为"刺入一寸五分"，之后《铜人腧穴针灸图经》记载曲骨穴针刺深度为"针入二寸"，说明古代针刺曲骨穴比较深，可以迫膀胱脏腑，振奋膀胱气化，调节膀胱气化从而通利小便。有学者认为，可以通过深刺曲骨穴，针尖直至脏腑病灶所在，通过触及牵拉脏腑系膜、脏腑包膜来刺激膀胱进而改善小便不利等下尿路症状；可以通过针刺曲骨穴穿过和触及不同组织层次的筋膜，刺激牵拉不同层次筋膜，调整筋膜的张力，松解膀胱周围支持韧带高张力引起的下尿路症状。针刺曲骨穴至耻骨联合后缘膀胱壁，可能牵拉会阴筋膜及阴茎筋膜，进而间接刺激支配膀胱的盆神经、阴部神经和腹下神经，反射性调节大脑排尿中枢，引起逼尿肌收缩和膀胱内括约肌冲动，促进排尿；当针穿过浅筋膜层、深筋膜层、腹膜壁层及脏层，针尖触及耻骨联合后缘膀胱壁外膜时，通过牵拉由盆筋膜包裹形成的前列腺鞘、与盆筋膜壁层相连的耻骨前列腺韧带等，带动膀胱筋膜的活动，使膀胱壁的张力增加，刺激牵张感受器，引起膀胱壁内牵张感受器兴奋，改善逼尿肌功能，进而缓解下尿路症状，促进排尿，减少膀胱排空不全诱发的泌尿系统并发症，改善良性前列腺增生患者的生活质量。

现代针灸临床医师大多选用下腹部穴位针刺来治疗由良性前列腺增生引起的下尿路症状，如选取曲骨穴、中极穴或者关元穴，穴位下的解剖层次由浅入深依次是皮肤→皮下组织→腹白线→腹内筋膜→腹膜下筋膜→脐正中襞→小肠、膀胱，皮下组织内有浅静脉、皮神经和淋巴管经过。因为针刺深部为腹腔实质性脏器，直刺有可能会穿透腹膜，内有小肠、膀胱等实质性脏器，故有学者认为下腹部针刺的安全深度不可穿透腹腔，这导致针刺深度过浅，不能针刺直至病所从而影响了疗效。有些医师会采用深刺曲骨穴、中极穴的办法，但针刺深度大，针身在腹腔内的走行路径难以测知，刺中脏器风险大大增加，同时由于前列腺位于膀胱下方、耻骨联合后下方的腹腔深部，周围由众多韧带、血管丛、神经丛包绕走行，结构复杂，针刺路径需要穿过膀胱和耻骨后缘之间的缝隙狭窄，因此实际操作中需要针身紧贴耻骨联合后缘，并且不断调整针刺角度，否则角度过大容易损伤膀胱，角度过小容易伤及尿道，因此存在临床操作难度较高、操作风险较大的问题，并且十分依赖高年资医师手下针感的经验，有一定程度的复杂性与危险性。如《素问·刺禁论》记载"刺少腹中膀胱溺出，令人少腹满"。有针刺不良事件报道针刺下腹部穴位过深会伤及小肠或膀胱，导致尿液外溢并发弥漫性腹膜炎甚至腹腔脓肿等腹腔感染疾病。同时有学者通过大体解剖测量发现下腹部穴位针刺深度不应超过 26 cm，否则会有刺伤脏器的危险。可见，针灸临床不仅要取穴准，选择合适的深度针刺穴位也是影响疗效的关键因素，正如《素问·刺要论》所言："病有浮沉，刺有浅深，各至其理，无过其道。"针刺深度是影响针刺手法的重要因素，与疗效有着密切关系。若是层次不明，针过其道，会出现"浅深不得，反为大贼，内动五脏，后生大病"等邪气内陷损及五脏的危害。

因此，根据课题研究，由曲骨穴进针，紧贴耻骨联合后缘，经过耻骨联合与膀胱间的缝隙，抵达耻骨联合后缘，针尖触及膀胱壁表面外膜，通过对针刺深度进行测量与统计分析，得出与临床实际操作的针刺深度拟合度较高的针刺深度影响因素多元线性回归方程，以求精准反映差异性个体的实际针刺深度，为临床医师提供一定的参考，提高针刺治疗良性前列腺增生引起下尿路症状的疗效与安全性。通过测量曲骨穴皮肤进针点至耻骨联合后缘膀胱壁的距离，运用多元线性回归分析探讨针刺深度与臀围、体重指数、膀胱残余尿量和前列腺体积等诸多自变量间可能存在的线性关系，经过筛选最终得出拟合度效果更好的多元线性回归方程为针刺深度＝0.885×臀围−0.218×膀胱残余尿量−0.153×前列腺体积−13.719，较以往根据体重指数单一因素来推算针刺深度的方法更加精确。回归方程说明针刺深度与臀围、膀胱残余尿量和前列腺体积关系更为密切，臀围与膀胱残余尿量的系数较大，对针刺深度影响最大，这与膀胱位于耻骨联合后方，其间隙内填充有丰富的脂肪和结缔组织的解剖位置有关。耻骨联合水平臀围决定了下腹部曲骨穴区周围脂肪厚度，直接影响了曲骨穴体表进针点至耻骨联合后缘膀胱壁的针刺深度。对针刺深度与膀胱残余尿量进行统计检验发现标准差较大，说明由曲骨穴体表进针点至耻骨联合后缘膀胱壁的距离离散程度较大，推测可能是由于良性前列腺增生向内压迫尿道，导致下尿路出口梗阻，引发膀胱残余尿量增多，膀胱组织结构异常，膀胱顺应性下降，代偿性出现膀胱壁增厚，膀胱容积变大，向腹腔突出，由体表至膀胱壁的距离变短，对穿过腹壁后的针刺距离产生较大影响。

综上所述，本研究通过 CT 测量曲骨穴体表进针点至耻骨联合后缘膀胱壁的针刺深度，依据穴位解剖结构，采用多元线性回归分析深入讨论了针刺深度的主要影响因素为臀围、膀胱残余尿量及前列腺体积，得出针刺曲骨穴至膀胱壁的针刺深度的估算公式，为临床针刺曲骨穴治疗良性前列腺增生引起的下尿路症状提供安全有效的针刺深度参考。

五、基于 Logistic 回归构建良性前列腺增生患者存在残余尿量风险的预测模型

BPH 是中老年男性的常见疾病，该病的发生率与年龄呈正相关，主要临床表现为尿频、尿急、尿不尽、膀胱排空不全等下尿路症状。膀胱排空不全会导致膀胱存在过多的残余尿量，而残余尿量是影响 BPH 患者病情严重程度的因素，也是诱发泌尿系统疾病的重要因素。研究表明，残余尿量能准确地反映 BPH 的病情严重程度和临床疗效，其价值优于前列腺体积等指标。有学者发现，大多数 BPH 患者只对前列腺体积、夜尿次数和尿急等排尿症状的改善情

况较为重视，而忽视了残余尿量，这导致 BPH 患者膀胱内长时间存在过多的残余尿，甚至残余尿量已远远超过正常成年人的膀胱容量。因此，提早察觉并及时干预残余尿量过多的高危因素，对于治疗 BPH 和减少继发性泌尿系统疾病具有重要意义。本研究探讨 BPH 患者残余尿量过多的影响因素并构建诊断模型，为临床诊疗提供参考。

（一）临床资料

1. 一般资料

选取 2020 年 7 月至 2021 年 10 月于中国中医科学院西苑医院针灸科门诊就诊的 60 例 BPH 患者作为研究对象。本研究已经通过中国中医科学院西苑医院医学伦理委员会批准。

2. 诊断标准

诊断符合《中国泌尿外科疾病诊断治疗指南（2014 版）》中的相关诊断标准。

（1）主症：①排尿困难、尿细无力、尿流中断；②尿频、夜尿次数增多；③肛门指诊提示前列腺两侧叶增大、光滑、有弹性，中央沟变浅或消；④ B 超检查提示前列腺腺体增生。

（2）次症：①尿量在 150 ~ 200 mL 时，最大尿流率＜ 15 mL/s；②经腹部B 超检查或导尿法测定明确有膀胱残余尿。具备主症 4 项或兼次症者，即可诊断为 BPH。

3. 纳入标准

（1）符合上述 BPH 诊断标准。

（2）年龄为 50 ~ 80 岁。

（3）自愿参与本研究并签署知情同意书。

4. 排除标准

（1）合并严重心、肺、肝、脑等脏器疾病者。

（2）合并泌尿系统感染、结石、肿瘤等疾病者。

（3）合并糖尿病、尿道狭窄等影响排尿功能的疾病者。

（4）正在接受 BPH 药物治疗的患者。

5. 观察指标

根据患者是否存在残余尿量过多（患者入组后治疗前的残余尿量≥ 20 mL

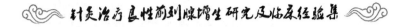

则认为残余尿量过多）进行分组，比较两组患者的观察指标。

（1）超声检查：超声检测患者的前列腺体积与膀胱残余尿量。

（2）最大尿流率：检测仪器为尿流率测定仪，重复测量多次后取尿量在150～200 mL 时的最大尿流率。

（3）排尿次数：记录入组后治疗前 30 日患者每日排尿次数（含夜尿次数），取均值。

（4）国际前列腺症状评分：国际前列腺症状评分包含排尿不尽感、2 小时内排尿、排尿间断性、排尿不能等待、尿线变细、排尿用力、夜尿次数 7 个条目，每个条目的分值均为 0～5 分，无记为 0 分，5 次排尿中出现上述情况少于 1 次记为 1 分，少于半数记为 2 分，大约为半数记为 3 分，多于半数记为4 分，几乎每次记为 5 分。

（5）小腹胀满得分：得分范围为 0～3 分，无记为 0 分，偶有胀满记为1 分，时有胀满记为 2 分，经常胀满记为 3 分。患者入组后治疗前连续 30 日每日自评小腹胀满得分，取均值。

（6）尿急程度得分：得分范围为 0～3 分，无记为 0 分，尿急可忍耐记为1 分，尿急可忍耐片刻记为 2 分，尿急难以忍受记为 3 分。患者入组后治疗前连续 30 日每日自评尿急程度得分，取均值。

6. 统计学分析

采用 SPSS 22.0 软件进行统计学分析。符合正态分布的计量资料以（$\bar{x} \pm s$）表示，组间比较采用两独立样本 t 检验，不符合正态分布的计量资料以 [M（Q）] 表示，组间比较采用秩和检验；计数资料以例数和百分比表示，组间比较采用 χ^2 检验；采用受试者工作特征（receiver operating characteristic，ROC）曲线分析观察指标的最佳诊断界值；采用多因素 Logistic 回归模型分析 BPH 患者残余尿量过多的影响因素，并构建诊断模型，采用混淆矩阵计算诊断模型的总体诊断正确率，采用 Hosmer-Lemeshow 检验评价诊断模型的拟合度（以 $P > 0.05$ 认为诊断模型拟合度良好）。以 $P < 0.05$ 为差异具有统计学意义。

（二）结果

1. 两组患者观察指标的比较

60 例 BPH 患者中，残余尿量 < 20 mL 者 28 例，（残余尿量 < 20 mL 组），

残余尿量≥20 mL者32例(残余尿量≥20 mL组)。两组患者的年龄、BPH病程、排尿用力得分比较,差异均无统计学意义(均 $P > 0.05$),而两组患者的前列腺体积、最大尿流率、排尿次数、排尿不尽感得分、2小时内排尿得分、排尿间断性得分、排尿不能等待得分、尿线变细得分、夜尿次数得分、小腹胀满得分、尿急程度得分比较,差异均具有统计学意义(均 $P < 0.05$)。见表2-9。

表2-9　两组患者观察指标的比较

指标	残余尿量< 20 mL 组（n=28）	残余尿量≥ 20 mL 组（n=32）	t/u 值	P 值
年龄（$\bar{x} \pm s$,岁）	63.79 ± 8.19	67.01 ± 7.19	−1.622	0.110
BPH 病程（$\bar{x} \pm s$,年）	9.03 ± 6.60	10.31 ± 6.43	−0.760	0.450
前列腺体积（$\bar{x} \pm s$,mL）	41.11 ± 17.96	60.59 ± 40.16	−2.366	0.021
最大尿流率（$\bar{x} \pm s$,mL/s）	11.25 ± 3.03	8.66 ± 2.15	3.864	< 0.001
排尿次数（$\bar{x} \pm s$,次/日）	10.00 ± 3.59	11.94 ± 2.96	−2.294	0.025
IPSS［M（Q）,分］				
排尿不尽感得分	2（3.50）	4（2.00）	−2.519	0.015
2 小时内排尿得分	1（1.00）	3（2.75）	−3.945	< 0.001
排尿间断性得分	1（2.75）	3（2.00）	−3.564	0.001
排尿不能等待得分	1（2.00）	3（2.75）	−3.794	< 0.001
尿线变细得分	2（2.75）	4（2.75）	−3.358	0.001
排尿用力得分	2（2.00）	3（4.00）	−1.964	0.054
夜尿次数得分	2（1.00）	4（2.00）	−4.498	< 0.001
小腹胀满得分［M（Q）,分］	1（2.00）	2（1.00）	−3.287	0.002
尿急程度得分［M（Q）,分］	1（1.00）	2（1.00）	−3.154	0.003

2. ROC 曲线分析

IPSS、小腹胀满得分、尿急程度得分虽为量表评分,但视为等级资料,不适合用 ROC 曲线计算最佳临界值,故未将上述 3 个指标纳入 ROC 分析。ROC

曲线结果显示，年龄、BPH 病程、前列腺体积、最大尿流率、排尿次数的最佳临界值分别为 58 岁、5 年、36 mL、12 mL/s、12 次/日。见表 2-10。

表 2-10　ROC 曲线分析结果

指标	最佳临界值	曲线下面积（95%CI）	SE 值	P 值
年龄	58 岁	0.623（0.479，0.766）	0.073	0.103
BPH 病程	5 年	0.569（0.420，0.717）	0.076	0.362
前列腺体积	36 mL	0.705（0.572，0.838）	0.068	0.006
最大尿流率	12 mL/s	0.253（0.126，0.381）	0.065	0.001
排尿次数	12 次/日	0.709（0.575，0.844）	0.069	0.005

3. 多因素 Logistic 回归分析

以 BPH 患者残余尿量是否过多作为因变量（否=1，是=0），以观察指标作为自变量，进行多因素 Logistic 回归分析。结果显示，最大尿流率、排尿间断性得分、小腹胀满得分为 BPH 患者残余尿量过多的影响因素（均 $P < 0.05$）。见表 2-11。结果显示，最大尿流率、排尿间断性得分、小腹胀满得分为 BPH 患者残余尿量过多的影响因素（均 $P < 0.05$）。见表 2-12。

表 2-11　自变量赋值情况

自变量	赋值
年龄	< 58 岁=0，≥ 58 岁=1
BPH 病程	< 5 年=0，≥ 5 年=1
前列腺体积	< 36 mL=0，≥ 36 mL=1
最大尿流率	≥ 12 mL/s=0，< 12 mL/s=1
排尿次数	< 12 次/日=0，≥ 12 次/日=1
排尿不尽感得分	< 3 分=0，≥ 3 分=1
2 小时内排尿得分	< 3 分=0，≥ 3 分=1

自变量	赋值
排尿间断性得分	<3分=0，≥3分=1
排尿不能等待得分	<3分=0，≥3分=1
尿线变细得分	<3分=0，≥3分=1
排尿用力得分	<3分=0，≥3分=1
夜尿次数得分	<3分=0，≥3分=1
小腹胀满得分	<2分=0，≥2分=1
尿急程度得分	<2分=0，≥2分=1

注：年龄、BPH病程、前列腺体积、最大尿流率、排尿次数以ROC曲线分析计算得到的最佳临界值进行赋值，其余指标以各条目或各量表的中位分值为分界值进行赋值。

表2-12 多因素Logistic回归分析

变量	β值	SE值	Waldχ^2值	P值	OR值（95%CI）
最大尿流率	-2.352	0.911	6.670	0.010	0.095（0.016，0.567）
排尿间断性得分	-1.997	0.717	7.763	0.005	0.136（0.033，0.553）
小腹胀满得分	-1.693	0.720	5.527	0.019	0.184（0.045，0.755）
常量	2.617	0.738	12.562	<0.001	13.691（-）

4.诊断模型的验证结果

将最大尿流率、排尿间断性得分、小腹胀满得分纳入诊断模型，诊断模型方程为Logit（P）=2.617-2.352×最大尿流率-1.997×排尿间断性得分-1.693×小腹胀满得分。混淆矩阵结果显示，诊断模型总体诊断正确率为83.3%；Hosmer-Lemeshow检验显示，诊断模型的拟合度好（χ^2=3.916，P=0.417）。

（三）讨论

良性前列腺增生是影响中老年男性生活质量的常见疾病，前列腺体积增大造成的下尿路症状和膀胱出口梗阻是导致膀胱排空不全或排空延迟、存在过多残余尿量的主要原因。残余尿量与泌尿系统感染、尿潴留、肾积水等疾病的发生密切相关。目前药物保守治疗仍是 BPH 的首选方案，但药物保守治疗对患者残余尿量的改善作用有限，而以经尿道前列腺电切术为主的手术治疗，其最佳治疗时间点为膀胱代偿期。研究表明，当膀胱残余尿量 > 50 mL 时，可认为膀胱功能处于早期失代偿状态。膀胱功能处于失代偿状态时逼尿肌收缩力减弱，是导致尿量残余的重要因素，过多的残余尿量又会继发泌尿系统感染，促使逼尿肌收缩力进一步下降，导致残余尿量继续潴留，形成恶性循环。此外，当膀胱功能失代偿导致膀胱壁肥厚、逼尿肌收缩力减弱时，应用经尿道前列腺电切术治疗的效果并不理想。因此，早期发现 BPH 患者残余尿量过多，对于 BPH 患者后续治疗具有重要意义。本研究结果显示，最大尿流率、排尿间断性得分、小腹胀满得分为 BPH 患者残余尿量过多的影响因素（均 $P < 0.05$），这与 Özlü lerden 等的研究结果相似。最大尿流率为 BPH 患者排尿时的峰值速率，是鉴别正常人与排尿异常者最有价值的指标。研究表明，最大尿流率 < 15 mL/s 疑为排尿功能异常，最大尿流率 < 10 mL/s 则为排尿功能明显异常，发生膀胱出口梗阻及残余尿量过多的风险增加。

本研究借助 ROC 曲线计算得到最大尿流率的最佳临界值为 12 mL/s，符合应用最大尿流率预测存在残余尿量过多的临床实际。最大尿流率不仅可直接反映膀胱出口梗阻的发生情况，还可以反映膀胱逼尿肌的收缩功能。因此，相较于前列腺体积、尿线变细得分、排尿用力得分，最大尿流率更适合被纳入诊断模型。排尿间断性得分反映 BPH 患者排尿时的间断情况，而排尿间断也与膀胱逼尿肌收缩功能和膀胱出口梗阻状态密切相关。膀胱功能失代偿时，膀胱壁形态组织结构异常，出现小梁化改变，膀胱逼尿肌收缩力减弱，最大尿流率下降，同时 BPH 导致膀胱出口梗阻，尿液排出困难，表现为排尿间断、排尿用力等临床症状，而排尿用力得分虽可评价膀胱出口梗阻状态，但并不直接反映膀胱逼尿肌功能状态。相较于排尿不能等待得分、夜尿次数得分、尿急程度得分，小腹胀满得分不仅可以直接反映残余尿量，而且可以间接评价膀胱逼尿肌收缩功能与膀胱出口梗阻状态。因此，本研究以上述 3 个指标构建 BPH 患者残余尿量过多的诊断模型，诊断模型总体诊断正确率较高，拟合度良好

（$P > 0.05$）。其原因在于相比其余指标，最大尿流率、排尿间断性得分、小腹胀满得分可同时反映膀胱逼尿肌功能和膀胱出口梗阻状态，可较好评估患者残余尿量是否过多。因此，临床医师可通过该诊断模型评判 BPH 患者残余尿量是否过多，即当 BPH 患者最大尿流率 < 12 mL/s、排尿间断性得分 > 3 分、小腹胀满得分 > 2 分时，提示患者存在残余尿量过多的情况，即膀胱残余尿量 ≥ 20 mL。

综上所述，最大尿流率、排尿间断性得分、小腹胀满得分均为 BPH 患者残余尿量过多的影响因素。通过上述 3 个指标构建的 BPH 患者残余尿量过多的诊断模型的总体诊断正确率较高，拟合度良好，临床医师可以借助该诊断模型筛查存在残余尿量过多的 BPH 风险患者，从而给予早期预防或及时干预。

六、CT 定位下针刺曲骨穴靶向治疗良性前列腺增生有效性及规范化研究总结报告

BPH 是中老年男性泌尿系统常见疾病，临床主要表现为 LUTS。LUTS 是一系列排尿不适症状的总称，包括储尿期的尿频、尿急、夜尿增多、尿失禁，排尿期的排尿间断、排尿无力、排尿踌躇、尿线变细，排尿后的淋沥不尽等症状。大部分老年男性至少存在一种 LUTS 症状。年龄增长和有功能的睾丸是前列腺增生发病的主要因素，男性自 35 岁起前列腺会出现不同程度的增生，多数患者在 50 岁左右开始出现临床症状，60 岁时发病率大于 50%，80 岁时高达80%，随着全球人口老龄化的加剧，BPH 的发病率呈上升趋势。目前 BPH 的治疗方式有观察等待、药物治疗及外科手术等，观察等待适用于患者生活质量没有受到 LUTS 困扰的轻度患者，包括患者教育、生活方式的指导、合并用药的指导、定期监测等；目前治疗 BPH 最为常用的方式是药物治疗，常用药物有 α–受体阻滞剂、5α–还原酶抑制剂、M 受体拮抗剂等；手术及微创治疗适用于有中–重度 LUTS 并明显影响生活质量的患者。

BPH 属于中医"癃闭""淋证""精癃"等范畴。《良性前列腺增生中医诊治专家共识》认为，本病病位在精室，与膀胱、肾的关系最为密切，与脾、肝、肺亦有一定关系。肾虚血瘀水阻、膀胱气化失司是本病的基本病机，本虚

标实是其病机特点。根据病机特点，应扶元补虚治其本，化瘀通窍治其标。治虚应以补肾为主，使肾之阴阳平衡，开合有度；治实应根据"六腑以通为用"的原则，着重于通法的运用。中药辨证施治，宜清湿热、散瘀结、利气机以通水道，同时运用活血化瘀、软坚散结法，使梗阻程度减轻。临床上，针灸治疗良性前列腺增生的方法不断增多，针灸研究者在针灸病谱的研究中指出泌尿生殖系统疾病中，BPH 是针灸治疗的重要疾病。

但 BPH 的治疗各有其局限性：西医药物治疗由于药物的不良反应及耐受性等原因使其应用受到限制；手术治疗方法适应范围窄，有手术并发症等风险；非手术激光等介入治疗虽治疗创伤小，但受技术设备限制；中药治疗本病时中医辨证分型较多，临床疗效受辨证施治的水平、中药材质量等因素影响；针刺治疗 BPH 的排尿困难等症状有较好的疗效，但治疗需多个穴位配伍，较难说明特定腧穴的治疗作用；针灸常与其他方法综合治疗，较难判断针刺在 BPH 的治疗作用，不能明确针刺如何获得治疗效果等。因此，对于中西药物疗效差，或药物不良反应大不宜长期服药，或老年体弱不适宜手术治疗的患者，探寻新的治疗方法，具有重要的社会意义。

本研究前期通过 33 例小样本临床疗效观察发现深刺曲骨穴可有效缓解 BPH 的临床症状。曲骨穴在下腹部，前正中线上，耻骨联合上缘，从曲骨穴进针，可经膀胱前耻骨后的间隙途径使针尖直接抵达前列腺，通过牵拉刺激前列腺包膜，松解包膜张力，缓解梗阻，促进排尿。前列腺包膜和下尿路症状密切相关，由于有该包膜的存在，增生的腺体受压而向尿道和膀胱膨出从而加重尿路梗阻，深刺曲骨穴至前列腺包膜，可松解平滑肌的张力，解除膀胱出口梗阻（bladder outlet obstruction，BOO）。从解剖上看，膀胱的前方为耻骨联合和耻骨支，其间为耻骨后隙，间隙内充填疏松结缔组织、脂肪及静脉丛；前列腺位于膀胱颈的下方，尿生殖膈的上方，其形状与倒置的栗子相似，左右对称。由于前列腺隐藏部位较深，为顺利经膀胱前耻骨后间隙进针，使针尖避免损伤膀胱而精准抵达前列腺包膜，研究采用 CT 辅助定位，以完善深刺曲骨穴操作规程；同时，为临床无 CT 辅助下深刺曲骨穴制定操作规范。

CT 定位下深刺曲骨穴治疗 BPH，目前国内外没有相关报道，属于创新性针刺治疗 BPH 的方案，针对目前该病症状反复、治疗周期长的现状，本研究采用价格低廉、开发疗效确切的针刺治疗良性前列腺增生的新方案，提高患者生活质量，降低医疗费用，减轻患者精神负担和精神压力，具有重大的社会意义。

（一）资料与方法

1. 病例来源及分组

选取 2020 年 1 月至 2022 年 4 月就诊于中国中医科学院西苑医院针灸科门诊的 BPH 患者 120 例，采用随机数字表法，按照 1∶1∶1 的比例随机分为三组，每组 40 例。试验中仅针刺操作者知晓患者分组情况，受试者、疗效评价者、统计分析者盲法。研究经中国中医科学院西苑医院医学伦理委员会审核批准，并于中国临床试验注册中心注册。

2. 诊断标准

参照《中国泌尿外科疾病诊断治疗指南（2014 版）》相关诊断标准。

（1）排尿困难、尿细无力、尿流中断、费时费力。

（2）尿频、夜尿频数，甚者有尿潴留或尿失禁。

（3）肛门指诊：前列腺两侧叶增大、光滑、有弹性，中央沟变浅或消失。

（4）B 超检查提示前列腺腺体增生。

（5）尿流率测定：尿量 > 150 mL 时，最大尿流率 < 15 mL/s。

（6）残余尿量：经腹部 B 超检查或导尿法，测定膀胱有无残余尿。

凡具备（1）（2）（3）（4）项或兼（5）（6）项者，即可诊断为 BPH。

3. 纳入标准

（1）符合 BPH 诊断标准。

（2）年龄为 50 ~ 80 岁。

（3）自愿参加研究，签署知情同意书。

4. 排除标准

（1）合并尿道炎、急性前列腺炎、泌尿系结石等疾病。

（2）患有神经源性膀胱、膀胱颈纤维化、尿道狭窄等疾病。

（3）患有神经系统疾病、糖尿病影响排尿功能。

（4）前列腺增生并发前列腺癌、结核等恶性消耗性疾病。

（5）合并有肝、肾功能不全及其他心肺疾病，血液病等严重疾病。

（6）B超发现上尿路梗阻积水、肾功能受损。

（7）近1个月服用影响膀胱功能的药物或接受BPH相关治疗。

（8）近1个月参加其他临床试验。

（9）经研究者判断不适合参加试验。

5. 脱落及剔除标准

（1）试验期间接受其他BPH治疗。

（2）治疗中出现严重不良反应而不宜继续治疗者。

（3）入组后未接受任何研究方案所规定的治疗。

（4）患者自行决定退出试验。

（二）治疗方案

1. 治疗组1

穴位：曲骨穴。根据《世界卫生组织标准针灸经穴定位》，曲骨穴位于下腹部，耻骨联合上缘，前正中线上。

针具：选用一次性毫针或芒针，直径0.3 mm，长75～125 mm。

操作流程：入组患者第1次治疗时于放射科CT室16排螺旋CT诊断仪定位下进行深刺曲骨穴精准入路至前列腺治疗BPH操作。

具体流程如下。

（1）患者仰卧位躺于CT检查床上，进行常规CT检查操作，每次治疗前受试者排尿使膀胱处于空壁状态或不影响针刺状态。

（2）通过CT前列腺三维成像，选择下腹部CT正中矢状面，测量针刺深度（曲骨穴体表定位至前列腺包膜的距离），测量针刺角度（曲骨穴体表定位至前列腺包膜的连线与矢状线的夹角）。

（3）医师根据测量的针刺深度与角度，对局部皮肤常规消毒后，于曲骨穴体表定位处进针，针尖沿着耻骨后间隙入路，进针时如针下有阻滞感时调整针刺方向，当针下无阻滞感时继续进针，针刺至前列腺包膜。

（4）再次对受试者进行CT三维成像操作，观察针尖是否沿着耻骨后间隙抵至前列腺包膜，测量针刺深度和角度，医师根据CT三维成像的观察结果，确保针尖触及前列腺包膜，见图2-7。

（5）结束CT定位下操作，为受试者起针，并记录受试者针刺与行针时的感觉与反应，询问受试者有无不适，观察针刺部位有无异常。

（6）其余9次针刺治疗由同一位医师在针灸科门诊根据受试者CT定位下测得的针刺深度及角度数据进行。针刺操作：双手指切进针，针至病所，行轻微提插捻转手法，使针感传导至会阴部，或有排尿感，留针时间为25分钟。

注：每位患者在CT定位下针刺1～2次，通过完整的影像存储与传输系统，管理CT定位下深刺曲骨穴精准入路至前列腺治疗BPH的操作数据（针刺深度与角度）。

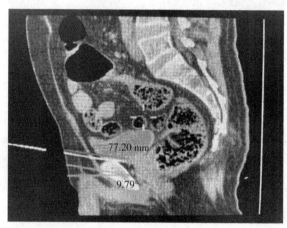

图2-7　治疗组1测量CT定位下针刺深度（77.20 mm）及角度（9.79°）

2. 治疗组2

穴位：曲骨穴。

针具：选用一次性毫针，直径0.3 mm，针身长75～100 mm。

操作：操作流程与治疗组1相同，针刺时使针尖至距离前列腺包膜约10 mm，见图2-8。

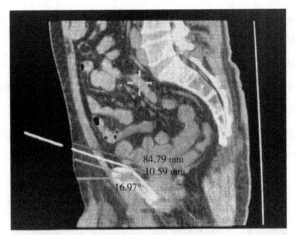

注：距前列腺距离 10.59 mm。

图2-8　治疗组2测量CT定位下针刺深度（84.79 mm）及角度（16.97°）

3. 假针组

穴位：曲骨穴。

针具：选用一次性毫针，直径 0.25 mm，针身长 25 mm 的钝头针。

操作流程：患者仰卧位躺于针灸治疗床上。曲骨穴局部皮肤常规消毒，然后将固定垫粘贴在曲骨穴上。采用1寸钝头针直刺穿过固定垫达皮肤表面，均匀捻转3次但不刺破皮肤，见图2-9。

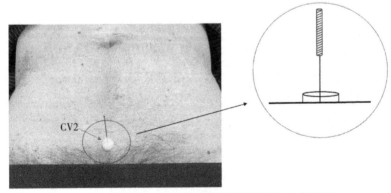

图2-9　治疗组3钝头针直刺穿过固定垫达皮肤表面

4. 治疗频率与疗程

针刺后留针 25 分钟，前 2 周隔日 1 次，每周治疗 3 次；后 2 周隔 2 日 1 次，每周治疗 2 次；连续治疗 4 周共 10 次，治疗结束后统计疗效。

（三）观察指标

1. 一般资料

年龄、民族、教育、职业、身高、体重、肚脐水平位的腰围、耻骨联合水平位的臀围、两侧髂前上棘间距离等。

评价时点：基线期（第 0 ~ 4 周）。

2. 诊断性指标

（1）直肠指检；血常规；尿常规；肝功能（ALT、AST）；肾功能（BUN、Cr）。

评价时点：基线期（第 0 ~ 4 周）。

（2）B 超检查（PV、PVR）；尿流率测定（Qmax）。

评价时点：基线期（第 0 ~ 4 周）、治疗结束后第 8 周最后（1 ± 2）天。

3. 疗效评价

（1）主要结局指标。IPSS：IPSS 是由美国泌尿外科协会衡量委员会制定的症状量化评估法，量表包括排尿不尽感、2 小时内排尿、排尿中断、排尿不能等待、尿线变细、排尿用力次数、夜尿次数。对各项症状进行评分："无症状"记为 0 分，"少于 1/5 症状"记为 1 分，"少于 1/2 症状"记为 2 分，"约 1/2 症状"记为 3 分，"多于 1/2 症状"记为 4 分，"几乎总是"记为 5 分。7 项症状总分越高，症状越严重，0 ~ 7 分为轻度、8 ~ 19 分为中度、20 ~ 35 分为重度。本次试验周期为 16 周，其中基线期 4 周，治疗期 4 周，随访期 8 周，分别于治疗前、治疗结束后、随访期记录评判。

（2）次要结局指标。

QOL：QOL 由第 5 届国际良性前列腺增生咨询委员会国际科学委员会推荐的患者生存质量评价量表。QOL 依据患者排尿感受分为 7 项，评分范围："高兴"记为 0 分，"满意"记为 1 分，"大致满意"记为 2 分，"还可以"记为 3 分，"不太满意"记为 4 分，"苦恼"记为 5 分，"很糟"记为 6 分。分值越大，对排尿感受越不满意。分别于治疗前、治疗结束后、随访期记录评判。

Qmax：欧洲泌尿外科学会推荐使用 Qmax 对 BPH 患者进行初次诊断及治疗疗效监测，是诊断 BPH 的重要指标之一，可以反映尿道阻力，了解患者膀胱出口梗阻情况。50 岁以上男性，当尿量 > 150 mL，Qmax10 ~ 15 mL/s 提示可能存在梗阻，< 10 mL/s 则肯定存在梗阻。分别于治疗前、治疗结束后、随访期记录评判。

PVR：欧洲泌尿外科学会推荐使用 PVR 对 BPH 患者进行初步诊断及监测，通过超声对患者排尿后的膀胱剩余尿量进行测定，可以评价膀胱代偿功能及膀胱出口梗阻情况，正常人 PVR 为 5 ~ 12 mL，PVR > 50 ~ 60 mL 提示膀胱逼尿肌失代偿，但在早期膀胱代偿功能存在时，膀胱无残余尿也不能排除 BOO。分别于治疗前、治疗结束后、随访期记录评判。

PV：超声可以观测到前列腺的形态、结构及大小，通过超声测量前列腺的前后、左右、上下直径，估算前列腺的体积大小，PV 计算公式为：PV = 0.52 × 前后径 × 左右径 × 上下径，前列腺体积大小对于 BPH 的诊断有重要意义，本项试验以 PV > 24 mL 为 BPH 诊断标准。分别于治疗前、治疗结束后、随访期记录评判。

（3）疗效评价指标：参照中国中西医结合学会男科专业委员会《良性前列腺增生症中西医结合多学科诊疗指南》"症状体征及辅助检查分级计分标准"。主要观察记录内容包括 IPSS、QOL、PVR、PV、Qmax、直肠指检、夜尿次数、尿线状况、小腹胀满、尿等待、尿急等 11 项，计分标准根据症状、指标严重程度分为 0、1、2、3 分。

疗效评定标准：采用尼莫地平法计算。疗效指数 = ［（治疗前积分 - 治疗后积分）/ 治疗前积分］× 100%。

痊愈：主要症状、体征消失或基本消失，疗效指数 ≥ 95%。

显效：主要症状、体征明显改善，60% ≤ 疗效指数 < 95%。

有效：主要症状、体征明显好转，30% ≤ 疗效指数 < 60%。

无效：主要症状、体征无明显改善，甚或加重，疗效指数 < 30%。

分别于治疗前、治疗结束后记录评判。

（4）随访：随访期（第 9 ~ 16 周），受试者在第 16 周最后（1 ± 2）天，完成填写 IPSS、QOL，观察针刺治疗后的远期临床疗效。

4. 安全性评价

（1）针刺承受性：针刺承受性评分为 0~4 分。接受非常困难（0 分）、接受稍困难（1 分）、可以接受（2 分）、易于接受（3 分）、非常易于接受（4 分）。评价时点：第 1 次和第 6 次针刺治疗结束后 5 分钟内，取这 2 次的平均值。其中一次值缺失，则以另一次的值为结果。

（2）针刺不适感：采用 VAS 评估针刺不适感，VAS 共计 10 分，0 分为无不适，10 分为极不适。评价时点：第 1 次和第 6 次针刺治疗结束后 5 分钟内，取这 2 次的平均值。若其中一次 VAS 值缺失，则以另一次的 VAS 值为结果。

（3）不良事件：不良事件包括断针、遗针、晕针、难以忍受的针刺痛（VAS ≥ 8 分，10 分制）、持续时间超过 2 小时的较剧烈针后疼痛（VAS ≥ 4 分）、局部血肿、感染或脓肿；针刺后其他不适感（指针刺后出现的疲劳、心悸、头晕、头痛、失眠等症状，各症状只记录 VAS ≥ 4 分者）的平均程度及平均持续时间。记录不良事件与不良反应的时间、持续时间、程度，分析是否与本研究的针刺方法有关，密切观察，暂停治疗，并随访至不良反应消失。

5. 依从性观察

患者依从性采用治疗次数计数法，借以估测受试者的依从性。其计算公式如下。

$$治疗依从性 = \frac{受试者已接受治疗次数}{受试者应接受治疗总次数} \times 100\%$$

针刺次数 ≥ 8 次为依从性好。如依从性不好，应查找原因并记录在案。对于观察开始后不能耐受针刺治疗、针刺次数 ≤ 7 次的患者，均视为脱落病例，脱落原因须详细记录。

（四）统计分析方法

1. 样本量的计算

样本量的估算基于 I 期试验的结果。设定治疗组有效率不低于 80%，对照组不超过 40%。规定检验水准 α 为 0.05，检验效能 $1-\beta=0.9$，运用 PASS 15.0 统计软件估算得每组所需样本量为 32 例，考虑 20% 的脱落率，共需 120 例受试者。按照 1∶1∶1 的比例将符合纳入标准的受试者随机分配到 3 组，每组各 40 例。

2. 统计方法

采用 SPSS 24.0 软件进行统计分析。计量资料均用均数和标准差（$\bar{x} \pm s$）描述；计数资料以频数及百分比描述，采用 χ^2 检验；组内比较用配对 t 检验，组间比较采用单因素方差分析或 Kruskal – Wallis H 检验；事后多重比较使用最小显著差异法或 Nemenyi 法；为控制多重比较的 I 类错误（假阳性）概率增加，主要结局指标组间多重比较采用 Bonferroni 方法调整检验水平，设总体检验水平为 0.05，调整检验水准为 0.05/3 = 0.167，组间两两比较以 $P < 0.0167$ 有统计学意义；次要指标及其他比较对 α 不作校正，α = 0.05（双侧检验），检验效能为 90%，以 $P < 0.05$ 为有统计学意义。研究结果以全分析集（full analysis set，FAS）为主，结合符合方案集（per protocol set，PPS）。FAS 指尽可能按意向性分析原则，以合理的方式尽可能少的排除受试者，经随机化分组后接受至少一次研究的干预者进入全分析集，缺失的主要疗效指标数据用前一次数据结转；PPS 指分析所有完成了研究方案者，所有随机化后至少接受一次治疗的受试者进入安全集（safety set，SS）用于安全性分析。

（五）数据管理与质量控制

1. 数据管理

（1）病例报告表填写：全部病例，无论是符合试验方案的病例还是脱落病例，均应按本方案规定填写病例报告表。

（2）数据溯源：原始化验单必须与病例报告表中记录的实验室检查数据一致，并且可以溯源。

（3）数据的录入与管理：完成的病例报告表由项目负责人审查后，交由统计人员进行数据录入与管理工作，所有过程须有记录。

（4）数据的录入与修改：统计人员负责采用数据库，进行数据录入与管理，对病例报告中存在的疑问向参与临床观察的医师询问，医师应尽快解答并返回，数据管理人员根据医师的回答进行数据修改、确认与录入。

2. 质量控制措施

（1）制订质量控制计划：制订包括研究过程所有环节的详细质量控制计划、质量保证措施、进度安排和考核指标。

（2）统一培训：对研究人员进行统一培训，使其了解课题任务，明确每个成员的工作任务与责任，保证研究结论的可靠性。

（3）控制纳排标准：严格控制诊断、纳入、排除标准及辨证分型、疗效评定标准。

（4）脱落处理：中途退出、脱落与失访者写明原因，记录时间，不纳入统计分析。

（5）停止其他有益治疗：治疗期间所有受试者均不能接受其他对本病有治疗效果的疗法或药物。

（6）制定针刺操作规范流程：针刺穴位准确及针刺到位是取得临床疗效的关键，故保证针刺临床操作一致是本研究的要点。应为本研究制定详细的治疗操作规范及流程，并采取固定专人完成针刺操作。

（7）数据采集处理：提高数据采集的准确性，严格按照统计学的原则和要求处理数据。

（六）试验结果

1. 受试人群分析

（1）病例完成情况：根据本试验研究方案，共筛查216例患者，120例进入随机化，3组每组各40例。治疗组1脱落3例，治疗组2脱落6例，假针组脱落7例，共脱落16例（表2-13），实际完成病例104例，脱落率为13.33%，符合预期脱落率。120例受试者进入FAS及SS，104例受试者进入PPS。

表2-13　未入选符合方案数据集的病例情况

编号	组别	脱落原因	FAS	PPS
60	治疗组1	自行退出	是	否
69	治疗组1	失访	是	否
104	治疗组1	自行退出	是	否
6	治疗组2	失访	是	否
22	治疗组2	自行退出	是	否
37	治疗组2	自行退出	是	否

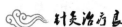
续表

编号	组别	脱落原因	FAS	PPS
65	治疗组 2	失访	是	否
80	治疗组 2	失访	是	否
100	治疗组 2	失访	是	否
20	假针组	自行退出	是	否
38	假针组	自行退出	是	否
70	假针组	失访	是	否
81	假针组	失访	是	否
83	假针组	自行退出	是	否
88	假针组	自行退出	是	否
113	假针组	失访	是	否

（2）人口学资料分析：120 例受试者中治疗组 1 年龄最小为 51 岁，最大为 79 岁，病程最短为 1 个月，最长为 34 年；治疗组 2 年龄最小为 50 岁，最大为 78 岁，病程最短为 3 个月，最长为 25 年；假针组年龄最小为 50 岁，最大为 80 岁，病程最短为 1 年，最长为 30 年；3 组患者年龄、病程、BMI 等一般资料比较差异均无统计学意义（$P > 0.05$），具有可比性。见表 2-14。

表 2-14　3 组 BPH 患者一般资料比较（$\bar{x} \pm s$）

一般资料	治疗组 1（$n=40$）	治疗组 2（$n=40$）	假针组（$n=40$）	P 值
年龄/岁	64.45 ± 6.97	63.90 ± 7.03	67.05 ± 7.83	0.123
病程/年	9.14 ± 7.52	8.54 ± 5.42	8.36 ± 5.23	0.350
BMI	24.75 ± 2.89	24.40 ± 2.12	24.41 ± 2.32	0.812

（3）基线可比性分析：进入 FAS 及 PPS 的患者 IPSS、QOL、Qmax、PVR、PV 等基线资料比较差异均无统计学意义（$P > 0.05$），具有可比性。见表 2-15。

表 2-15　3 组 BPH 患者基线资料比较（$\bar{x} \pm s$）

组别	PV/mL		PVR/mL		IPSS		QOL		Qmax/（mL/s）	
	FAS	PPS	FAS	PPS	FAS	PPS	FAS	PPS	FAS	PPS
治疗组 1	48.27 ± 22.63	50.05 ± 22.61	37.19 ± 41.77	37.42 ± 42.89	17.95 ± 6.61	18.16 ± 6.83	4.05 ± 1.01	4.08 ± 1.04	8.60 ± 3.85	8.73 ± 3.88
治疗组 2	42.70 ± 15.66	43.73 ± 16.62	52.45 ± 107.20	42.79 ± 94.56	18.43 ± 7.18	19.29 ± 6.90	4.18 ± 0.71	4.24 ± 0.70	8.88 ± 2.88	8.91 ± 2.85
假针组	52.33 ± 38.21	54.52 ± 39.79	58.80 ± 88.70	64.48 ± 94.49	17.63 ± 7.27	17.27 ± 7.45	4.20 ± 0.88	4.18 ± 0.85	8.32 ± 3.23	8.52 ± 2.99
P 值	0.562	0.415	0.498	0.339	0.877	0.503	0.716	0.753	0.764	0.886

2. 疗效评价

（1）主要结局指标：由表 2-16 可见，IPSS FAS 与 PPS 结果一致。①组内比较：治疗组 1 与治疗组 2 在治疗前后 IPSS 差异均具有统计学意义（$P < 0.001$），2 组 IPSS 较治疗前均有改善；假针组治疗后 IPSS 较治疗前无明显改善，差异无统计学意义（$P > 0.05$）。②组间比较：3 组治疗后 IPSS 差异比较具有统计学意义（$P < 0.05$）；组间两两比较示治疗组 1 与治疗组 2、假针组差异具有统计学意义（$P < 0.0167$），且治疗组 1 IPSS 下降高于治疗组 2 及假针组；治疗组 2 与假针组差异具有统计学意义（$P < 0.0167$），治疗组 2 IPSS 下降高于假针组。

表 2-16　3 组 BPH 患者治疗前后 IPSS 比较（$\bar{x} \pm s$）

组别	FAS		P 值	PPS		P 值
	治疗前	治疗后		治疗前	治疗后	
治疗组 1	17.95 ± 6.61	8.30 ± 4.63 [a) b) c)]	0.000	18.16 ± 6.83	7.81 ± 4.41 [a) b) c)]	0.000
治疗组 2	18.43 ± 7.18	11.45 ± 5.81 [a) c)]	0.000	19.29 ± 6.90	11.09 ± 5.55 [a) c)]	0.000
假针组	17.63 ± 7.27	16.65 ± 7.72 [b)]	0.069	17.27 ± 7.48	16.09 ± 7.91 [b)]	0.069
P 值	0.877	0.000		0.503	0.000	

注：与本组治疗前比较，[a)] $P < 0.05$；与治疗组 2 治疗后比较，[b)] $P < 0.05$；与假针组治疗后比较，[c)] $P < 0.05$。

（2）次要结局指标。

QOL：由表2-17可见，FAS与PPS结果一致。①组内比较：治疗组1与治疗组2治疗后QOL较治疗前均有改善，差异均具有统计学意义（$P < 0.05$）；假针组治疗后QOL较治疗前无明显改善，差异无统计学意义（$P > 0.05$）。②组间比较：治疗后3组QOL差异比较具有统计学意义（$P < 0.05$）；组间两两比较差异均具有统计学意义（$P < 0.05$），且治疗后在QOL改善情况上，治疗组1优于治疗组2及假针组，治疗组2优于假针组。

表2-17　3组BPH患者治疗前后QOL比较（$\bar{x} \pm s$）

组别	FAS		P 值	PPS		P 值
	治疗前	治疗后		治疗前	治疗后	
治疗组1	4.05 ± 1.01	2.30 ± 1.14[a) b) c)]	0.000	4.08 ± 1.04	2.19 ± 1.10[a) b) c)]	0.000
治疗组2	4.18 ± 0.71	2.93 ± 1.01[a) c)]	0.000	4.24 ± 0.70	2.76 ± 1.08[a) c)]	0.000
假针组	4.20 ± 0.88	4.00 ± 1.01[b)]	0.198	4.18 ± 0.85	3.94 ± 1.09[b)]	0.199
P 值	0.716	0.000		0.753	0.000	

注：与本组治疗前比较，[a)] $P < 0.05$；与治疗组2治疗后比较，[b)] $P < 0.05$；与假针组治疗后比较，[c)] $P < 0.05$。

Qmax：由表2-18可见，FAS与PPS结果一致。①组内比较：治疗组1与治疗组2的Qmax较治疗前均有改善，差异具有统计学意义（$P < 0.05$）；假针组治疗前后Qmax差异无统计学意义（$P > 0.05$），Qmax较治疗前无明显改善。②组间比较：治疗后3组Qmax差异比较具有统计学意义（$P < 0.05$）；组间两两比较（表2-18）差异均具有统计学意义（$P < 0.05$），且治疗后在Qmax改善情况上，治疗组1优于治疗组2及假针组，治疗组2优于假针组。

表2-18　3组BPH患者治疗前后Qmax比较（$\bar{x} \pm s$）

组别	FAS		P值	PPS		P值
	治疗前	治疗后		治疗前	治疗后	
治疗组1	8.60 ± 3.85	16.97 ± 5.89[a)b)c)]	0.000	8.73 ± 3.88	17.78 ± 5.28[a)b)c)]	0.000
治疗组2	8.88 ± 2.88	14.08 ± 4.54[a)c)]	0.000	8.91 ± 2.85	15.02 ± 4.05[a)c)]	0.000
假针组	8.32 ± 3.23	8.80 ± 3.73[b)]	0.234	8.52 ± 2.99	9.09 ± 3.59[b)]	0.212
P值	0.764	0.000		0.886	0.000	

注：与本组治疗前比较，[a)]$P < 0.05$；与治疗组2治疗后比较，[b)]$P < 0.05$；与假针组治疗后比较，[c)]$P < 0.05$。

PVR：由表2-19可见，FAS与PPS结果一致。①组内比较：治疗后3组PVR较治疗前无明显改善，差异无统计学意义（$P > 0.05$）。②组间比较：3组治疗后PVR差异比较无统计学意义（$P > 0.05$）。

表2-19　3组BPH患者治疗前后PVR比较（$\bar{x} \pm s$）

组别	FAS		P值	PPS		P值
	治疗前	治疗后		治疗前	治疗后	
治疗组1	37.19 ± 41.77	30.73 ± 40.44	0.374	37.42 ± 42.89	30.43 ± 41.48	0.375
治疗组2	52.45 ± 107.20	57.10 ± 98.50	0.529	42.79 ± 94.56	48.26 ± 83.24	0.530
假针组	58.80 ± 88.70	58.83 ± 88.62	0.998	64.48 ± 94.49	64.52 ± 94.40	0.998
P值	0.498	0.580		0.339	0.356	

PV：由表2-20可见，FAS与PPS结果一致。①组内比较：治疗后3组PV较治疗前无明显改善，差异无统计学意义（$P > 0.05$）。②组间比较：3组治疗后PV差异比较无统计学意义（$P > 0.05$）。

表 2-20　3 组 BPH 患者治疗前后 PV 比较（$\bar{x} \pm s$）

组别	FAS		P 值	PPS		P 值
	治疗前	治疗后		治疗前	治疗后	
治疗组 1	48.27 ± 22.63	46.93 ± 21.14	0.182	50.05 ± 22.61	48.60 ± 21.11	0.183
治疗组 2	42.70 ± 15.66	41.87 ± 15.67	0.318	43.73 ± 16.62	42.76 ± 16.69	0.319
假针组	52.33 ± 38.21	51.38 ± 37.52	0.234	54.52 ± 39.79	53.36 ± 39.04	0.235
P 值	0.562	0.563		0.415	0.443	

（3）多重比较：IPSS、QOL、Qmax 组间比较差异具有统计学意义（$P < 0.05$），进行多重比较提示 FAS 与 PPS 结果一致。治疗组 1 与治疗组 2、治疗组 1 与假针组、治疗组 2 与假针组，两两比较差异均具有统计学意义（IPSS：$P < 0.0167$，QOL：$P < 0.05$，Qmax：$P < 0.05$）。见表 2-21。

表 2-21　3 组 BPH 患者 IPSS、QOL、Qmax 多重比较 P 值

对比组别	IPSS		QOL		Qmax	
	FAS	PPS	FAS	PPS	FAS	PPS
治疗组 1：治疗组 2	0.016	0.014	0.013	0.028	0.008	0.010
治疗组 1：假针组	0.000	0.000	0.000	0.000	0.000	0.000
治疗组 2：假针组	0.004	0.015	0.000	0.000	0.000	0.000

（4）总有效率：治疗组 1 显效 3 例、有效 28 例、无效 6 例，总有效率为 83.78%；治疗组 2 显效 2 例、有效 19 例、无效 13 例，总有效率为 61.76%；假针组有效 5 例、无效 28 例，总有效率为 15.15%。3 组疗效比较有显著性差异（$\chi^2 = 34.159$，$P < 0.001$），两两比较示治疗组 1 与治疗组 2（$\chi^2 = 4.383$，$P = 0.036$）、治疗组 1 与假针组（$\chi^2 = 32.892$，$P < 0.001$）、治疗组 2 与假针组（$\chi^2 = 15.322$，$P < 0.001$）疗效比较均有统计学意义。见表 2-22。

表 2-22　治疗后 3 组 BPH 患者临床疗效比较

组别	例数	痊愈	显效	有效	无效	有效率
治疗组 1	37	0	3	28	6	83.78%[a) b)]
治疗组 2	34	0	2	19	13	61.76%[b)]
假针组	33	0	0	5	28	15.15%

注：有效率与治疗组 2 比较，[a)] $P < 0.05$；有效率与假针组治疗后比较，[b)] $P < 0.05$。

（5）随访期比较：104 例患者在第 16 周进行随访。3 组患者随访期 IPSS、QOL 组间差异均有统计学意义（$P < 0.05$），两两比较结果示治疗组 1、治疗组 2 对 IPSS、QOL 的改善优于假针组，组间差异比较均具有统计学意义（$P < 0.05$），且治疗组 1 优于治疗组 2（$P < 0.05$）。3 组 IPSS、QOL 较同组第 8 周无明显改善，差异无统计学意义（$P > 0.05$）。见表 2-23。

表 2-23　3 组 BPH 患者第 16 周随访期 IPSS 及 QOL 比较（$\bar{x} \pm s$）

组别	IPSS		QOL	
	第 8 周	第 16 周	第 8 周	第 16 周
治疗组 1（$n=37$）	7.81 ± 4.41	7.81 ± 4.39[a) b) c)]	2.19 ± 1.10	2.41 ± 0.76[a) b) c)]
治疗组 2（$n=34$）	10.94 ± 5.22	11.12 ± 5.79[b) c)]	2.74 ± 1.08	2.94 ± 1.23[b) c)]
假针组（$n=33$）	16.09 ± 7.91	16.27 ± 7.45[c)]	3.94 ± 1.09	3.97 ± 1.02[c)]

注：与治疗组 2 比较，[a)] $P < 0.05$；与假针组比较，[b)] $P < 0.05$；与第 8 周比较，[c)] $P > 0.05$。

（6）安全性分析：治疗组 1、治疗组 2 BPH 患者针刺承受性、针刺不适感比较。针刺承受性 CT 定位下两组患者总体认为"易于接受"；针刺不适感 CT 定位下两组患者总体"未有明显不适感"。CT 定位下两组比较均无统计学意义（$P > 0.05$）。见表 2-24。另外，CT 定位下 1 组与 CT 定位下两组各有 1 例患者治疗 2 天后，出现针刺后局部疼痛，2 天内自行缓解，未出现其他不良反应；无其他不良事件。

表 2-24　两组治疗组针刺承受性与针刺不适感评分比较（$\bar{x} \pm s$）

组别	例数	承受性			不适感		
		最小值	最大值	均值	最小值	最大值	均值
治疗组 1	37	2	4	2.67 ± 0.72[1]	0	4	1.03 ± 0.91[1]
治疗组 2	34	2	4	2.86 ± 0.72	0	3	0.92 ± 1.08

注：与 CT 定位下两组比较，[1] $P > 0.05$。

（7）依从性：针刺次数 ≥ 8 次的共 106 例受试者，受试者依从性好。受试者已经接受治疗次数占应接受治疗次数的百分比，即治疗依从性为 85.55%，治疗依从性好。

（8）两组治疗组 CT 定位下曲骨穴针刺深度与角度比较：治疗组 1 针刺深度最浅为 60.40 mm，最深为 107.30 mm，平均针刺深度（86.14 ± 11.89）mm，针刺角度最小为 5.30°，最大为 24.70°，平均针刺角度 15.29° ± 4.55°；治疗组 2 针刺深度最浅为 52.50 mm，最深为 95.10 mm，平均针刺深度（76.85 ± 11.87）mm，针刺角度最小为 6.20°，最大为 23.50°，平均针刺角度为 15.21° ± 4.41°。见表 2-25。

表 2-25　两组治疗组 CT 定位下曲骨穴针刺深度与角度比较（$\bar{x} \pm s$）

组别	例数	针刺深度（mm）		针刺角度（度）	
		Mean ± SD	最小值，最大值	Mean ± SD	最小值，最大值
治疗组 1	40	86.14 ± 11.89	60.40，107.30	15.29 ± 4.55	5.30，24.70
治疗组 2	40	76.85 ± 11.87	52.50，95.10	15.21 ± 4.41	6.20，23.50

（七）讨论

本研究采用随机、单盲、假针刺对照试验设计，研究过程遵循研究方案，严格质量控制，试验按照世界医学会赫尔辛基宣言及临床试验研究规范和法规进行，在试验开始前获得每位参与者的书面知情同意书。

研究结果表明，通过 4 周 10 次针刺治疗后，治疗组 1 及治疗组 2 均 IPSS、QOL 明显降低，Qmax 提高，PVR 及 PV 无明显改善；假针组各项结局指标无明显改善。3 组间 IPSS、QOL、Qmax 差异比较具有统计学意义，组间两两比较示治疗组 1 改善优于治疗组 2 及假针组，治疗组 2 改善优于假针组。在治疗总有效率上，治疗组 1 疗效（83.78%）优于治疗组 2（61.76%）及假针组（15.15%），治疗组 2 疗效优于假针组，差异均具有统计学意义（$P < 0.05$）。

随访结果表明，在第 16 周治疗组 1 与治疗组 2 对 IPSS、QOL 的改善优于假针组（$P < 0.05$），治疗组 1 优于治疗组 2（$P < 0.05$），三组 IPSS、QOL 较同组第 8 周无明显改善（$P > 0.05$）。

研究结果提示针刺曲骨穴虽未能减少治疗组 1 及治疗组 2 的 PVR（$P > 0.05$），但超过半数患者 PVR 较治疗前减少（$P < 0.05$）。PVR 是评价 BPH 严重程度的重要指标之一，并且其检测价值可能优于前列腺体积，PVR 可以反映膀胱代偿功能、LUTS 及 BOO 状态。增生腺体对尿道前列腺部的压迫是造成 BPH 患者排尿困难的主要原因，因此，深入研究针刺曲骨穴对 PVR 减少的作用具有切实的临床意义。通过研究发现，针刺曲骨穴对 PVR 的减少，也具有理论可行性，CT 定位可使针尖安全、有效地触及前列腺包膜，松解包膜张力，缓解 BOO 梗阻，达到改善排尿困难、减少膀胱残余尿量的目的。

针刺安全性方面：两组治疗组针刺治疗患者总体认为"易于接受"，无接受非常困难情况；总体针刺未有明显不适感，在可接受范围；治疗过程中除出现 2 例针刺后局部疼痛 2 天自行缓解外，无其他不良反应及不良事件。

针刺深度与角度：通过 80 例 CT 定位下测量，治疗组平均针刺深度 86.12 ± 11.87 mm，平均针刺角度 15.27° ± 4.53°；治疗组 2 平均针刺深度 76.83 ± 11.85 mm，平均针刺角度 15.19° ± 4.30°。

存在不足：一是目前 BPH 的治疗药物中，非那雄胺对前列腺体积的缩小具有较为突出的疗效，但非那雄胺临床疗效与治疗周期长短具有一定的相关性，《老年人良性前列腺增生症 / 下尿路症状药物治疗共识（2015）》中指出，非那雄胺用药 6 ~ 12 个月后，才可获得最大疗效。Jeong YB 等的研究表明，非那雄胺长期、连续用药，才可使前列腺体积略有缩小。因此，在经 4 周 10 次针刺治疗后，治疗组前列腺体积未能缩小，符合试验预期结果。在今后针刺曲骨穴治疗 BPH 的相关研究中，可以通过延长治疗观察周期、增加针刺治疗次数等措施，研究针刺曲骨穴对前列腺体积的潜在作用。二是既往有研究表明针刺治疗可影响针刺部位局部微环境的变化，影响神经-内分泌-免疫调剂机制，产生整体调节效果。通过比较针刺治疗前后 PSA 或激素水平的改变，可进一步研究针刺曲骨穴治疗 BPH 的作用机制。因此，在今后的研究中，可增加 PSA 或激素水平检测作为结局指标。三是本次研究中，治疗组少数几例患者治疗后 PVR 增多，原因可能与进行残余尿超声检测时，等候检测时间长、排尿不完全，以及存在测量偏倚等有关。因此，在今后针刺曲骨穴对 PVR 的研究中，可以通过优化试验方案、减少测量偏倚等方法继续深入探索。四是随着近年针灸临床研究方案的不断标准化，"假针刺"安慰对照广泛用于针灸 RCT 研究，并越来越受到国内外研究者的认可。因此，在今后的相关研究中，可以继续通过"假针刺"安慰对照，评价针刺曲骨穴对 BPH 的疗效，同时可通过多中心、大样本、高质量 RCT 研究，为针刺曲骨穴治疗 BPH 提供高循证等级证据，以期为临床治疗 BPH 提供更多新选择。

总结：良性前列腺增生是中老年男性泌尿系统常见疾病之一。本试验采用随机、单盲、假针刺对照，验证 CT 定位下深刺曲骨穴的有效性及安全性。结果表明经 4 周 10 次的针刺治疗，针刺曲骨穴至前列腺包膜及针刺曲骨穴至前列腺包膜 10 mm 处均可以明显降低 IPSS、QOL，提高最大尿流率，对 IPSS、QOL 的远期疗效可持续至治疗结束 8 周后，前者疗效优于后者，但对于膀胱残余尿量及前列腺体积无明显改善。假针组各项结局指标无明显改善，可除外安慰效应。两组治疗组患者总体无针刺不适感，总体认为针刺"易于接受"，治疗过程中无严重不良事件，说明 CT 定位下针刺曲骨穴靶向治疗良性前列腺增生安全有效。

七、针刺曲骨穴不同深度治疗良性前列腺增生有效性与安全性随机对照试验临床研究总结报告

BPH 是影响绝大多数老年男性生活质量的常见疾病，表现为前列腺体积增大和出现下尿路症状，提示有下尿路梗阻的存在。解除下尿路梗阻是治疗难点，前期研究证实"CT 定位下针刺曲骨穴靶向治疗良性前列腺增生"，能够缓解下尿路梗阻，改善排尿困难等临床症状，本研究进一步聚焦于"针刺曲骨穴

不同深度治疗良性前列腺增生有效性与安全性随机对照试验"，通过随机对照设计试验方案，针刺曲骨穴不同深度即"前列腺包膜、壁腹膜、浅筋膜"，施行一定针刺手法，使患者获得一定针感，评价针刺曲骨穴不同深度的有效性及安全性，比较优效性，探索针刺治疗 BPH 的新方法。

（一）临床资料

1. 一般资料

病例来源于 2022 年 1 月至 2023 年 12 月于中国中医科学院西苑医院针灸科门诊招募的 BPH 患者 120 例，采用随机数字表法，按照 1∶1∶1 的比例随机分为深刺组（针刺至前列腺包膜）、中刺组（针刺至壁腹膜）、浅刺组（针刺至浅筋膜），每组 40 例。本研究经中国中医科学院西苑医院医学伦理委员会审核批准。

2. 诊断标准

按照《中国泌尿外科疾病诊断治疗指南（2014 版）》相关诊断标准。

（1）排尿困难、尿细无力、尿流中断、费时费力。

（2）尿频、夜尿频数，甚者有尿潴留或尿失禁。

（3）肛门指诊：前列腺两侧叶增大、光滑、有弹性，中央沟变浅或消失。

（4）B 超检查提示前列腺腺体增生。

（5）尿流率测定：尿量 > 150 mL 时，最大尿流率 < 15 mL/s。

（6）残余尿量：经腹部 B 超检查或导尿法，测定膀胱有无残余尿。

凡具备（1）（2）（3）（4）项或兼（5）（6）项者，即可诊断为 BPH。

3. 纳入标准

（1）符合 BPH 诊断标准，经专科医师明确诊断。

（2）年龄为 50 ~ 80 岁。

（3）自愿签署知情同意书，为志愿受试者。

4. 排除标准

（1）不可以沟通。

（2）合并尿道炎、急性前列腺炎、泌尿系结石等疾病。

（3）患有神经源性膀胱、膀胱颈纤维化、尿道狭窄等疾病。

（4）患有神经系统疾病、糖尿病影响排尿功能者。

（5）前列腺增生并发前列腺癌、结核等恶性消耗性疾病者。

（6）合并有肝、肾功能不全及其他心肺疾病，血液病等严重疾病者。

（7）B超发现上尿路梗阻积水、肾功能受损者。

（8）一直使用可能影响膀胱功能药物或正在接受治疗BPH药物。

（9）B超发现前列腺增生过大，突入膀胱过多，影响针刺操作者。

（10）B超发现膀胱残余尿量过多，影响针刺操作者。

5.脱落及剔除标准

（1）试验过程中病情恶化，根据医师判断应该停止临床试验治疗者。

（2）依从性差（试验治疗依从性＜80%），或自动中途接受其他治疗方法者或本方案禁止使用的中西药物者。

（3）无论何种原因，患者不愿意或不可能继续进行临床治疗，向主管医师提出退出治疗要求而中止治疗者。

（4）虽未明确提出退出治疗，但不再接受治疗及检测而失访者。

（二）治疗方案

1.深刺组（针刺至前列腺包膜）

穴位：曲骨穴。

定位：根据《世界卫生组织标准针灸经穴定位》，在下腹部，耻骨联合上缘，前正中线上。

针具：选择一次性毫针。毫针直径为0.3 mm，针身长度3～5寸（75～125 mm）。

针刺深度（mm）=0.143×体重指数+0.104×臀围+0.009×前列腺体积−0.012×膀胱残余尿量−4.693。

针刺角度（度）=50.077−0.327×臀围−0.054×前列腺体积。

具体流程如下。

（1）准备：受试者在针刺前排尿，使膀胱处于空壁状态。患者仰卧位躺于CT检查床，进行常规CT检查操作。备用游标卡尺测量皮肤外的针身长度。

（2）针刺操作：穴位皮肤常规酒精消毒，采用夹持进针法，于耻骨联合上缘正中进针，根据计算得出的针刺深度与角度，一般针刺深度60～100 mm，针刺角度75°～85°，沿着耻骨联合后缘与膀胱之间的空隙路径，无阻碍地缓慢进入，若有阻碍，针稍后撤，调整针刺方向，无阻碍地缓慢继续进入，直至所达部位，游标卡尺测量皮肤外的针身长度，确认针刺深度，使针感向会阴部传导或有排尿感，如没有上述针感，行捻转手法至出现上述针感。

（3）CT定位下测量：采用64排128层螺旋CT机进行扫描，参数设置如下。探测器宽度40mm，层厚5mm，螺距0.98mm，旋转时间0.8秒，管电压120kV，管电流设置为自动模式，其中电流范围为10～350mA，扫描范围为第2腰椎至坐骨结节，连续扫描。扫描完成后首先逐层观察水平位时针尖的影像学表现以确定毫针所在位置，进行CT前列腺的三维成像，选择下腹部CT正中矢状面，测量针刺深度（耻骨联合上缘曲骨穴皮肤进针点至前列腺的距离）与测量针刺角度（与矢状面的夹角），并且与实际针刺深度和角度进行比较，得出精准的"针刺曲骨至前列腺包膜"的针刺深度和角度，通过完整的影像存储与传输系统，管理CT定位下针刺曲骨穴精准入路至前列腺包膜治疗BPH的操作数据，以此作为以后受试者治疗的针刺深度与角度。见图2-10。

（4）起针：结束CT定位下操作，为受试者起针，并记录受试者针刺与行针时的感觉与反应，询问受试者有无不适，观察针刺部位有无异常。

（5）后续治疗：剩余9次在针灸科门诊治疗，由同一位医师根据受试者CT定位下测得针刺深度及角度数据进行。针刺操作流程同上，留针时间为25分钟。

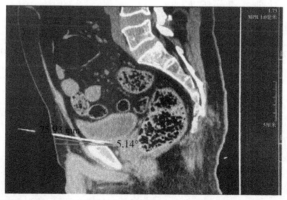

图2-10　显示曲骨穴针刺至前列腺包膜（针刺深度75.93mm，角度5.14°）

2. 中刺组（针刺至壁腹膜）

穴位：曲骨穴定位同深刺组。

针具：选用一次性毫针，直径 0.3 mm，针身长 1 ~ 2.5 寸（25 ~ 60 mm）。

操作：患者取仰卧位，穴位皮肤常规酒精消毒，采用夹持进针法，针刺曲骨穴于耻骨联合上缘进针，方向同深刺组，针刺深度 15 ~ 55 mm，针刺至壁腹膜时有阻力感，刺过壁腹膜有突破感，施行捻转手法，使针感向会阴部传导或有排尿感。留针 25 分钟。见图 2-11。

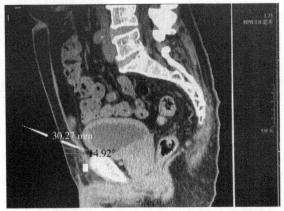

图 2-11　曲骨穴针刺壁腹膜（针刺深度 30.27 mm，角度 14.92°）

3. 浅刺组（针刺至浅筋膜）

穴位：曲骨穴定位同深刺组。

针具：选用一次性毫针，直径 0.3 mm，针身长 1 寸（25 mm）。

操作：患者取仰卧位，穴位皮肤常规酒精消毒，采用指切进针法，针刺曲骨穴于耻骨联合上缘进针，方向同深刺组，针刺深度 2 ~ 5 mm，针刺至浅筋膜时有刺痛和阻力感，施行捻转手法，使针感向会阴部传导或有排尿感。留针 25 分钟。见图 2-12。

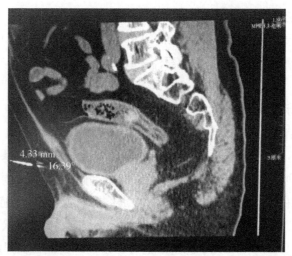

图 2-12　曲骨穴针刺浅筋膜（针刺深度 4.33 mm，角度 16.39°）

4. 治疗频率与疗程

前 2 周每周治疗 3 次，隔日 1 次；后 2 周每周治疗 2 次，隔 2 日 1 次，连续治疗 4 周 10 次，治疗结束 8 周后随访 1 次。

（三）观察指标及疗效评价

1. 一般资料

年龄、民族、教育、职业、体重指数、耻骨联合水平位的臀围等。

体重指数：采用电子健康秤测量体重，受试者穿单薄衣裤在接受治疗前受检，赤脚测量身高、体重。体重指数 = ［体重（kg）/身高（m）^{2}］。

臀围测量：采用软尺测量臀围，最小刻度为 1 mm，长度为 200 cm。受试者穿单薄衣裤在接受治疗前受检，自然仰卧位，两臂自然放置于躯体两侧，臀部放松，双足趾自然向上，双足跟自然分开 20 ~ 30 cm，目视正上方，用皮尺自耻骨联合水平位进行测量。测试人员面向受试者，将皮尺沿耻骨联合的部位，水平绕 1 周，测试时软尺紧贴皮肤，松紧适度，确保皮尺的部位无误，在受检者平静呼吸时读数记录。

评价时点：基线期（第 0 ~ 4 周）。

2.诊断性指标

血常规；尿常规；肝功能（ALT，AST）；肾功能（BUN，Cr）；B超检查前列腺体积，膀胱残余尿量；最大尿流率。

评价时点：基线期（第0～4周）。

3.观察指标与评价标准

（1）主要结局指标

IPSS：IPSS是由美国泌尿外科协会衡量委员会制定的症状量化评估法。量表包括7个小项：排尿不尽感、2小时内排尿、排尿中断、排尿不能等待、尿线变细、排尿用力次数、夜尿次数。对各项症状进行评分："无症状"记为0分，"少于1/5症状"记为1分，"少于1/2症状"记为2分，"约1/2症状"记为3分，"多于1/2症状"记为4分，"几乎总是"记为5分。7项症状总分越高，症状越严重，0～7分为轻度、8～19分为中度、20～35分为重度。本次试验周期为16周，其中基线期4周，治疗期4周，随访期8周，分别于治疗前、治疗结束后、随访期记录评判。见表2-26。

表2-26 IPSS

症　状	无	少于1/5	少于1/2	约1/2	多于1/2	几乎总是	症状积分
1.过去1个月排尿不尽感	0	1	2	3	4	5	
2.过去1个月排尿后2小时内又要排尿	0	1	2	3	4	5	
3.过去1个月排尿时中断	0	1	2	3	4	5	
4.过去1个月排尿不能等待	0	1	2	3	4	5	
5.过去1个月感觉尿线变细	0	1	2	3	4	5	
6.过去1个月感觉排尿费力	0	1	2	3	4	5	
7.过去1个月夜间睡觉时起床排尿次数	0次 0	1次 1	2次 2	3次 3	4次 4	5次 5	
IPSS 总分＝							

（2）次要结局指标

QOL：QOL 是由第 5 届国际良性前列腺增生咨询委员会国际科学委员会推荐的患者生存质量评价量表。QOL 量表依据患者排尿感受分为 7 项，评分范围："高兴"记为 0 分，"满意"记为 1 分，"大致满意"记为 2 分，"还可以"记为 3 分，"不太满意"记为 4 分，"苦恼"记为 5 分，"很糟"记为 6 分。分值越大，对排尿感受越不满意。分别于治疗前、治疗结束后、随访期记录评判。见表 2-27。

表 2-27　QOL

症　状	高兴	满意	大致满意	还可以	不太满意	苦恼	很糟
如果在您今后的生活中始终伴有现在的排尿症状，您认为如何？	0	1	2	3	4	5	6
QOL=							

Qmax：欧洲泌尿外科学会推荐使用 Qmax 对 BPH 患者进行初次诊断及治疗疗效监测，是诊断 BPH 的重要指标之一，可以反映尿道阻力，了解患者膀胱出口梗阻情况。50 岁以上男性，当尿量 $> 150 \, mL$，Qmax $10 \sim 15 \, mL/s$ 提示可能存在梗阻，$< 10 \, mL/s$ 则肯定存在梗阻。分别于治疗前、治疗结束后记录评判。

PVR：欧洲泌尿外科学会推荐使用 PVR 对 BPH 患者进行初步诊断及监测，通过超声对患者排尿后的膀胱剩余尿量进行测定，可以评价膀胱代偿功能及膀胱出口梗阻情况，正常人 PVR 为 $5 \sim 12 \, mL$，PVR $> 50 \, mL$ 提示膀胱逼尿肌失代偿，但在早期膀胱代偿功能存在时，膀胱无残余尿也不能排除 BOO。分别于治疗前、治疗结束后记录评判。

4. 安全性评价

（1）患者针刺承受性：针刺承受性评分为 $0 \sim 4$ 分。接受非常困难（0 分）、接受稍困难（1 分）、可以接受（2 分）、易于接受（3 分）、非常易于接受（4 分）。分别于第 1 次和第 6 次针刺治疗结束后 5 分钟内记录评判，取这 2 次的平均值；其中一次值缺失，则以另一次的值为结果。

（2）患者针刺不适感：采用 VAS 评判针刺不适感，VAS 共计 10 分，0 分为无不适，10 分为极不适。分别于第 1 次和第 6 次针刺治疗结束后 5 分钟内记

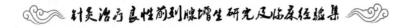

录评判，取这 2 次的平均值；若其中一次 VAS 值缺失，则以另一次的 VAS 值为结果。

（3）不良事件：断针、弯针、晕针、难以忍受的针刺痛（VAS ≥ 8 分，10 分制）、针后持续时间超过 2 小时较剧烈疼痛（VAS ≥ 4 分）、局部血肿、感染等；针刺后其他不适感（指针刺后出现的疲劳、心悸、头晕、头痛、失眠等症状，各症状只记录 VAS ≥ 4 分者）的平均程度及平均持续时间。

（四）统计学处理

采用 SPSS 23.0 软件进行统计分析。正态分布检验用 ShaPiro - Wilk 检验，方差齐性检验用 Levene 检验，计量资料用均数 ± 标准差（$x \pm s$）描述，两组组间比较采用两个独立样本 t 检验或秩和检验；同组组内比较采用配对 t 检验或 Wilcoxon 符号秩和检验；所有的统计检验均采用双侧检验（α = 0.05），检验效能为 90% 以 $P < 0.05$ 为有统计学意义。研究结果以所有完成了研究方案者即符合方案集为主。

（五）数据管理与质量控制

1. 数据管理

（1）病例报告表填写：全部病例，无论是符合试验方案的病例还是脱落病例，均应按本方案规定填写病例报告表。

（2）数据溯源：原始化验单必须与病例报告表中记录的实验室检查数据一致，并且可以溯源。

（3）数据的录入与管理：完成的病例报告表由项目负责人审查后，交由统计人员进行数据录入与管理工作，所有过程须有记录。

（4）数据的录入与修改：统计人员负责采用数据库，进行数据录入与管理，对病例报告中存在的疑问向参与临床观察的医师询问，医师应尽快解答并返回，数据管理人员根据医师的回答进行数据修改、确认与录入。

2. 质量控制措施

（1）制订质量控制计划：制订包括研究过程所有环节的详细质量控制计划、质量保证措施、进度安排和考核指标。

（2）统一培训：对研究人员进行统一培训，使其了解课题任务，明确每个成员的工作任务与责任，保证研究结论的可靠性。

（3）控制纳排标准：严格控制诊断、纳入、排除标准及疗效评定标准。

（4）脱落处理：中途退出、脱落与失访者写明原因，记录时间，不纳入统计分析。

（5）停止其他有益治疗：治疗期间所有受试者均不能接受其他对本病有治疗效果的疗法或药物。

（6）制定针刺操作规范流程：为了保证临床研究操作的一致性，应制定详细的治疗操作规范及流程，由固定专人完成针刺操作。

（7）数据采集处理：提高数据采集的准确性，严格按照统计学的原则和要求处理数据。

（六）试验结果

1.病例入组情况

根据本试验研究方案，共筛查207例患者，120例进入随机化，三组每组各40例。深刺组脱落4例（自行退出1例，失访3例），中刺组脱落5例（自行退出2例，失访3例），浅刺组脱落5例（自行退出3例，失访2例），共脱落14例，实际完成106例，脱落率11.67%（＜20%）。106例受试者进入符合方案集。

2.三组患者一般情况比较

三组患者年龄、病程、BMI等一般资料比较差异均无统计学意义（$P > 0.05$），具有可比性。见表2-28。

表2-28　三组BPH患者一般资料对比（$\bar{x} \pm s$）

组别	例数	年龄（岁）			病程（年）			BMI
		最小	最大	平均（$\bar{x} \pm s$）	最短	最长	平均（$\bar{x} \pm s$）	平均（$\bar{x} \pm s$）
深刺组	36	50	76	65.56 ± 6.79	1	20	7.31 ± 5.30	24.82 ± 2.68
中刺组	35	50	79	63.66 ± 8.10	1	22	6.94 ± 5.46	24.33 ± 2.52
浅刺组	35	51	79	65.60 ± 7.72	2	30	7.43 ± 5.38	24.57 ± 2.50

3. 三组 BPH 患者治疗前后各时间点 IPSS、QOL 比较

三组患者治疗前 IPSS、QOL 比较，差异无统计学意义（$P > 0.05$），具有可比性。深刺组与中刺组治疗后、随访期与治疗前 IPSS、QOL 比较显著减低，差异均具有统计学意义（$P < 0.05$），浅刺组治疗后与治疗前 IPSS、QOL 有变化，差异具有统计学意义（$P < 0.05$）。浅刺组随访期与治疗前 PSS 评分比较，差异具有统计学意义（$P < 0.05$），随访期与治疗前 QOL 比较，差异有统计学意义（$P < 0.05$）。

深刺组、中刺组分别与浅刺组 IPSS、QOL 差值比较，差异均具有统计学意义（$P < 0.05$）；深刺组与中刺组 IPSS、QOL 差值比较，差异具有统计学意义（$P < 0.05$）。见表 2-29。

表 2-29 三组 BPH 患者治疗前后各时间点 IPSS、QOL 比较（$\bar{x} \pm s$）

组别	例数	IPSS					QOL				
		治疗前	治疗后	随访	治疗后-治疗前	随访-治疗前	治疗前	治疗后	随访	治疗后-治疗前	随访-治疗前
深刺组	36	19.11 ± 5.96	9.50 ± 4.42[1]	8.44 ± 4.79[1]	9.61 ± 6.39[2)3)]	10.67 ± 8.09[2)3)]	4.28 ± 1.06	1.92 ± 0.84[1]	1.75 ± 1.03[1]	2.36 ± 1.18[2)3)]	2.53 ± 1.30[2)3)]
中刺组	35	19.03 ± 6.05	12.57 ± 5.64[1]	12.20 ± 5.54[1]	6.46 ± 6.64[3)]	6.83 ± 6.60[3)]	4.40 ± 1.04	2.74 ± 1.12[1]	2.97 ± 1.20[1]	1.66 ± 1.53[3)]	1.43 ± 1.58[3)]
浅刺组	35	18.31 ± 7.93	15.11 ± 8.29[1]	14.66 ± 8.04[1]	3.20 ± 6.58	3.65 ± 6.31	4.11 ± 1.11	3.31 ± 1.37[1]	3.60 ± 1.42[1]	0.80 ± 1.49	0.51 ± 1.52

注：与本组治疗前比较，[1] $P < 0.05$；与中刺组治疗后差值比较，[2] $P < 0.05$；与浅刺组治疗后差值比较，[3] $P < 0.05$。

4. 三组 BPH 患者治疗前后最大尿流率、PVR 比较

三组 BPH 患者治疗前最大尿流率、PVR 比较，差异无统计学意义（$P > 0.05$），具有可比性。本组治疗后与治疗前最大尿流率比较：深刺组差异有统计学意义（$P < 0.05$），中刺组与浅刺组差异无统计学意义（$P > 0.05$）；深刺组与浅刺组治疗前后最大尿流率差值比较，差异均具有统计学意义（$P < 0.05$）；深刺组与中刺组治疗前后最大尿流率差值比较，差异具有统计学

意义（$P < 0.05$）。三组治疗后与治疗前 PVR 比较，差异无统计学意义（$P > 0.05$）。见表 2-30。

表 2-30 三组 BPH 患者治疗前后最大尿流率、PVR 比较（$\bar{x} \pm s$）

组别	例数	Qmax/（mL/s）			PVR	
		治疗前	治疗后	治疗后–治疗前	治疗前	治疗后
深刺组	36	9.75 ± 6.97	14.22 ± 6.23[1]	4.47 ± 8.91[2)3)]	29.01 ± 29.55	19.12 ± 20.29[4]
中刺组	35	10.89 ± 5.96	12.60 ± 7.22[4]	1.71 ± 6.42[3]	31.95 ± 46.81	25.03 ± 30.03[4]
浅刺组	35	11.31 ± 5.52	11.49 ± 5.80[4]	0.17 ± 6.20	25.77 ± 31.26	24.88 ± 40.14[4]

注：最大尿流率与本组治疗前比较，[1] $P < 0.05$；与中刺组治疗后差值比较，[2] $P < 0.05$；与浅刺组治疗后差值比较，[3] $P < 0.05$。PVR 与本组治疗前比较，[4] $P > 0.05$。

5. 三组 BPH 患者针刺承受性、针刺不适感比较

关于针刺承受性，三组患者总体认为"易于接受"；关于针刺不适感，三组者总体认为"未有明显不适感"。三组比较均无统计学意义（$P > 0.05$）。见表 2-31。另外，深刺组有 2 例患者出现针刺后局部疼痛，疼痛 1 天后自行缓解，未出现其他不良反应。

表 2-31 三组 BPH 患者针刺承受性与不适感比较（$\bar{x} \pm s$）

组别	例数	承受性			不适感		
		最小值	最大值	均值	最小值	最大值	均值
深刺组	36	2	4	3.03 ± 0.38[1)2)]	0	4	0.81 ± 0.75[1)2)]
中刺组	35	2	4	3.03 ± 0.38[2]	0	4	0.74 ± 1.25[2]
浅刺组	35	2	4	3.00 ± 0.24	0	3	0.57 ± 1.01

注：与中刺组比较，[1] $P > 0.05$；与浅刺组比较，[2] $P > 0.05$。

6. 深刺组实际 CT 定位下与公式计算的针刺深度与角度比较

实际 CT 定位下针刺深度最浅为 60.14 mm，最深为 115.20 mm，平均针刺深度为（86.67 ± 12.64）mm；针刺角度最小为 10.55°，最大为 24.92°，平

均针刺角度为 16.63° ± 3.32°。公式计算针刺深度最浅为 61.50 mm，最深为 105.00 mm，平均针刺深度为（86.90 ± 8.93）mm；针刺角度最小为 13.50°，最大为 22.10°，平均针刺角度为 17.21° ± 1.94°。实际 CT 定位下针刺深度、角度与公式计算比较，差异无统计学意义（$P > 0.05$）。见表 2-32。

表 2-32　深刺组实际 CT 定位下与公式计算的针刺深度与角度比较（$\bar{x} \pm s$）

深刺组	例数	针刺深度（mm）			针刺角度（度）		
		最小值	最大值	均值	最小值	最大值	均值
实际 CT 定位下	36	60.14	115.20	86.67 ± 12.64[1]	10.55	24.92	16.63 ± 3.32[2]
公式计算	36	61.50	105.00	86.90 ± 8.93	13.50	22.10	17.21 ± 1.94

注：针刺深度与公式计算比较，[1] $P > 0.05$；针刺角度与公式计算比较，[2] $P > 0.05$。

7. 三组 BPH 患者膀胱壁厚度比较

三组 BPH 患者测量耻骨联合后缘膀胱壁厚度比较，差异无统计学意义（$P > 0.05$）。三组 BPH 患者膀胱壁厚度最小为 1.50 mm，最大为 5.80 mm，平均厚度为（3.28 ± 0.90）mm。见表 2-33。

表 2-33　三组 BPH 患者膀胱壁厚度比较（$\bar{x} \pm s$）

组别	例数	厚度（mm）		
		最小值	最大值	均值
深刺组	31	2.00	5.00	3.45 ± 0.77[1][2]
中刺组	29	1.50	5.80	3.18 ± 1.07[2]
浅刺组	24	1.90	4.90	3.20 ± 0.84
总计	84	1.50	5.80	3.28 ± 0.90

注：与中刺组比较，[1] $P > 0.05$；与浅刺组比较，[2] $P > 0.05$。

（七）讨论

本研究采用随机对照试验设计，研究过程遵循研究方案，严格质量控制，试验按照世界医学会赫尔辛基宣言及临床试验研究规范和法规进行，在试验开始前获得每位参与者的书面知情同意书。

研究结果表明，通过4周10次针刺治疗后，深刺组、中刺组、浅刺组治疗后与治疗前IPSS、QOL比较有显著减低（$P < 0.05$），深刺组优于中刺组与浅刺组（$P < 0.05$），中刺组优于浅刺组（$P < 0.05$）；深刺组治疗后与治疗前最大尿流率比较有显著提高（$P < 0.05$），中刺组与浅刺组治疗后与治疗前无显著差异；深刺、中刺、浅刺三组治疗后与治疗前PVR比较，无显著差异（$P > 0.05$）。

随访结果表明，在第16周，深刺组与中刺组IPSS、QOL较治疗前有明显改善（$P < 0.05$），深刺组优于中刺组与浅刺组（$P < 0.05$），中刺组优于浅刺组（$P < 0.05$）；在第16周，浅刺组IPSS较治疗前有明显改善（$P < 0.05$），QOL较治疗前有显著差异（$P < 0.05$）。

以上说明曲骨穴深刺至前列腺包膜在降低IPSS、QOL，增加Qmax上优于曲骨穴针刺至壁腹膜与浅筋膜。虽膀胱残余尿3组统计结果治疗前后比较均未有显著性差异，可能与B超检测过程中患者等待时间过长等因素有关，但仍有半数患者膀胱残余尿有明显减少。3组患者总体认为针刺治疗"易于接受"，无接受非常困难情况；总体针刺未有明显不适感，在可接受范围；治疗过程中除治疗组1出现2例针刺后局部疼痛1天自行缓解外，无其他不良反应及不良事件，曲骨穴针刺至前列腺包膜、壁腹膜、浅筋膜治疗BPH安全有效。

通过对36例BPH患者CT定位下测量发现，实际CT定位下针刺深度为60.14~115.20 mm，平均针刺深度为（86.67 ± 12.64）mm，针刺角度为10.55°~24.92°，平均针刺角度为16.63°±3.32°；公式计算针刺深度为61.50~105.00 mm，平均针刺深度为（86.90 ± 8.93）mm，针刺角度为13.50°~22.10°，平均针刺角度为17.21°±1.94°。实际CT定位下针刺深度、角度与公式计算比较，差异无统计学意义（$P < 0.05$）。说明前期研究得出的针刺深度与角度计算公式，在实际临床运用中得到了验证。

通过对三组84例BPH患者B超膀胱壁厚度测量发现，膀胱壁厚度为

1.50 ~ 5.80 mm，平均厚度为（3.28 ± 0.90）mm，说明 BPH 患者有膀胱代偿及膀胱出口梗阻，膀胱壁代偿性增厚。我们临床采用直径 0.3 mm，针身长度 3 ~ 5 寸（75 ~ 125 mm）的毫针，针体细软，针刺过程中沿耻骨后缘和膀胱间缝隙路径，紧贴耻骨后缘进针，如遇阻碍一定要后撤，调整针刺方向，紧贴耻骨后缘无阻碍时才可继续进针深入，测量的针刺角度只能作为参考。针刺前患者一定要排空膀胱，这样膀胱残余尿量较少，膀胱压力较小。即使针刺时触碰到膀胱外壁或沿膀胱壁透刺，由于 BPH 患者一般膀胱壁较厚，相对而言是安全的。为了确定耻骨联合后缘和膀胱之间空隙大小是否利于针刺，利用 CT 定位下观察和测量曲骨穴针刺深度和角度最为安全可靠。

总结：本试验采用随机对照，验证针刺曲骨穴不同深度治疗 BPH 的有效性及安全性。结果表明经 4 周 10 次的针刺治疗，针刺曲骨穴至前列腺包膜可以明显降低 IPSS、QOL，提高最大尿流率；对 IPSS、QOL 的远期疗效可持续至治疗结束 8 周后。针刺至壁腹膜和浅筋膜可以降低 IPSS、QOL，治疗前后最大尿流率无明显变化；对 IPSS 和 QOL 的远期疗效可持续至治疗结束 8 周后。IPSS、QOL、最大尿流率三组比较，针刺曲骨穴至前列腺包膜优于至壁腹膜与浅筋膜。深、中、浅刺 3 组对于膀胱残余尿量均无明显改善。三组治疗组患者总体无针刺不适感，认为针刺"易于接受"，治疗过程中无严重不良事件，说明针刺曲骨穴至前列腺包膜、壁腹膜、浅筋膜不同深度治疗 BPH 安全有效，深度越深疗效越好。

八、陆永辉分层针刺任脉经穴不同深度治疗良性前列腺增生的临床经验

良性前列腺增生为男性常见疾病，根据良性前列腺增生的临床表现，其症状描述与《素问·宣明五气》中记载的"膀胱不利为癃"，《灵枢·经脉》记载的"膀胱胀者，少腹满而气癃"描述非常符合，故属于中医的"癃闭""精癃"范畴，严重影响患者的生活质量。近年来，众多研究表明针灸对于改善良性前列腺增生引起的下尿路症状具有明显优势。

陆永辉通过研习经典，结合现代解剖学、筋膜学理论等，形成针刺任脉经穴不同深度治疗良性前列腺增生的治疗方案，临床疗效显著。现将陆永辉针刺

任脉经穴不同深度治疗良性前列腺增生的临床经验介绍如下。

（一）病因病机

《灵枢·邪气脏腑病形》言："三焦病者，腹气满，小腹尤坚，不得小便。"《针灸甲乙经》云："少腹肿痛，不得小便，邪在三焦约。"癃闭病机在于三焦气机不畅，膀胱气化失司而症见小便不利。解剖上三焦筋膜与膀胱相连，功能上三焦气机与膀胱气化相关，故三焦气机不利，水液代谢失常，水液不得下渗膀胱而成癃闭。

1.三焦筋膜与膀胱相连

三焦有"有名无形论"和"三焦筋膜说"之说，其中以"三焦筋膜说"更能准确表述三焦之实质。如《类经》言："今略举其大者，如三焦、胞络本有形也"；《本草问答》言："身中网膜是三焦"；《灵枢识》论："肓言其膜，属三焦之物"；《灵枢·本脏》载："密理厚皮者，三焦膀胱厚；粗理薄皮者，三焦膀胱薄"；唐容川《血证论》认为："三焦，古作膲，即人身上下内外相联之油膜也"。从以上论述可见三焦为膜等有名有形之物，与膀胱相连。现代医家也多认同三焦是胸膜、腹膜、被膜、腔隙等组织结构，三焦之被膜深入到各腔隙形成各脏器的外包膜包括膀胱包膜，解剖上三焦筋膜与膀胱相连。

2.三焦气机与膀胱气化相关

《素问·灵兰秘典论》言："三焦者，决渎之官，水道出焉。"《灵枢·本输》言："三焦者，中渎之腑也，水道出焉，属膀胱。"《脉微》载："然膀胱虽藏水液，全赖三焦主持诸气"，说明三焦属膀胱，生理上三焦与膀胱通调水道密切相关。《医学衷中参西录》言："水饮缘三焦下达必借气化流通，而后能渗入膀胱出为小便"，说明三焦气化功能与膀胱主水液代谢功能密切相关。膀胱位于三焦之下焦，三焦的气机通畅与否直接影响到膀胱的气化功能发挥，只有三焦气机通畅，水液通调向下输布，膀胱气化正常，小便才得通利。

3.三焦气机不畅，膀胱气化不利，

《灵枢·经脉》记载："膀胱胀者，少腹满而气癃。"《医宗金鉴》言："三焦失其蒸化，而不能通调水道……小便必不利也。"《王应震要诀》言："膀胱为太阳之根底，今卫气不能下行，膀胱司化失职"，说明三焦气机不畅，膀胱气化不利，而见膀胱胀，小便不利，正如《证治汇补·癃闭》云："三焦实则

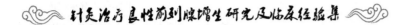

闭癃"。三焦气机不畅，不能循常道输布水液下行膀胱，影响了膀胱气化功能，膀胱气化无权决渎失司而症见癃闭。因此，治疗应当调畅三焦气机，通调膀胱气化功能，才能利小便。

（二）针刺治疗方法

1. 刺筋（膜）行气，通调三焦

三焦是人身中一大网膜，是人体气血津液运行和代谢的场所，其功能有相应的解剖结构基础。如《医学衷中参西录》所言："人腹内之膜，以三焦为最大。"膜者，肉膜也，薛生白《湿热病篇》记载："膜原者，外通肌肉，内近胃腑，即三焦之门户"，其包括表皮、真皮、皮下组织、肌肉、肌间隙及内脏器官被膜等结缔组织，与膈、肓相连，组成包裹脏腑或系于脏腑的膜。三焦具有通调水道、调节气机及游行卫气的功能。因此，三焦气化不利可以通过刺筋（膜）行气来通调三焦气机。《素问·痹论》中提到卫气"循皮肤之中，分肉之间，熏于肓膜，散于胸腹"，卫气循行达分腠、分肉、肓膜、胸腹脏腑，不仅能主司腠理开阖，而且由于"熏于肓膜，散于胸腹"，可以针刺筋膜行气，调整三焦胸腹脏腑气化功能，包括膀胱气化功能来治疗癃闭。

2. 调畅三焦，取任脉经穴

《难经·六十六难》云："三焦者，原气之别使也"，可见三焦是原气运行的道路，是气化的场所。任脉起于胞中，入络会阴，为"阴脉之海"，总督六阴经，调节、制约全身的阴气。李时珍《奇经八脉考》云："医书谓之任、督二脉，此元气之所由生，真息之所由起。"杨上善《黄帝内经太素》云："脐下肾间动气，人之生命，是十二经脉根本……故五脏六腑皆禀而有之，是则脐下动气在于胞中也"，说明任脉根于原气之中，任脉之阴气通过三焦道路内注五脏六腑，维系三焦气机运行，因此《中藏经》云："三焦者，人之三元之气也，号曰中清之腑，总领五脏六腑"。《素问·骨空论》载："任脉为病，男子内结七疝，女子带下瘕聚"，说明任脉病候多为妇科、前阴、泌尿、生殖病。气海穴、关元穴、中极穴及曲骨穴均位于任脉，是临床治疗泌尿生殖系统疾病常用穴位。如《备急千金要方》记载关元穴主治"石淋，脐下三十六疾，不得小便"，《针灸甲乙经》载"转胞不得溺，少腹满，关元主之"，《太平圣惠方》记载中极穴主治"淋，小便赤，尿道痛"，《针灸甲乙经》记载曲骨穴主治"小便

难，水胀满，出少，转胞不得溺"，《针方六集》记载"曲骨一穴，主小腹胀满，淋沥癃闭，疝，小腹痛"。古代文献表明位于任脉上的气海穴、关元穴、中极穴、曲骨穴均可以治疗因良性前列腺增生引起的如小便难、尿出少而不畅、膀胱胀满等水道不利、小便不通的下尿路症状。

3. 谨守病机，分层针刺

《黄帝内经》云："病有浮沉，刺有浅深，各至其理，无过其道。"提高针灸临床疗效的关键在于把握针刺深度，针刺至相应的病变层次来治疗。根据良性前列腺增生病情的发展程度，谨守病机，使针刺深度达到相应的组织结构层次来发挥出任脉经穴的特异性治疗作用。

（1）浅刺浅筋膜，针气海穴、关元穴。

《灵枢·营卫生会》云："卫出于下焦""下焦者，别回肠，注于膀胱而渗入焉。故水谷者……渗而俱下，济泌别汁，循下焦而渗入膀胱焉"，说明卫气循行发出于下焦肾经，肾与膀胱相表里，卫气与少阴肾经、太阳膀胱经密切相关。临床见到许多体瘦皮薄肉少的前列腺增生患者，针刺深度只能很浅，针刺只能至皮下"皮肤之中，分肉之间"，主要在于"卫出于下焦"，调畅三焦卫气，影响到三焦膀胱气机，也能获得很好的疗效。气海穴位于脐下 1.5 寸，是肾间动气之所在，具有益肾利水之效，《古法新解会元针灸学》载："各部凡有脂膜皆属三焦之形，由气海而化元阳之气，出关元，化卫气，属下焦。"关元穴为足三阴经与任脉交会之穴，是任脉气血汇聚之所，穴下有膀胱等脏器，因此具有补益下焦脏器之功。通过针刺气海穴和关元穴激发下焦卫气，调动卫气输布循三焦腠理深入体腔，调畅三焦气机使小便通利。

针刺方法：患者取平卧位，采用 0.30 mm × 25 mm 的一次性毫针，取气海穴、关元穴，指切进针，垂直针刺，针尖穿过皮肤针刺至浅筋膜，针刺深度 2 ~ 5 mm，以患者出现轻微疼痛和针下阻滞感为度，行捻转手法，使针感向会阴部放射或出现排尿感。

现代研究发现，针刺气海穴、关元穴至浅筋膜，可以牵拉刺激下腹部浅筋膜、大腿阔筋膜、会阴筋膜及阴茎筋膜传导针感。神经兴奋传导和筋膜牵拉间接刺激支配膀胱的盆神经、阴部神经和腹下神经，引起盆神经兴奋，反射性调节大脑排尿中枢，使膀胱逼尿肌收缩和尿道内括约肌松弛，促进排尿。

（2）中刺壁腹膜，针募穴中极。

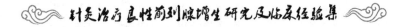

《素问·疟论》载："邪气内薄于五脏，横连募原也。"《伤寒论翼》言："邪之轻者入腠理，重者入募原"，可见募原与脏腑紧密联系，募原又属三焦。三焦是庞大的功能整体，是包括募原在内的膜性组织的概括。三焦脏腑募原相连，空间相通，气机升降相关，针刺腹部腧穴至膜原行气，可调整三焦胸腹脏腑气化功能，包括膀胱气化功能而通利小便。中极穴为足三阴经与任脉之会，又为膀胱之募穴，是脏腑之阴在胸腹部的汇聚之所，故擅长治疗泌尿系统疾病，是"腧穴所在，主治所及"的体现。《古法新解会元针灸学》载中极："膀胱之募……入胞中以利阴窍。"《针灸穴名解》言："本穴内应胞宫、精室，为人体极内之处，故名中极"。膀胱募穴中极穴与膀胱之气相通，主水液代谢，通过针刺中极穴发挥利膀胱气机而通水道的作用，下焦气化正常而小便自通。

针刺方法：患者取平卧位，采用 0.30 mm × 40 mm 的一次性毫针，取中极穴，指切进针，垂直针刺，缓慢针刺过皮肤、浅筋膜层、深筋膜，进针深度 20 ~ 50 mm，施术者手下针尖有阻力或弹性则针刺至壁腹膜，刺过有突破感。行捻转手法，使针感向会阴部放射或出现排尿感为度。

现代研究发现，当针穿过浅、深筋膜层至腹膜壁层时，会影响到脏器包膜的脏层，带动膀胱筋膜的活动，使膀胱壁的张力增加，刺激牵张感受器，引起膀胱壁内牵张感受器兴奋，改善膀胱逼尿肌功能，进而缓解下尿路症状，促进排尿，减少膀胱排空不全诱发的泌尿系统并发症，改善良性前列腺增生患者生活质量。

（3）深刺脏腑外膜，针曲骨缝隙。

前列腺属于中医"精窍"，精窍与膀胱属于下焦脏器，特别是精窍深藏人体深部，故选用长针深刺。《素问·长刺节论》载："治寒热深专者，刺大藏……刺之迫藏，藏会腹中，寒热去而止"。通过长针深刺，针至精窍之所前列腺包膜，或针体触碰到膀胱壁"募刺迫脏法"，以行气通窍、利小便。"募刺迫脏法"以通为要，使下焦壅滞得以开泄，从而改善 BPH 的下尿路症状。

针刺方法：患者取平卧位，使用 0.30 mm × 75 mm 的一次性长毫针，取曲骨穴，指切进针，于耻骨联合上缘进针刺入，紧贴耻骨联合后缘，沿耻骨后缘与膀胱之间的缝隙路径入针，一般针刺角度为 60° ~ 80°，无阻滞感时进针，针下出现阻滞感时调整进针方向，一般针刺深度为 55 ~ 85 mm，针体触碰到膀胱壁外膜，或针刺至前列腺包膜，有放射感传导至会阴部或有排尿感。如无上述针感，行捻转手法，以放射感传导至会阴部或有排尿感为佳。为了精准针刺至前列腺包膜，一般采用 CT 定位下针刺曲骨穴靶向治疗 BPH，也是治疗 BPH 的重要针刺方法。

良性前列腺增生临床诊治指南认为，前列腺的解剖包膜与下尿路症状密切相关，由于包膜的存在，增生的腺体受压而向尿道和膀胱膨出从而加重尿路梗阻。前列腺增生后，增生的结节将腺体的其余部分压迫形成"外科包膜"。深刺曲骨穴影响膀胱壁外膜或前列腺包膜，行"募刺迫脏法"时，针刺除经过腹前外侧壁的各层外，牵拉刺激膀胱筋膜，使膀胱壁的张力增加，或针身触及膀胱壁外膜刺激牵张感受器，促进排尿；或针刺至前列腺包膜，松解包膜张力，减轻增生的前列腺组织对尿路的梗阻，使排尿通畅。

（四）典型病例

张某，男，68 岁，2022 年 12 月 29 日初诊。

主诉：尿频、排尿无力 1 年，加重伴夜尿次数增多 1 个月。

现病史：患者 1 年前无明显诱因出现尿频、排尿无力，曾于当地医院就诊，查 B 超提示前列腺增生（具体不详），诊断为"良性前列腺增生"，给予盐酸坦索罗辛缓释胶囊 0.2mg/d，服用 3 个月症状有所改善，自行停药。停药后症状逐渐加重，近 1 个月来出现夜尿次数增多，最多可达 5 次，为求进一步治疗遂前往中国中医科学院西苑医院门诊就诊。刻下：尿频，夜尿 5 次，小便无力，排尿不尽感，饮食尚可，睡眠差，大便正常，舌暗淡少苔，脉细无力。查体：神清，精神可，小腹按压胀痛，B 超检查示前列腺大小为 4.6 cm × 4.0 cm × 4.5 cm（43 mL），残余尿 27 mL。

西医诊断：良性前列腺增生。

中医诊断：癃闭（精窍气血滞证，膀胱气化失司）。

治法：行滞通窍，气化膀胱气机。

治疗经过。取主穴：曲骨穴深刺迫脏；配穴：中极穴中刺通调三焦募原。针刺方法：患者取卧位，针刺部位常规消毒。选用一次性针灸针（0.35 mm × 75 mm），先针曲骨穴，针尖向耻骨联合后缘与膀胱间缝隙入路缓慢进针，针刺角度 75°～80°，当进针深度达到 60～65 mm 时，患者自诉出现紧迫排尿感并有向会阴部放射感，得气后停止进针。取一次性针灸针

（0.30 mm × 40 mm），后针中极穴，直刺中极穴，当进针深度达到 20～25 mm 时，施术者手下有阻滞感，行捻转手法，患者自诉有排尿感。留针 30 分钟。隔日治疗 1 次，每周治疗 3 次，针刺治疗 10 次为 1 个疗程。

治疗结果。

2022 年 12 月 31 日二诊：患者自述首次治疗当天夜尿减少至 1 次，效果明显，仍有小便无力，排尿不尽感，饮食尚可，大便正常，舌淡红苔薄白，脉细。针刺方案同初诊方案，连续治疗 6 次。

2023 年 1 月 12 日三诊：患者半个月来起夜 0～1 次，小便有力，憋尿时偶有小腹胀痛，仍有排尿不尽感，纳眠可，二便调，舌淡红苔薄白，脉缓有力。针刺方案同初诊方案，继续治疗。

2022 年 1 月 24 日四诊：患者自初诊至今已接受针刺治疗 10 次，现夜尿 0～1 次，小便有力，自述与 1 年前类似，无明显小腹胀满，无排尿不尽感，纳眠可，二便调，舌淡红苔薄白，脉缓有力。查 B 超示残余尿 5 mL。回访 3 个月，疗效稳定。

按语：本案患者小便排出不畅，夜尿频繁发作，诊断为"良性前列腺增生"，属中医"癃闭"范畴。患者年老体弱，病程迁延，三焦气机不畅不能制水，下焦水液代谢失常，膀胱气化失司水液收摄无权而致夜尿频多，排尿不畅，小腹胀满等临床症状。治当调气行滞通窍，疏利三焦气机，恢复膀胱气化功能。初诊时根据患者症状，运用深刺迫脏法针刺曲骨穴，针体触碰膀胱壁外膜，使患者出现排尿感和向会阴放射感，恢复下焦膀胱气化功能；针刺中极穴至壁腹膜，影响三焦募原，使患者出现排尿感，调畅三焦气机，治疗后患者夜尿次数减少，单次尿量有所增加。按疗程治疗 10 次后，患者排尿症状与患病前无异，偶有夜尿，排尿通畅有力，针刺疗效稳定。

（五）小结

良性前列腺增生病机复杂，随着年龄增长，病程发展，症状进行性加重，严重影响患者生活质量，针灸在治疗本病方面具有独特优势。三焦筋膜与膀胱解剖上相连，三焦气机与膀胱气化功能上相关，本病病机在于三焦气机不畅，膀胱气化失司而症见小便不利，针灸治疗选取任脉经穴为主，根据病变深浅轻重分层论治，通过针刺任脉经穴气海穴、关元穴、中极穴及曲骨穴不同深度，影响相应组织和脏腑功能，疏利三焦气机，恢复膀胱气化来治疗良性前列腺增生。针刺手法的关键因素是"针刺组织层次结构"，只有针刺至一定的组织结构的"筋膜、外膜"，施行手法，才有针刺传导和感应，才能发挥针刺的治疗作用。对于针刺深度把握不准，针刺组织层次太过或不及者，有违针灸经典的"针至病所""气至而有效"的古训，会影响针灸治疗作用的发挥和疗效的提高。因此，传承精华，守正创新，临床治疗疾病当不断摸索探寻有效的针灸治疗方法。

第三章
针灸治疗良性前列腺增生标准化操作规程

一、CT定位下"曲骨穴针刺至前列腺技术"治疗良性前列腺增生标准化操作规程（草案）

（一）范围

本规程制定了CT定位下"曲骨穴针刺至前列腺技术"治疗良性前列腺增生的腧穴处方、针刺方法、操作要求、治疗禁忌、注意事项，适用于良性前列腺增生的针刺治疗。

（二）定义和术语

下列定义和术语适用于本规程。

1. CT定位下"曲骨穴针刺至前列腺技术"

CT定位下"曲骨穴针刺至前列腺技术"，是指毫针于曲骨穴进针，针尖沿耻骨后缘刺入至前列腺包膜，需要借助CT定位、影像储存和通信系统，先测量"曲骨穴针刺至前列腺"的针刺深度和针刺角度，并根据测量结果，使毫针沿耻骨后缘与膀胱间缝隙深刺至前列腺，针尖触及前列腺包膜的操作过程。

2. 针具规格

"直径0.30 ~ 0.35 mm，长75 ~ 100 mm（3 ~ 4寸）"规格的一次性毫针。

3. "曲骨穴针刺至前列腺"的针刺深度和针刺角度

（1）"曲骨穴针刺至前列腺"的针刺深度（以下简称"针刺深度"，单位：cm），是指以曲骨穴在耻骨联合上缘中点皮肤处为起点，前列腺包膜处为终点，两点经耻骨后缘的连线距离。

（2）"曲骨穴针刺至前列腺"的针刺角度（以下简称"针刺角度"，单位：度），是指以曲骨穴耻骨联合上缘皮肤中点和前列腺包膜经耻骨后缘的连线为一边，正中矢状线为另一边，两边所成角的度数。

（三）适应证

1. 符合良性前列腺增生诊断标准

临床症见排尿困难、尿细无力、尿流中断、排尿等待、排尿后不尽感、尿频、夜尿频数等症状，体重指数 ≤ 27。

2. 超声检查标准

前列腺体积小于 60 mL；膀胱残余尿量小于 60 mL。

3. 排除标准

尿道狭窄，上尿路梗阻积水，肾功能严重受损；膀胱颈纤维化增生，神经源性膀胱功能障碍，以及其他泌尿系统肿瘤、结石、炎症等合并疾病；肝功能不全、肾功能不全及其他严重心肺疾病；自发性出血倾向；抗凝或抗血小板治疗；针刺部位皮肤感染、溃疡；CT 定位时，发现前列腺体积过大或膀胱残余尿量过多，导致耻骨与膀胱间缝隙狭窄，影响深刺操作。

（四）腧穴处方

CT 定位下"曲骨穴针刺至前列腺技术"治疗良性前列腺增生，单选曲骨穴。曲骨穴定位依据中华人民共和国国家标准《经穴部位》，即位于下腹部，当前正中线上，耻骨联合上缘的中点处。

（五）针刺操作

1. 操作前准备

（1）术者准备：术者双手应用肥皂水清洗干净，并用 75% 的酒精消毒棉球消毒 2 次，保持双手清洁卫生。

（2）CT 室环境准备：保持 CT 室环境清洁卫生；将一次性中单平铺于 CT 检查床，避免交叉感染。

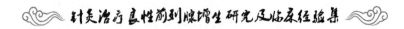

（3）患者准备：针刺治疗前，患者充分排尿；患者采取仰卧位，充分暴露下腹部耻骨联合上缘曲骨穴处皮肤。

（4）操作物品：包括"直径 0.30 ~ 0.35 mm，长 75 ~ 100 mm（3 ~ 4 寸）"规格的一次性毫针；75% 的酒精消毒棉球；游标卡尺测量皮肤外的针身长度。

2. 首次 CT 腹部平扫

对患者进行常规下腹部 CT 平扫；三维重建后，选取患者下腹部正中矢状面 CT 影像；通过 PACS，借助"线条测量工具"测量针刺深度、"角度测量工具"测量针刺角度，并记录测量数值。患者仰卧位躺于 CT 检查床，进行常规 CT 检查操作，每次治疗前受试者排尿使膀胱处于空壁状态或不影响针刺状态。CT 成像：通过 CT 前列腺三维成像，选择下腹部 CT 正中矢状面，测量针刺深度（曲骨穴体表定位至前列腺包膜的距离）；测量针刺角度（曲骨穴体表定位至前列腺包膜的连线与矢状线的夹角）。

3. 针刺操作

（1）患者针刺部位消毒：选用 75% 的酒精消毒棉球，对患者下腹部耻骨联合上缘曲骨穴处皮肤进行 2 次消毒，避免接触污物，保持曲骨穴处局部皮肤清洁卫生。

（2）操作方法：①根据患者测量的针刺深度和角度，选取"直径 0.30 ~ 0.35 mm，长 75 ~ 100 mm（3 ~ 4 寸）"合适规格的一次性毫针；②定位耻骨联合上缘，术者采用双手夹持进针法，于曲骨穴处将毫针快速刺入皮肤；③术者左手定位耻骨联合上缘骨性标志，右手持针柄，使毫针紧贴耻骨后缘并沿耻骨与膀胱间缝隙，依据针刺角度缓慢刺入；④依据测量的针刺深度与角度，使用游标卡尺测量皮肤外的针身长度，针尖到达估算针刺深度的部位后停止针刺；⑤行捻转手法，使针感向会阴部放射或有排尿感。

4. 再次腹部 CT 平扫

再次行常规下腹部 CT 平扫，三维重建后，选取患者下腹部正中矢状面 CT 影像，观察毫针深刺路径与针尖位置，需要时术者再次进入 CT 室，确保针尖安全触及前列腺包膜，并记录实际操作时的针刺深度和角度。

5. 操作后出针

术者左手定位耻骨联合上缘骨性标志，右手持针柄，将毫针缓慢提出至皮下；术者将毫针迅速拔出皮外，并用消毒干棉球按压针刺部位 1 ~ 2 分钟，防止针刺后皮下出血；操作结束出针后，患者留诊观察 15 ~ 30 分钟，防止针刺后严重不良事件发生。

6. 后续针刺治疗

后续针灸治疗于针灸科门诊进行，根据 CT 定位下"曲骨穴针刺至前列腺"测得的针刺深度与角度，当进针到达预定针刺深度与角度后，使用直尺测量暴露于皮肤外的针身长度，得出实际针刺深度，来判断是否到达前列腺包膜。

7. 治疗频率与疗程

CT 定位下"曲骨穴针刺至前列腺技术"治疗良性前列腺增生时，第 1、第 2 周隔日治疗 1 次，1 周治疗 3 次；第 3、第 4 周隔 2 日治疗 1 次，1 周治疗 2 次，连续治疗 4 周共计 10 次为 1 个疗程，根据需要可以进行 1 ~ 3 个疗程治疗。每次治疗可以留针 25 分钟，为了更加安全可不留针。

8. 注意事项

（1）治疗前，患者一定要排尿，尽量减少膀胱残余尿量。

（2）严格遵守本规程适应证及禁忌证。

（3）借助 CT 定位和 PACS 重建时，依据本规程针刺深度和针刺角度的测量方法，准确测量针刺深度和针刺角度。

（4）针刺过程中，出现针刺后血肿、疼痛，膀胱损伤等不良事件时，暂时中止治疗。

（5）治疗期间，患者前列腺增生进展迅速而致急性尿潴留者，中止治疗。

（六）不良事件应急预案

CT 定位下"曲骨穴针刺至前列腺技术"治疗良性前列腺增生不良事件主要包括晕针、滞针、弯针、断针、局部血肿、疼痛，以及膀胱损伤。

1. 晕针

晕针是指在针刺过程中，患者发生晕厥的现象。

（1）临床表现：患者突然出现精神疲倦，头晕目眩，面色苍白，恶心欲吐，多汗，胸闷，心慌，四肢发冷，血压下降等；严重者可见神志不清，唇甲青紫，二便失禁，晕厥等。

（2）处理：立即停止针刺，将针起出，注意保暖。轻者予饮温水或糖水；

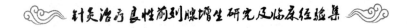

重者予水沟、内关、足三里等针刺，或百会、关元、气海等穴灸法，并紧密监测血压、脉搏、呼吸等生命体征，严禁以扶持法搬动患者，还可配合其他治疗或急救措施。

（3）预防：晕针多因针刺时，患者体质虚弱、精神紧张、过劳、过饥等原因造成，并且患者晕厥前常有头晕、胸闷、四肢无力等先兆表现。因此，在针刺前可通过缓解患者紧张、焦虑等情绪，避免过劳、过饥时针刺，同时针刺时手法应缓慢、轻柔，并密切观察患者神色、呼吸、脉搏等。

2. 滞针

滞针是指在针刺过程中，术者感觉针刺涩滞，进针、行针、出针困难，同时患者自觉疼痛不适的现象。

（1）临床表现：针下涩滞不行，提插、捻转困难，患者疼痛剧烈难忍。

（2）处理：滞针时避免强行进针、行针、出针，针刺过程中轻柔、缓慢，延长针刺时间，缓解肌肉紧张。因单方向捻转致肌纤维缠绕时，还可通过反向缓慢捻转，松解缠绕的肌纤维，以达到消除滞针的目的。

（3）预防：缓解患者精神紧张、焦虑情绪，避免因紧张、焦虑而致使肌肉过度收缩，同时避免单方向过度捻转毫针，行针时应轻微、均匀捻转毫针。

3. 弯针

弯针是指针刺过程中，毫针在体内发生弯曲的现象。

（1）临床表现：针身弯曲，形成一定弯角，且进针、行针、出针时感针下涩滞不行，同时患者自觉疼痛难忍。

（2）处理：弯针多由进针手法不熟练，强行、快速深刺，以及患者体位改变时导致。因此，在弯针发生时，可视弯针程度给予不同处理，轻度弯针时，可轻柔、缓慢出针；重度弯针时，可顺弯针方向轻柔、缓慢出针；多段弯针时，可顺弯针方向多段出针。而因体位改变导致弯针时，还可通过恢复原有体位，放松局部肌肉后，轻柔、缓慢出针。

（3）预防：针刺过程中，术者应熟练针刺手法，掌握针刺方法，避免强行、快速深刺。同时嘱患者保持体位，避免随意改变。

4. 断针

断针是指在针刺过程中，针身折断在体内的现象。

（1）临床表现：针身折断，针柄、针身、针尖分离，针身断端外漏于皮外、平行于皮肤或内没于皮下。

（2）处理：断针后，术者应沉着冷静，同时嘱患者精神放松。针身断端外漏于皮外时，可用镊子夹持断端，缓慢取出；针身断端平行于皮肤时，可按压针孔双侧皮肤，使针身断端外漏于皮外后，镊子夹持断端缓慢取出；针身断端内没于皮下时，及时行外科手术治疗，避免断针深陷。

（3）预防：断针多由毫针质量欠佳，滞针、弯针未能及时、正确处理，或进针、行针、出针时突然强行、迅速，致使肌肉猛烈收缩所致。因此，在针刺操作前，检查毫针质量，剔除不合格毫针，发现滞针、弯针时正确、及时处理，同时术者在针刺过程中轻微、均匀，患者针刺过程中体位固定、不随意改变。

5. 针刺后局部血肿、疼痛

针刺后局部血肿、疼痛是指在针刺过程中，因损伤血管，导致皮下出血而出现针刺部位局部肿块，同时伴有疼痛的现象。

（1）临床表现：出针后，针刺部位出现肿块，高出皮肤，按之不散，皮肤青紫，患者自感疼痛不适。

（2）处理：针刺后局部血肿、疼痛，多因进针、行针、出针过程中损伤血管所致，可根据不同情况，给予不同处理。轻者一般不必特殊处理；重者宜先行止血，后可口服药物或热敷，促使肿块消散，以缓解疼痛。

（3）预防：进针过程中，避开血管；行针过程中，避免强行、大范围提插捻转；留针过程中，嘱患者保持体位，避免随意改变；出针过程中，轻柔、缓慢，同时可用消毒干棉球按压针孔，避免揉动。

6. 膀胱损伤

膀胱损伤是指在针刺过程中，毫针刺入膀胱的现象。

（1）临床表现：针刺过程中，患者突然出现的下腹痛，以及出针后患者出现血尿、排尿困难等。

（2）处理：膀胱损伤、深部血肿或盆腔感染时，可采取外科介入治疗。同时予以尿管引流、抗生素治疗及预防感染等。

（3）预防：针刺前，嘱患者排尿，充分暴露耻骨与膀胱间缝隙；针刺时，毫针紧贴耻骨后缘方向缓慢刺入，遇到阻力时，不可强行深刺；出针时，沿进针方向轻柔、缓慢出针，同时嘱患者固定体位。

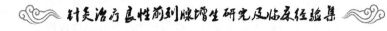
二、无 CT 定位下"曲骨穴深刺技术"治疗良性前列腺增生标准化操作规程（草案）

（一）范围

本规程制定了无 CT 定位下"曲骨穴深刺技术"治疗良性前列腺增生的腧穴处方、针刺方法、操作要求、治疗禁忌、注意事项，适用于良性前列腺增生的针刺治疗。

（二）定义和术语

下列定义和术语适用于本规程。

1."曲骨穴深刺技术"

"曲骨穴深刺技术"是指在无 CT 定位下毫针于曲骨穴进针，针尖按一定角度沿耻骨后缘刺入至距离前列腺 10 mm 左右的针刺操作过程。针刺的深度与角度系根据 CT 定位下研究形成的针刺深度与角度估算公式计算得出。

2. 针具规格

"直径 0.30 ~ 0.35 mm，长 75 ~ 100 mm（3 ~ 4 寸）"规格的一次性毫针。

3."曲骨穴深刺至前列腺"针刺深度和针刺角度

（1）"曲骨穴针刺至前列腺"针刺深度（以下简称"针刺深度"，单位：mm）是指以曲骨穴在耻骨联合上缘中点皮肤处为起点，前列腺包膜处为终点，两点经耻骨后缘连线的距离。

（2）"曲骨穴针刺至前列腺"针刺角度（以下简称"针刺角度"，单位：度）是指以曲骨穴耻骨联合上缘中点皮肤和前列腺包膜经耻骨后缘的连线为一边，正中矢状线为另一边，两边所成角的度数。

（三）适应证

1. 符合良性前列腺增生诊断标准

临床症见排尿困难、尿细无力、尿流中断、排尿等待、排尿后不尽感、尿频、夜尿频数等症状，体重指数 ≤ 27。

2. 超声检查标准

前列腺体积小于 50 mL；膀胱残余尿量小于 50 mL。

3. 排除标准

尿道狭窄，上尿路梗阻积水，肾功能严重受损；膀胱颈纤维化增生，神经源性膀胱功能障碍，以及其他泌尿系统肿瘤、结石、炎症等合并疾病；肝功能不全、肾功能不全及其他严重心肺疾病；自发性出血倾向；抗凝或抗血小板治疗；针刺部位皮肤感染、溃疡；如需要 CT 定位时，发现增大的前列腺体积或膀胱残余尿量压迫耻骨，导致耻骨联合后缘与膀胱间缝隙过于狭窄，影响深刺操作者。

（四）腧穴处方

"曲骨穴深刺技术"治疗良性前列腺增生，单选曲骨穴。曲骨穴定位依据中华人民共和国国家标准《经穴部位》，即位于下腹部，当前正中线上，耻骨联合上缘的中点处。

（五）针刺操作

1. 操作前准备

（1）术者准备：术者双手应用肥皂水清洗洁净，并用 75% 的酒精消毒棉球消毒 2 次，保持双手清洁卫生。

（2）诊疗室环境准备：保持诊疗室环境清洁卫生；将一次性中单平铺于诊疗床，避免交叉感染。

（3）患者准备：针刺治疗前患者充分排尿，患者采取仰卧位，充分暴露下腹部耻骨联合上缘曲骨穴处皮肤。

（4）操作物品："直径 0.30 ~ 0.35 mm，长 75 ~ 100 mm（3 ~ 4 寸）"规格的一次性毫针；75% 的酒精消毒棉球；电子健康秤测量体重指数；三围专用软尺测量臀围；游标卡尺测量皮肤外的针身长度。

2. 针刺操作

（1）患者针刺部位消毒：选用 75% 的酒精消毒棉球，对患者下腹部耻骨联合上缘曲骨穴处皮肤进行 2 次消毒，避免接触污物，保持曲骨穴处局部皮肤清洁卫生。

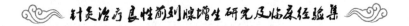

（2）操作方法：①根据测量的针刺深度和角度，选取"直径0.30~0.35 mm，长75~100 mm（3~4寸）"合适规格的一次性毫针；②定位耻骨联合上缘，术者采用双手夹持进针法，于曲骨穴处将毫针快速刺入皮肤；③术者左手定位耻骨联合上缘骨性标志，右手持针柄，使毫针紧贴耻骨后缘并沿耻骨与膀胱间缝隙，依据针刺角度缓慢刺入；④依据"曲骨穴针刺至前列腺"的针刺深度和针刺角度估算公式获得的针刺深度与角度，使用游标卡尺测量毫针暴露于体表的距离，针尖到达估算针刺深度部位即距离前列腺10 mm时停止继续针刺；但操作时仍然要小心谨慎，如针下没有落空感而有阻滞感，切忌用力针刺，需要调整针刺方向，只有当针下无阻滞感时或有落空感时再继续进针为宜。针刺角度仍需确定耻骨联合骨性标志，使毫针从曲骨穴处紧贴耻骨联合沿耻骨后缘和膀胱间缝隙处进针，以落空无阻滞感为妥；⑤行捻转手法，使针感向会阴部放射或有排尿感。

3. 针刺要领

（1）刺入深度：计算针刺深度（单位：mm）=0.143 × BMI+0.104 × 臀围+0.009 × PV-0.012 × PVR-4.693；实际针刺深度（mm）=计算针刺深度-10。

（2）刺入角度：计算针刺角度（单位：度）=50.077-0.327 × 臀围-0.054 × PV。实际针刺角度（度）=90-计算针刺角度即常规针刺角度（针身与皮肤的水平夹角）。

若有必要，需在CT定位下确定有无针刺间隙、针刺深度和角度后，才进行针刺治疗更为安全妥当。

4. 操作后出针

（1）术者左手定位耻骨联合上缘骨性标志，右手持针柄，将毫针缓慢提出至皮下。

（2）术者将毫针迅速拔出皮外，并用消毒干棉球按压针刺部位1~2分钟，防止针刺后皮下出血。

（3）操作结束出针后，患者留诊观察15~30分钟，防止针刺后不良事件的发生。

5. 治疗频率与疗程

"曲骨穴深刺技术"治疗良性前列腺增生时，第1、第2周隔日治疗1次，1周治疗3次；第3、第4周隔2日治疗1次，1周治疗2次，连续治疗4周共计 10 次为 1 个疗程，根据需要可以进行 1 ~ 3 个疗程治疗。每次治疗可以留针 25 分钟，为了更加安全可不留针。

（六）注意事项

（1）治疗前，患者一定要排尿，尽量减少膀胱残余尿。

（2）严格遵守本规程适应证及禁忌证。

（3）依据本规程针刺深度和针刺角度的测量方法，准确估算针刺深度和针刺角度。

（4）针刺过程中，出现针刺后血肿、疼痛，膀胱损伤等不良事件时，暂时中止治疗。

（5）治疗期间，患者前列腺增生进展迅速而致急性尿潴留者，中止治疗。

（七）不良事件应急预案

无 CT 定位下"曲骨穴深刺技术"治疗良性前列腺增生不良事件主要包括晕针、滞针、弯针、断针、局部血肿、疼痛，以及膀胱损伤。可以参考 CT 定位下"曲骨穴针刺至前列腺技术"治疗良性前列腺增生标准化操作规程（草案）的"不良事件应急预案"。

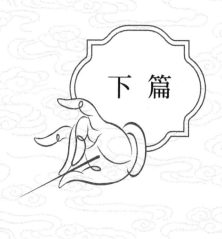

下 篇

陆永辉针灸

学术思想与临床经验

第四章
针灸理论研究

一、《灵枢》经脉针刺深度探析

目前临床针灸医师比较重视腧穴针刺深度的探讨及应用，而对经脉针刺深度涉及较少，现笔者不吝陋见，对经脉针刺深度及其临床意义做出探析，以供同道研究参考。

（一）《灵枢》经脉针刺深度

经脉针刺深度最早记载见于《灵枢·经水》："足阳明，五脏六腑之海也，其脉大血多，气盛热壮，刺此者不深弗散，不留不泻也。足阳明刺深六分，留十呼；足太阳深五分，留七呼；足少阳深四分，留五呼；足太阴深三分，留四呼；足少阴深二分，留三呼；足厥阴深一分，留二呼。手之阴阳，其受气之道近，其气之来疾，其刺深者皆无过二分，其留皆无过一呼。其少长大小肥瘦，以心撩之，命曰法天之常……其可为度量者，取其中度也，不甚脱肉而血气不衰也。"这说明经脉的针刺深度与脉之大小、血之多寡、气之盛衰、热之壮少及经脉受气之道的远近、经气之来的疾缓等因素有关；并规定了可度量的中等身材、肥瘦适中和气血充盈不衰之人足六经最深刺六分，手六经最深刺二分；同时指出经脉的针刺深度，可根据患者的年龄、身材、体形等具体情况，"以心撩之"。这说明在定量经脉针刺深度时，应与人体高矮肥瘦相适应，这种因人而异的经脉针刺深度是一种极为科学的方法。

（二）《灵枢·经水》《灵枢·脉度》《灵枢·骨度》尺寸的关系

《灵枢·骨度》载："黄帝问于伯高曰：脉度言经脉之长短，何以立之？伯高曰：先度其骨节之大小、广狭、长短，而脉度定矣"，即《内经》时代主要

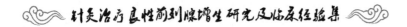

用来测量常人人体各部长短、宽窄、大小的方法是"骨度",而测量骨的长度,也是为了测量脉的长度。《灵枢·骨度》载:"黄帝曰:愿闻众人之度,人长七尺五寸者,其骨节之大小、长短各几何?伯高曰:头之大骨围二尺六寸,胸围四尺五寸,腰围四尺二寸……"说明了身高七尺五寸的常人,头颅大骨围、胸围和腰围等长度。《灵枢·脉度》载:"黄帝曰:愿闻脉度。岐伯答曰:手之六阳。从手至头,长五尺,五六三丈。手之六阴,从手至胸中,三尺五寸,三六一丈八尺,五六三尺,合二丈一尺……凡都合一十六丈二尺,此气之大经隧也。"由于骨度定了,脉度也就定了,经脉的长度也是根据"七尺五寸"的常人而设定的。《内经》这部书形成于西汉时期,中国秦代就统一了度、量、衡,所以《灵枢·经水》《灵枢·脉度》《灵枢·骨度》的尺寸应该是相一致的。

(三)《灵枢·骨度》与现代尺寸的关系

《骨度研究》从文献考证,推算出《内经》时代常人平均身高为 7 尺 5 寸,合现代 149.325 cm;所使用尺制为战国时代周制尺,1 尺相当于现行公制 19.91 cm。另据考订,认为秦与西汉的 1 尺等于 23.1 cm。由于考据的朝代不同,所以给出的测量数据也不同,周制尺与秦汉尺相差约 4 cm。若《内经》记载的 1 尺等于 19.91 ~ 23.1 cm,即 1 分为 1.991 ~ 2.31 mm,如刺入 1 分,约为 2 ~ 2.3 mm。根据《针法灸法学》"毫针的规格",1 寸毫针针身等于 25 mm。所以,《灵枢·经水》中经脉针刺深度 1 ~ 6 分即为 2 ~ 14 mm,即使是根据人体高矮胖瘦,"以心撩之",通常使用 1 寸毫针足矣,说明《灵枢·经水》经脉针刺深度是比较浅的。

(四)《灵枢·经水》经脉针刺深度比较浅的理论依据

《灵枢·经脉》载:"经脉十二者,伏行于分肉之间",说明经脉循行于人体"分肉之间"。而《素问·痹论》曰:"卫者,水谷之悍气也,其气慓疾滑利,不能入于脉,故循皮肤之中,分肉之间。"《灵枢·经脉》曰:"卫气先行皮肤,先充络脉",说明"卫气"散布于全身皮肤腠理之中,筋骨分肉之间。上述"经脉"与"卫气"、"皮肤之中"与"分肉之间",其部位是比较浅的。又《灵枢·禁服》曰:"凡刺之理,经脉为始,营其所于行,知其度量,内刺五藏,外刺六府,审察卫气，为百病母"，把"审察卫气"提升到了"为百病母"的程度，认为这是治疗百病的根本。而《素问·五脏生成》曰："人有大谷十二分，小溪三百五十四名，少十二俞，此皆卫气之所留止，邪气之所客也，针石缘而去之"，说明经脉腧穴是"正邪共会"之所，针刺治疗疾病可"激发卫气"和"祛除邪气"。所以，《内经》时代经脉针刺深度比较浅，还是有其理论和实践基础的。

（五）《灵枢》经脉针刺深度的临床运用

《灵枢·邪客》曰："内针之理，纵舍之意，扦皮开腠理"，即当针刺入经脉腧穴时，具有"扦皮开腠理"的作用，以激发经脉腠理的"卫气"，祛除"邪气"，来防治疾病。又《针灸大成》曰："百病所起，皆起于荣卫，然后淫于皮肉筋脉……是以刺法中但举荣卫，盖取荣卫逆顺，则皮骨筋肉之治在其中矣"，说明"百病"与"荣卫"有关，这与《内经》的理论一脉相承，针刺"但举荣卫"，可以激发人体的经气，输布卫气，疏通经络，祛除病邪，治疗皮骨筋肉之疾。在临床中运用《灵枢》经脉针刺深度法治疗腹泻型肠易激综合征肝郁脾虚证患者，按照《灵枢》经脉针刺深度来调节肝、脾胃、大小肠经脉经气和卫气，扶正祛邪，调整中焦脾胃与肠腑功能，也取得了很好的临床疗效，说明《灵枢》经脉针刺深度不仅可以治疗皮骨筋肉之疾，而且能够治疗五脏六腑之病。

综上，《灵枢》所记载的经脉针刺深度，在激发人体经气、疏经通络、调理荣卫、增强人体防御功能、防治疾病方面，是一个很理想的针刺深度，值得临床推广应用。因此，使用针灸来防治疾病，遵循《内经》经典理论，具有十分重要的临床意义。

二、《灵枢·经脉》"卫气先行皮肤，先充络脉"析疑

《灵枢·经脉》曰："饮酒者，卫气先行皮肤，先充络脉，络脉先盛。故卫气已平，营气乃满，而经脉大盛。"笔者陋见认为，此于饮酒后，"卫气"先行皮肤，未及"营气"之义，疑有脱文。根据上下文意，是否应该是"饮酒者，卫气先行皮肤，'营气'先充络脉，络脉先盛。故卫气已平，营气乃满，而经脉大盛。"因为"卫气先行皮肤，先充络脉"有悖于"营卫"的生成与运行规律，

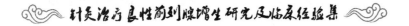

现从以下几个方面来阐述。

（一）营卫的生成与循行

1. 营卫来源于水谷，营行脉中，卫行脉外

《灵枢·营卫生会》曰："人受气于谷，谷入于胃，以传于肺，五脏六腑皆以受气，其清者为营，浊者为卫。营行脉中，卫行脉外。"张景岳释义为"谷气出于胃，而气有清浊之分。清者，水谷之精气也；浊者，水谷之悍气也。诸家以上下焦言清浊者皆非。清者属阴，其性精专，故化生血脉，而周行于经隧之中，是为营气；浊者属阳，其性慓疾滑利，故不循经络，而直达肌表，充实于皮毛分肉之间，是为卫气。"这说明营卫的生成均来源于饮食水谷，而营气周行于经隧之中，卫气直达肌表充实于皮毛分肉之间。《灵枢·营气》曰："营气之道，内谷为宝。谷入于胃，乃传之肺，流溢于中，布散于外。精专者，行于经隧，常营无已，终而复始。""精专者"即是"营气""行于经隧"，即行于经脉，说明"营气行于经脉"。《素问·痹论》曰："营者，水谷之精气也。和调于五脏，洒陈于六腑，乃能入于脉也。故循脉上下，贯五脏，络六腑也"，同样说明了"营循脉中"。《灵枢·营卫生会》曰："中焦亦并胃中，出上焦之后，此所受气者，泌糟粕，蒸津液，化其精微，上注于肺脉，乃化而为血，以奉生身，莫贵于此，故独得行于经隧，命曰营气"，说明行于经脉者，称为营气。以上均说明"营行脉中，卫行脉外"，何谓"卫气"先充络脉？

2. 卫气的散行

《素问·痹论》曰："卫者，水谷之悍气也，其气慓疾滑利，不能入于脉也，故循皮肤之中，分肉之间，熏于肓膜，散于胸腹。"《灵枢·邪客》："卫气者，出其悍气之慓疾，而先行于四末、分肉、皮肤之间而不休者也"，说明"卫气""先行于四末、分肉、皮肤之间""熏于肓膜，散于胸腹"的特点。卫气散行，何来"卫气"先充络脉？

3. 卫气的见开而出

《灵枢·营卫生会》曰："黄帝曰：人有热饮食下胃，其气未定，汗则出……何也？岐伯曰：此外伤于风，内开腠理，毛蒸理泄，卫气走之，固不得循其道，此气慓悍滑疾，见开而出，故不得从其道，故命曰漏泄"，说明，热饮"其气未定"，卫气的性质"慓悍滑疾"，而"汗则出"，因为"内开腠理，毛蒸理泄"

故"卫气走之""见开而出"。"酒"与热饮似有相同性质,"卫气"虽先行皮肤,但"见开而出""随汗而泄",哪来"卫气先充络脉,络脉先盛"?

4.营卫的俱行

虽然"营行脉中,卫行脉外",但《灵枢·营卫生会》曰:"营出于中焦,卫出于上焦""上焦出于胃上口,并咽以上贯膈而布胸中……常与营俱行于阳二十五度,行于阴亦二十五度一周也,故五十度而复会于手太阴矣",说明卫气出于上焦胃上口以后,上布散于肺,循经脉路线,行于脉外而与营气俱行一周后仍归于手太阴肺经,再开始新的循环。《灵枢·胀论》曰:"卫气之在身也,常然并脉,循分肉,行有逆顺,阴阳相随",说明卫气并脉,循分肉而行,阴阳营卫相随俱行。

(二)古今医家的认识

1.杨上善《黄帝内经太素》的认识

杨上善的《黄帝内经太素》记载"酒是熟谷之液,入胃先行皮肤,故卫气盛。卫气注入脉中,故平,营气满也,营气满于所入之经,则所入经,络脉大盛动也"。"先行皮肤,故卫气盛"符合"卫气先行皮肤"之意。"卫气注入脉中",卫气怎会注入脉中,因为"卫行脉外"。"营气满于所入之经,则所入经,络脉大盛动也"说明入于络脉的还是"营气"。所以"'营气'先充络脉"。

2.张介宾《类经》的认识

张介宾的《类经》记载:"卫气者,水谷之悍气也,其气慓疾滑利,不入于经。酒亦水谷之悍气,其慓疾之性亦然。故饮酒后,必随卫气先达皮肤,先充络脉,络脉先盛,则卫气已平,而后营气满,经脉乃盛矣。平,犹潮平也,即盛满之谓。""故饮酒后,必随卫气先达皮肤,先充络脉",何者随卫气先达皮肤?是否应该有个主语,何也?是否是"营气"?因为酒亦饮食水谷,入胃后化生"营卫之气",因为"营卫俱行",卫在脉外,营在脉内。卫气盛满,由于"营卫俱行"络脉中营气亦满,营气满,故经脉盛。所以"'营气'先充络脉"。

3.山东中医药大学编《灵枢经语释》的认识

山东中医药大学编的《灵枢经语释》载:"酒为熟谷之液,其气慓悍,性与卫气相似。饮酒后,酒的悍气随卫气外达皮肤,先充于络脉,在络脉和卫气

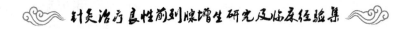

均盛满后，再渗灌于脉中，营气亦满，因而经脉大盛。""酒的悍气随卫气外达皮肤，先充于络脉，在络脉和卫气均盛满后"，"络脉"与"卫气"是两个不同属性的概念，怎么会是络脉和卫气均盛满呢？络脉是容器，可以盛满。卫气是"气"，应该充满于何处？"再渗灌于脉中，营气亦满"，说明渗灌于脉中的是"营气"，"因而经脉大盛"，所以"酒的悍气"即酒之"营气"随酒之"卫气"俱行，酒之"营气"先充络脉。

4. 河北医科大学编《灵枢经校释》的认识

河北医科大学编的《灵枢经校释》载："酒为熟谷之液，其气剽悍，性与卫气相似。饮酒后，酒的悍气随卫气外达皮肤，先充于络脉，络脉先充盛，故卫气也盛满，进而营气盛满充灌经脉之中，致经脉大盛。""络脉先充盛，故卫气也盛满""络脉"先充盛的是什么？应该不是"卫气"，因为"故卫气也盛满"，"卫气"盛满于何处？"进而营气盛满充灌经脉之中"，所以还是"'营气'先充络脉"，"进而营气盛满充灌经脉之中"。

5. 南京中医药大学编《黄帝内经灵枢语释》的认识

南京中医药大学编的《黄帝内经灵枢语释》载："饮酒后，酒随卫气外达皮肤，先充于络脉，使络脉先满盛。所以卫气已经满盛，营气才能满盛以致经脉大盛。""酒随卫气外达皮肤"，酒怎会随卫气外达皮肤？酒不是入胃了吗？因为饮食水谷入于胃，"其清者为营，浊者为卫"，没有第三者，而后"营行脉中，卫行脉外"。"营卫的俱行"是否是酒之"营气"随酒之"卫气"外达皮肤，酒之"营气"先充于络脉，使络脉先满盛？

（三）经络与"'营气'先充络脉"的关系

《灵枢·经脉》曰："经脉十二者，伏行分肉之间，深而不见……诸脉之浮而常见者，皆络脉也……经脉者，常不可见也，其虚实也，以气口知之。脉之见者，皆络脉也……诸络脉皆不能经大节之间，必行绝道而出，入复合于皮中，其会皆见于外。"经脉"伏行于分肉之间，常不可见"，是经络系统的主干；络脉是从经脉主干支横别出的分支，行于经脉之间，交错分布在全身各处。因为络脉是经脉的分支，而"营行脉中"，所以"'营气'先充络脉，络脉先盛……营气乃满，而经脉大盛"。

总之，酒亦水谷之气，其慓疾之性亦然，不妨称之为"酒气"，入胃后即转化成了"卫气"与"营气","酒气"转化为酒之"卫气与营气",有其特殊的一面,即酒性的慓疾滑利,由于"营卫俱行",酒之"卫气与营气"亦俱行,故酒之"卫气"先行皮肤,酒之"营气"先充络脉,络脉先盛。当皮肤分肉之中卫气盛满,络脉之中营气也满,而后经脉就大盛。故"饮酒者,卫气先行皮肤,'营气'先充络脉,络脉先盛。故卫气已平,营气乃满,而经脉大盛"可能才是《灵枢》经文的原义。

(四)"卫气先行皮肤,'营气'先充络脉"的临床意义

《灵枢·刺节真邪》曰:"虚邪之中人也,洒淅动形,起毫毛而发腠理……寒则真气去,去则虚,虚则寒,抟于皮肤之间。其气外发,腠理开,毫毛摇,气往来行,则为痒。留而不去,则为痹。卫气不行,则为不仁。"《素问·举痛论》曰:"经脉流行不止,环周不休,寒气入经而稽迟,泣而不行,客于脉外则血少,客于脉中则气不通。"《素问·痹论》曰:"其不痛不仁者,病久入深,营卫之行涩,经络时疏,故不通,皮肤不荣,故为不仁",说明疾病起于皮肤分肉腠理,寒袭则易伤皮肤腠理卫阳,卫虚则皮肤分肉易受寒侵,病久则入络深经,致经络不通,营卫不和。临床常见或痒,或痹,或不仁等症。治疗当以疏经通络祛邪,调卫荣营和脉为法。针刺采用"毛刺""浮刺""半刺""扬刺""直针刺""络刺"等,刺于"皮肤分肉之间"调其"卫气""络脉之中"调其"营气",经疏络通脉和,卫振营荣邪祛,则疾病自趋愈痊。

三、《灵枢·九针十二原》"持针之道,坚者为宝"析疑

《灵枢·九针十二原》载:"持针之道,坚者为宝。正指直刺,无针左右。""持针之道,坚者为宝",应与"正指直刺,无针左右"相呼应,疑有错文。笔者陋见认为,此虽为两句,但应前后连贯理解其意。"持针之道,坚者为宝",应与"正指直刺,无针左右"一并理解,根据上下文意,是否应该是"持针之道,'竖'者为宝。正指直刺,无针左右"。因为只有"持针之道,'竖'者为宝"才可能有"正指直刺,无针左右"。现从以下几个方面来阐述。

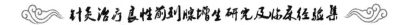

（一）古今医家对"持针之道，坚者为宝"的认识

明代医家马莳的《黄帝内经灵枢注证发微》是历史上第一部《灵枢》的全注本。"持针之道，坚者为宝"释义为"持针之道，贵于至坚，故坚者为宝"。明代医家张介宾的《类经》将"持针之道，坚者为宝"释义为"坚而有力，则直达病所"。山东中医药大学编的《灵枢经语释》将"持针之道，坚者为宝"释义为"持针必须坚握有力"。河北医科大学编的《灵枢经校释》将"持针之道，坚者为宝"释义为"指持针时，一定要坚固有力"。南京中医药大学编的《灵枢经译释》将"持针之道，坚者为宝"释义为"指针刺时，持针一定要紧固有力"。

以上都释义为"持针时，一定要坚握，或紧固，或坚固有力"。试想，一根小小的"毫针"，《灵枢》称之为"微针"，何必一定要握得有力坚固，如果把"微针"如此"坚握"，还如何进行操作呢？

（二）"坚""竖"的"意"与"形"之辨

"坚"《说文解字》曰："坚，刚也"；《广雅》曰："坚，坚土也"。"土"，表示土质坚硬。《辞海》释义"坚"为"硬""牢固"，还有指"坚固的事物"。"持针之道，坚者为宝"的以上释义，都没有错。"竖"《说文解字》曰："竖，竖立也。"《广雅》曰："竖，立也。"《辞海》释义为"直立"。"竖"与"坚"，虽"意"不同，但"形"相似，所以有错写的可能。因为《黄帝内经》的文字多书写在竹简或木简上，时间一久，竹简或木简上的字被磨损，连接竹简或木简的绳子容易毁断，有时会将竹简或木简丢失，后人重新抄写时，可能会造成书籍的错写、错简和脱简。

（三）针刺操作与"持针之道，'竖'者为宝"的关系

《灵枢·九针十二原》曰："持针之道，坚者为宝"，解释为"针刺时，持针一定要坚固有力"，笔者的疑问在于，坚固在何处？有力在何方？因为在临床针刺操作时，会行提插或捻转手法，持针时一定要轻巧虚握，针柄只有虚握后，手指、手腕操作才能灵活，才能意到、心到、手到，手随心转，意、心、手三者合一。只有"竖者为宝"，把针体竖直、垂直后，针刺才能很好地行提插或捻转的手法。如果针刺时，持针坚固有力，太用力，就不能很好地行针刺

手法；而针刺手法的生硬，可能会使患者有不舒服的针刺反应。

（四）"'竖'者为宝"与"正指直刺"的关系

为了达到"正指直刺，无针左右"，必须是"竖者为宝"，即手指持针时，一定是在垂直状态。只有把针竖直了，进针时才能垂直进针，不偏不倚，"正指直刺"。操作者的"神"集中在针刺上，才能体会到针下感觉。如果针刺时，持针者的"神"在"持针坚固有力"上，如何体会针下细微的针刺变化。因为针下的经气针感是"其来不可逢，其往不可追""知其往来，要与之期""迎之随之，以意和之"，只有"竖者为宝""正指直刺"，才能体会如此精微的针感。

（五）"持针之道，'竖'者为宝"的临床意义

在针刺临床操作手法中，我们最常用的是提插手法和捻转手法，虽然这两种操作手法不一样，但针刺时，针身保持垂直方向进行操作，应该是一致的。只有持针垂直与垂直针刺，才能灵活地运用针刺操作手法，而持针与针刺方向一致，顺针顺手的针刺操作，才能不会引起操作者手指手腕的不适反应，这样才符合"持针之道，竖者为宝。正指直刺，无针左右"的《灵枢》针刺操作规范。《灵枢·终始》曰："凡刺之属，三刺至谷气……故一刺则阳邪出，再刺则阴邪出，三刺则谷气至，谷气至而止。"只有"竖者为宝""正指直刺"，垂直进针和针刺，针刺入深浅不同的层次，才能一刺"阳邪出"，再刺"阴邪出"，然后"谷气至"，"气至而有效，效之信，若风之吹云"。因此，只有"竖者为宝，正指直刺，无针左右"，才能进行层次分明的针刺操作而得气获效。所以，采取正确规范的持针姿势进行针刺操作，对取得临床疗效，以及避免因长时间针刺操作而产生手指麻木等不适反应，都具有非常重要的临床意义。

四、《难经》"针阳刺卫"针法探析

《难经·第七十一难》曰："经言刺荣无伤卫，刺卫无伤荣。何谓也？然针阳者，卧针而刺之"，即卧针沿皮平刺，刺至皮下层，不可深刺或刺伤血脉，以免损及营分。这种针刺浅层属阳的卫分，故曰"针阳"或"针阳刺卫"针法，以下对《难经》"针阳刺卫"针法做一简要探析。

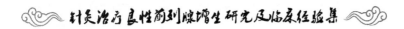

（一）营卫失调是疾病发生的病变机制

《素问·逆调论》曰："营气虚则不仁，卫气虚则不用，营卫俱虚则不仁且不用"，说明营卫之气的既虚且滞是不仁不用的发病机制。《灵枢·刺节真邪》曰："虚邪偏客于身半，其入深，内居营卫，营卫稍衰，则真气去，邪气独留，发为偏枯"，说明人体营卫虚衰，经气虚损，邪气乘虚而入，经隧脉络阻塞而发为半身不遂。《灵枢·痈疽》曰："营卫稽留于经脉之中，则血涩而不行，不行则卫气从之而不通，壅遏而不得行，故热"，说明营卫壅遏不通，营卫不和，则发热。《灵枢·营卫生会》曰："若营气衰少而卫气内伐，则昼不精，夜不瞑"，说明营衰卫伐，营卫失和，则夜不成眠。而《灵枢·邪客》曰："营卫稍衰，则真气去。"《素问·热论》曰："营卫不行，五脏不通则死"，说明营卫虚损，营卫阻塞不通，不仅致病，而且关系到人的生死。因为营卫属阴阳二纲，内至脏腑外至肌腠，无不依赖于营卫阴阳的协调平衡；若营卫失调，则诸病蜂起。故营卫失调是疾病发生的机制之一。

（二）《难经》"针阳刺卫"针法是调和营卫的方法

《素问·五脏生成》曰："人有大谷十二分，小溪三百五十四名，少十二俞，此皆卫气之所留止，邪气之所客也，针石缘而去之。"由于腧穴既是"卫气留止之处"，也是"邪气所客之所"，所以，腧穴成为"正邪共会"之所，与疾病的关系密切。"邪气"可通过腧穴侵袭机体，产生疾病；"卫气"也可通过腧穴抗御邪气，祛邪外出。又《素问·气穴》曰："孙络三百六十五穴会……以溢奇邪，以通营卫。"针刺经络腧穴就是通过"溢奇邪，通营卫"来治疗疾病。《灵枢·禁服》曰："凡刺之理，经脉为始，营其所于行，知其度量，内刺五藏，外刺六府，审察卫气，为百病母。"此把"审察卫气"提升到了"为百病母"的程度，认为这是治疗百病的根本。《素问·生气通天论》曰："天运当以日光明，是故阳因而上，卫外者也"，说明卫气是一种能够发挥卫外功能的阳气，邪气侵袭体表，卫气起而应之；"针阳刺卫"，卫气同样应之，来激发人体卫外防御和祛邪功能。又《灵枢·五乱》曰："营卫相随，阴阳已和"，说明营卫偕行，阴阳调和，可以通过"针阳刺卫"来"调和营卫"，从而达到治疗疾病的目的。所以《难经》"针阳刺卫"针法是一种调和营卫的方法。

（三）《难经》"针阳刺卫"针法针刺较浅的理论依据

《灵枢·营气行》曰："其浮气之不循经者，为卫气。"卫气属阳，以阳气轻浮，故卫气轻浮不循经，是比较浅的。《灵枢·营卫生会》曰："人有热饮食下胃，其气未定，汗即出，或出于面，或出于背，或出于身半，其不循卫气之道而出，何也？……内开腠理，毛蒸理泄，卫气走之，固不得循其道，此气慓悍滑疾，见开而出"，说明卫气慓悍滑疾，故具有不循其道，"见开而出"的特点，也是比较浅的。《素问·痹论》曰："卫者，水谷之悍气也……不能入于脉也，故循皮肤之中，分肉之间。"《灵枢·邪客》曰："卫气者，出其悍气之慓疾，而先行皮肤四末、分肉、皮肤之间而不休者也"，可见卫气循行于比较浅的"皮肤之中""分肉之间"，故《难经》"针阳刺卫"针法针刺深度应该是比较浅的。

（四）《难经》"针阳刺卫"针法的操作方法和临床意义

根据现代医学解剖学，皮肤的厚度为 1.0 ~ 4.0 mm，皮肤由表皮和真皮组成，皮肤的下面为皮下组织或称为浅筋膜，此层为连接皮肤与肌肉之间的组织。皮肤与皮下组织的浅筋膜，比较符合卫气循行于"皮肤之中"与"分肉之间"的卫分层次，故《难经》"针阳刺卫"针法的针刺深度，当为皮肤的 1.0 ~ 4.0 mm，根据人体高矮、肥瘦、大小，可有增减。临床应用《难经》"针阳刺卫"针法，主要是针刺入穴位后，停留在浅部卫分取卫气，无论是沿皮肤横刺或平刺，斜刺或直刺，针刺都比较浅，一般不宜超出皮下组织的浅筋膜范围，针刺深度以针尖抵达浅筋膜部位为准。在临床上，有些患者比较消瘦，皮肉很薄，皮下脂肪也少，若"卧针而刺"，有时会引起皮肉紧绷，产生明显的疼痛。为了避免进针时的疼痛感，也可直刺入皮部，然后让针身自然而卧，这种"针刺而卧"，与"卧针而刺"有异曲同工之妙。《难经》"针阳刺卫"针法，针刺在皮肤分肉之间的卫分，对于皮肤麻木、皮肤瘙痒、皮肤疼痛、游走性疼痛及外感风寒、寒热往来等"卫气虚""卫气滞"及"营卫失调"的病证有较好的治疗作用。另外，对失眠、心悸、胸痹、多汗等其他脏腑经络"营卫失调"的病证也有很好的治疗作用。因此，《难经》"针阳刺卫"针法是一种极为有效的针刺方法，值得临床广泛应用。

五、地仓穴定位探赜

地仓穴位于口角旁，由于面部神经血管丰富，特别是嘴唇口角处组织致密，痛觉敏感，如果定位取穴不准确，针刺操作不恰当，不但容易引起口角局部疼痛不适，而且也会影响临床疗效。现笔者对地仓穴的定位做一探赜，以供同道研究参考。

（一）近代之前地仓穴的定位

地仓穴，最早记载于晋代皇甫谧的《针灸甲乙经》："一名会维，侠口傍四分，如近下是。"后宋代王怀隐的《太平圣惠方》记载其"侠口傍四分外，如近下有脉微动者"，即地仓穴的定位强调了"在口角旁四分或口角四分外，如近下有脉微动者"。自晋代至近代之前，一直如是定位。唯有不同的是元代王国瑞的《扁鹊神应针灸玉龙经》认为其"在口傍直缝带路下"，没有明确几分寸。

（二）现代地仓穴的定位

20世纪50年代鲁之俊的《新编针灸学》将地仓穴定位于"两侧口角外五分"，中国中医科学院简编的《针灸学简编》将地仓穴定位于"在面部，口角外方约一横指许（同身指）"。后由邱茂良主编的《针灸学》定位地仓穴于"口角旁0.4寸，巨髎穴直下取之"。而在同一书中巨髎穴的定位为"目正视，瞳孔直下，平鼻翼下缘处"，即地仓穴定位也是"口角旁0.4寸，目正视，瞳孔直下"。近有石学敏主编的《针灸学》将地仓穴定位为"口角旁约0.4寸，上直对瞳孔"。以上这些定位有的医者认为"在口角旁五分"，有的医者认为"在口角外方约一横指许"，有的医者认为"口角旁约0.4寸，与瞳孔直上或直下相对。"唯有不同的是承淡庵的《中国针灸学》定位地仓穴于"在口角之外方，口仑匝肌中"。虽然没有明确说明在口角旁几分处，但是强调了在口仑匝肌中。世界卫生组织标准《针灸经穴定位》将地仓穴的定位于"在面部，口角旁开0.4寸（指寸）。又注：口角旁，当鼻唇沟或鼻唇沟延长线上"。

（三）地仓穴定位的商榷之处

以上这些定位有的医者强调在"口角旁四分或五分"，但这"四分或五分"是否不太容易测量？有的强调"口角四分外，如近下有脉微动者"，可这"脉微动"是否也不易找寻？或者认为是在"口角外方约一横指许"，这"一横指许"也不好度量。而地仓穴定位于"口角旁约0.4寸，与瞳孔直下或上直对瞳孔"，但是并不是千人一面，只有少数人能够在瞳孔直下与口角旁0.4寸处相交，若不相交，是定位于口角旁0.4寸处，还是口角旁瞳孔直下处？又若定位于"在面部，口角旁开0.4寸（指寸）。又注：口角旁，当鼻唇沟或鼻唇沟延长线上"，也有一个问题，给出的标准是口角旁开0.4寸，并且还是"指寸"，0.4寸的指寸是否同样不太好比量，但在注中给出了当鼻唇沟或鼻唇沟延长线上，那么是定位于口角旁开0.4寸（指寸）？还是定位于当鼻唇沟或鼻唇沟延长线上？口角旁开0.4寸与鼻唇沟同样有相交与不相交的问题。

（四）地仓穴定位的理论依据

笔者认为，地仓穴是否可以定位于"在面部口角旁，当口角水平线与鼻唇沟或鼻唇沟延长线的交点凹陷处"。因为若只定位在口角旁，而没有明确为"口角水平线"，那是否就可以偏上或偏下？所以明确规范为口角水平线与鼻唇沟或鼻唇沟延长线的交点处，这样就避免了过去定位在口角旁0.4寸处，与目正视，瞳孔直下或上直对瞳孔定位时相交或不相交的尴尬。对于定位在"与鼻唇沟或鼻唇沟延长线的交点凹陷处"，是根据《灵枢·经脉》中"经脉十二者，伏行分肉之间"，所谓"分肉之间"，当属肌肉与肌肉之间；而《素问·气穴》中"三百六十五以应一岁。气穴之处，游针所居"，能游于针者，其处必空，只有分肉之间，才是空隙之处。

六、压力性尿失禁中医病名规范化探讨

压力性尿失禁是指喷嚏或咳嗽等腹压增高时出现不自主的尿液自尿道外口溢出。其特点是正常状态下无遗尿，而腹压突然增高时尿液自动流出。压力性尿失禁在女性中非常常见。研究显示，其发病率在国外为15%～52%；我国

北京地区成年女性尿失禁发病率约为46.5%，其中压力性尿失禁约占59.6%。压力性尿失禁患病率高，就诊率低，患者因不能控制漏尿症状而需长期使用尿垫，不敢长途旅行，畏于参加社交活动，因此容易产生抑郁、自卑等负面情绪，严重影响患者的生活质量和心理健康。由于受到文化教育和社会经济等因素的影响，女性常对自身的漏尿问题难于启齿，致使女性尿失禁长期以来都不被重视。有些患者即使知道自己患有尿失禁，也不了解自己患的是压力性尿失禁，更不清楚压力性尿失禁在哪个科室有针对性的治疗。尤其是来中医院就诊的患者，极大部分患者不清楚中医中药及针灸治疗压力性尿失禁的有效性。压力性尿失禁的大众认知度低、就诊率低，可能与中医学对此疾病没有通俗易懂的命名有关。因此，压力性尿失禁中医疾病名称命名的规范化，对指导患者认识自己的疾病及指导患者就诊具有重要的临床实际意义。

（一）压力性尿失禁与"咳而遗溺"的关系

早在2000多年前的《黄帝内经》中就有压力性尿失禁的记载，《素问·咳论》曰："膀胱咳状，咳而遗溺。""咳而遗溺"即"咳嗽遗尿""咳嗽遗溺"；"膀胱咳状"即咳嗽引起膀胱的遗溺症状，而不是膀胱病变引起咳嗽症状，说明压力性尿失禁与肺、膀胱关系密切。临床上，压力性尿失禁根据症状轻重程度分为轻度、中度、重度3种。轻度表现为一般活动无尿失禁，当突然、剧烈的身体活动，如剧烈咳嗽、喷嚏或奔跑等使腹压骤然增加时有尿失禁；中度表现为一般的身体活动，如一般的咳嗽、喷嚏或疾走、大笑等时有尿失禁；重度表现为轻度的身体活动，如行走或起立，或甚至仰卧位时即有尿失禁。这说明激烈活动增加腹压，如剧烈咳嗽，才出现尿失禁，表明尿失禁程度轻；一般活动增加腹压，如一般咳嗽就出现尿失禁，表明尿失禁中度；轻度活动增加腹压或没有腹压增加的动作，甚或仰卧位时即有尿失禁，表明尿失禁程度重。当然，如果患者有肺部疾病，咳嗽会导致尿失禁更加严重。因为咳嗽是最易增加腹压的动作，压力性尿失禁患者做咳嗽腹压增加试验时最易出现遗溺；咳嗽也是最常见的症状，通常情况下压力性尿失禁患者因为肺部疾病，咳嗽症状会加重遗溺。所以，压力性尿失禁与"咳而遗尿""咳而遗溺"关联密切；由于咳嗽腹压增加时，尿液不自主地自尿道外口溢出即漏尿，压力性尿失禁与"咳嗽漏尿"也密切相关。

（二）肺与膀胱经络相关，肺与膀胱脏腑相通

足太阳膀胱经循行于胸背、腰骶部脊椎两侧旁开 1.5 寸与 3.0 寸，有 2 条经络线，在胸背部的内脏正好是肺脏，而肾与膀胱正好位于腰骶部。因此，脊椎两旁的膀胱经，把肺、肾和膀胱联系在一起，发挥功能活动。肾和膀胱的水液气化功能密切，不再赘述。而《医学入门》记载了肺与膀胱密切联系相互关系的理论，即脏腑别通理论，认为"肺与膀胱相通"。有学者认为脏腑别通理论源于《灵枢·根结》中"太阳为开，阳明为阖，少阳为枢；太阴为开，厥阴为阖，少阴为枢"，太阳与太阴互通则肺与膀胱相通，由六经开、阖、枢理论推衍而来，脏腑别通实乃气化相通。有学者认为，六经的开、阖、枢理论揭示了在有形的经络、脏腑之中，还存在着无形的营卫、气血的气化过程，这样才构成了《素问·阴阳离合论》中"阴阳霾霾，积传为一周，气里形表，而为相成也"的理论。太阴、太阳均为三阴三阳之首，均为开，故有互通关系。经络相通，故脏腑相通；脏腑功能相通，故脏腑的气化相通。

（三）肺主肃降通调水道，肺与膀胱水液气化相同

《灵枢·营卫生会》曰："上焦如雾，中焦如沤，下焦如渎。"水液的代谢，通过三焦的气化来完成。《素问·经脉别论》曰："饮入于胃……上归于肺，通调水道，下输膀胱。"水液通过肺的肃降，三焦的通道传输膀胱。《素问·灵兰秘典》曰："三焦者，决渎之官，水道出焉。膀胱者，州都之官，津液藏焉，气化则能出矣"，说明膀胱的排尿功能，受到三焦水液气化通道的影响，而让水液通过膀胱排泄，是膀胱的气化功能。临床上，如果肺气虚弱，或外邪袭肺，肺主宣发肃降，通调水道，下输膀胱功能失常，膀胱气化不利，就会出现遗溺或"咳而遗溺"。若外邪侵袭膀胱经脉痹阻不畅或膀胱腑气虚损，膀胱气化不利，则致遗溺或"膀胱咳状"。

（四）肺主皮毛太阳主表，肺与膀胱病理相互影响

肺主皮毛，肺气与肌表有着密切的关系，若肺气充盈，肌表润泽致密，腠理开阖正常，卫阳外固，能抵御外邪；若肺气虚弱，肌表枯萎松弛，腠理开阖失常，卫外不固，容易遭受外邪侵袭，邪入腠理，经络痹阻。足太阳膀胱经循

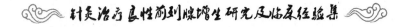

行于背部，太阳主表主阳，如果足太阳膀胱经通畅，膀胱气化功能正常，则小便通利。如果患者肺卫不和，卫阳不固，足太阳膀胱经脉络空虚致外邪侵袭，风寒之邪痹阻膀胱经脉，膀胱气化功能失常，气化不利，则致遗溺或"咳而遗溺"。反之，如果患者背部足太阳膀胱经经脉痹阻，影响了背胸部内藏肺的气化功能，肺失宣发肃降，通调水道失常，膀胱气化不利，则致遗溺或"膀胱咳状"。

（五）讨论

综上所述，咳嗽是最易引起腹压增加、诱导压力性尿失禁的动作；咳嗽也是一个最常见症状，有肺部疾病的患者，咳嗽症状会使压力性尿失禁加重。压力性尿失禁在《黄帝内经》中早有"膀胱咳状，咳而遗溺"描述，说明压力性尿失禁与肺、膀胱功能密切联系。从肺与膀胱的经络循行，三阴三阳的开、阖、枢，脏腑别通理论，肺主通调水道，下输膀胱的水液气化功能，肺主皮毛司腠理开阖与太阳主表主阳，都说明了手太阴肺经与足太阳膀胱经的水液气化功能在生理上密切联系，病理上相互影响，从而出现"膀胱咳状，咳而遗溺"。因此，压力性尿失禁对应中医疾病名称是否规范化称为"咳嗽遗溺""咳嗽遗尿""咳嗽漏尿"？这里只是抛砖引玉，还请同道不吝指教，这对今后进一步完善中医疾病名称规范化、标准化及指导患者就诊具有重要的临床意义。

七、针刺操作姿势规范化浅识

在临床上，针灸医师一般比较重视针刺操作手法对疾病治疗的作用，但对针刺操作者在针刺操作时采取规范合理的身体站立姿势、刺手持针姿势及身体站立方位等很少涉及，笔者认为这些对针刺操作者实施正确的操作手法也至关重要，下面分别阐述这些方面的认识。

（一）规范的身体站立姿势是针刺操作的前提

1.《灵枢》对针刺操作者身体站立姿势的规范

针刺操作者身体站立姿势早在《灵枢·邪客》中就有明确规范："持针之道，欲端以正，安以静，先知虚实，而行徐疾。"明代医家张介宾的《类经》

对此所注为"宜审而慎，必从和缓从容，庶可无误。故欲端以正，安以静，先知虚实，而行疾徐"，说明针刺操作者规范的身体站立姿势应该端正，和缓从容，神安心静，这样操作者形、气、神合一，进入最佳的操作状态，才能"先知虚实，而行疾徐"。针刺操作者只有身体站立姿势端正了，心态平和了，操作时才能平和徐缓，即以操作者端正的姿势、平稳的心态、徐缓的操作，来调整患者失衡的心态、失和的气血。反之，若针刺操作者自己身体站立姿势歪斜不稳，心态浮躁不静，手下针刺就会徐疾无序、快慢不均，患者即刻就会产生疼痛等不适针感，因为"手随心转""针随心出"，就不能进行有效的针刺治疗。所以，操作者在进行针刺操作之前，第一步就是要采取端正的身体站立姿势，形、气、神合一，才能更好地进行有效的针刺操作。

2. 规范身体站立姿势的意义

针刺操作者在针刺操作时采取规范端正的身体站立姿势，一是为了针刺操作时操作者能够形、气、神合一，聚精会神进行操作。因为针刺不同于其他治疗方法，针刺时提插捻转补泻手法非常精细，"神气"在经脉经穴中的运营"其来不可逢，其往不可追"，非常微妙，所以一定要形、气、神合一，精神高度集中才能体会。二是为了操作者长期进行针刺操作后不会产生腰酸背痛等不适反应。因为针灸医师作为一种职业，是终生的事业，一天需要治疗大量的患者，经年累月站立实施操作，所以需要一种规范端正的身体站立姿势，使身体处于一种自然放松的生理站立状态，这样进行针刺操作时身体就会比较自然舒展，长期针刺操作也不会产生不适反应。有学者在"论书法与针刺手法"中说：下笔和行针前就气沉丹田，运用指腕，下笔、行针气出丹田，收放得法，开合有度，轻重并举。所以书法创作和针刺操作的过程，也是一个练气功的过程，有利于书法家和针灸医师提高书法艺术和针刺手法水平。因此，针刺操作者规范的身体站立姿势，如果能够做到行针气出丹田，收放得法，对针刺操作者自身的调形、调气、调神，身体健康也大有裨益。所以，针刺操作时操作者采取规范合理的身体站立姿势，对进行形、气、神合一的针刺操作，避免由于长时间针刺操作而产生腰酸背痛等不适反应及自身的身体健康，具有非常重要的实际意义。

3. 规范的身体站立姿势的要领

针刺操作者在针刺操作时，规范端正的身体站立姿势是身体自然站立，

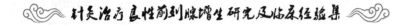

保持立正姿势，重心要稳。要领是身直、头低、含胸、肢垂。身直，即身体一定要端正直立，不应歪斜，两足跟齐，两足间距离与肩同宽。只有身体端正立正了，自然会身直体端。低头，即头稍低，因为患者或坐或卧，都在操作者的前下方，所以头稍低，目向前下方俯视。含胸，即双肩稍微向前，要顺承身体自然结构，不刻意做动作，而是要动作舒展，身体内外舒适放松，以身体感觉自然舒适为佳，自然调畅自己的呼吸，使呼吸均匀自然。肢垂，即双上肢臂、肘、腕、指自然下垂，处于一种自然放松状态。这样的身直、头低、含胸、肢垂的站立姿态，使操作者身体姿势处于一种自然松紧、形神合一的操作姿势状态中。

（二）规范的刺手持针姿势是行使针刺手法的关键

1.《灵枢》对针刺操作者持针姿势的规范

针刺操作者刺手持针姿势在《灵枢·九针十二原》也有规范："持针之道，竖者为宝。正指直刺，无针左右"，即刺手持针时，一定要使针体处于竖立垂直状态，垂直进针，不偏不倚。只有把针竖直了，才便于针刺操作，行使针刺手法。只有"正指直刺"，操作者的"神"聚集在针身针尖上，才能体会到针下细微的针感变化。因为针下经气是"知其往来，要与之期""迎之随之，以意和之"，只有"竖者为宝""正指直刺"，才能体会到精微的针感。《灵枢·终始》云："凡刺之属，三刺至谷气……故一刺则阳邪出，再刺则阴邪出，三刺则谷气至，谷气至而止。"只有刺手持针时使针体处于竖立垂直状态，"正指直刺"，垂直进针和针刺，用深浅不同的针刺方法，进行层次分明的针刺操作，才能"阳邪出""阴邪出"，然后"谷气至"。所以，要想完成理想中的针刺手法，刺手持针姿势的正确与否，是一个关键因素。

2.规范刺手持针姿势的意义

针刺操作者刺手采取"竖者为宝，正指直刺"规范的持针姿势，一是为了操作者能够运转自如，游刃有余地进行针刺操作手法；二是为了避免操作者长期进行针刺操作后而不产生手腕、手指僵硬麻木等不适感。因为规范的持针姿势，在针刺操作时刺手的手腕、手指处于自然下垂的生理状态，进行针刺手法时比轻松自如。所以，刺手采取一种正确规范的持针姿势，对操作者运转自如地进行针刺操作手法，以及避免由于长时间针刺操作而产生手指麻木等不适反应，具有非常重要的临床意义。

3. 刺手规范的持针姿势的要领

针刺操作者在针刺操作时，刺手规范的持针姿势是用拇指、示指或拇指、示指、中指持针。要领是指实、掌虚、指竖、针直。指实，就是刺手手指持针要自然用力，把持住毫针。手掌与手指自然下垂，内侧拇指中部骨节使之向外稍凸起，外侧四指相互靠拢，骨节稍向外，密实而不松散。拇指与示指、中指相对，握住针柄，使之松紧适度。太紧，手法操作不灵便；太松，手法操作劲使不上。掌虚，就是持针时掌心要虚空，不能曲指塞掌，环指和小指都不要贴到掌心，似手心里拿着一个球。拇指和示指间的虎口要稍张开。这样，运针就能稳定而灵活，容易把补泻手法做好。指竖，就是刺手持针时手指要竖直。指竖才能针直，针体直才能针尖正，针正则四面势全，针刺操作手法才能运转自如。针直，持针时要尽量保持针体与穴位平面垂直，针身针尖保持垂直状态。但在具体的针刺手法实施过程中，有时针尖有倾斜俯仰的情况，重要的是斜而能正，针刺平稳。

4. 刺手持针时手指的高低

刺手持针时手指的高低要根据毫针的长短及刺手的手掌大小、手指长短而定，一定要适当。一般来说，持长 25 mm 的毫针，拇指、示指可以直接把持在针柄上；持长 40 ~ 60 mm 的毫针，拇指面直接贴在针根上，示指面或中指面贴在针根上或贴在上端针体上。持长 25 mm 的毫针，手指持针的位置自然会低些，把持住针柄即可，太低了操作手法局促不自由；持长 40 ~ 60 mm 的毫针，手指持针的位置自然会高一些，持针稍高，操作就比较灵活。持长 60 mm 以上的毫针进针时，可以使用夹持进针法，进针后可以使用此持针方法进行针刺手法操作。

在针刺临床操作手法中，最常用的是提插手法和捻转手法，虽然这两种操作手法不一样，但针刺时，针身针尖保持垂直方向，应该是一致的。只有手指持针、指腕用力与针刺垂直方向一致，才能符合《灵枢·九针十二原》中的"正指直刺，无针左右"的持针针刺规范。所以，持针时只有指实、掌虚、指竖、针直，手指的高低适当，才能做到"持针稳定，针无虚发，力聚针尖，刺无左右，操作自如"。

（三）规范的身体站立方位是针刺操作的需要

1. 规范身体站立方位的意义

针刺操作者的身体站立在任何方位，目的是在针刺操作时，操作者能够顺手、顺气、顺利完成所需要的针刺操作。顺手，即针刺操作者的手势要顺，针刺操作者只有身体站立在合理的方位，才能与上述刺手合理规范的持针姿势一致。顺气，即针刺操作者采取规范合理的身体站立方位，其呼吸就会均匀顺畅，气定神闲。顺利，即针刺操作者身体站立方位的合理规范，针刺操作就会进行顺利。如果由于操作者的身体站立方位不合理，使针刺操作者的身体站立姿势与持针姿势长时间处于一种不协调的状态中，就会出现腰酸背痛、肘腕僵硬等不适反应。所以，针刺操作者在针刺操作时，遵循规范合理的身体站立方位，对针刺操作者顺手、顺气、顺利完成针刺治疗，以及避免针刺操作者产生腰酸背痛等不适反应，具有极为重要的临床意义。

2. 规范的身体站立方位的要领

当针刺操作者在针刺操作时，有了规范的身体站立姿势和刺手的持针姿势后，一定要有合理规范的身体站立方位相配合，才能顺利完成针刺操作。针刺操作者身体站立方位的要领：相反相成。即在针刺操作过程中，操作者一定要站立在所操作穴位的对立面。例如，若针刺患者左侧肢体的左侧与右侧肢体的左侧，那么，操作者一定要站位在患者右侧；反之亦然。因为，这样的针刺操作者的站立方位，使所针刺的穴位离针刺操作者的正面胸腹有了一定的距离，双上肢就会自然向外稍伸出，双手掌指相对，似抱球状，保持了针刺操作者在针刺操作时身体姿势一直处于身直，头正稍低，目正向前下方俯视，双肩、肘、腕、指自然下垂状态。同时，针刺操作者的刺手持针姿势也一直处于指实、掌虚、指竖、针直状态。刺手手指持针自然用力，把握住毫针。"押手"轻轻按压所刺穴位的旁边，"刺手"持针，将臂、肘、腕、指自然下垂力集中于针，使上肢各个关节部位自然下垂之力与进针的针刺方向一致。利用上肢自然下垂之力将针尖快速轻巧刺入所针刺穴位，而不必做多余的进针动作，然后运针。如此，针刺操作者在针刺操作时就比较顺手、顺气、顺利。

反之，在针刺操作时，如果针刺患者左侧肢体的左侧与右侧肢体的左侧，若操作者站位在患者左侧，这样所针刺的穴位部位离操作者的正面胸腹太近，就没有一定的距离进行操作，为了实施操作，操作者必须改变上述的身体站立姿势与刺手持针姿势，如侧身或下蹲，手腕背曲等，来适应由于不合理的站立方位所要进行的针刺操作，使针刺操作者自己处于一种身体姿势与持针姿势不协调的状态来完成针刺操作过程。即站位在同侧针刺，就会逆着身体端正的站立姿势与垂直的刺手持针姿势，操作者既不顺手，也不顺气，操作时就会不顺利。如果针刺操作者的身体站立姿势与持针姿势处于一种不协调的变形状态中，不能顺手地行使针刺手法，那样就不能实施理想中的针刺补泻手法，反而可能会起到相反的效果。另外，由于操作者的身体站立方位不合理，使针刺操作者的身体站立姿势与持针姿势长时间处于一种不协调的变形状态中，还会出现腰酸背痛、手指僵硬麻木等不适反应。所以，针刺操作者在针刺操作时，一定要遵循规范合理的身体站立方位，才能顺手、顺气、顺利地完成针刺操作过程，规范的身体站立方位是行使针刺操作方法的实际需要。

（四）体会

早在 2000 多年前的针灸经典《灵枢》中，就记载了规范的针刺操作者的身体站立姿势与刺手持针姿势，即"持针之道，欲端以正，安以静""持针之道，竖者为宝。正指直刺，无针左右"。这是因为针刺操作者在针刺操作时，首先，规范的身体站立姿势是针刺操作的前提。这类似于打太极拳，一定要有个正确规范的身体站立姿势，才能以形、气、神合一的状态练太极拳锻炼身体。因此，针刺操作者也一定要有规范的身体站立姿势，才能形、气、神合一，进入最佳的针刺操作状态进行针刺操作。其次，针刺操作者刺手规范的持针姿势是行使操作手法的关键。这如同书法执笔一样，若要想写出优美的文字，就要掌握正确的执笔方法；同理，若要想完成理想中的针刺补泻手法，就要掌握正确规范的持针方法，二者具有相通性。正确规范的持针姿势，使操作者在针刺时刺手能够运转自如地进行针刺手法的操作。最后，针刺操作者规范的身体站立方位是行使针刺操作的需要。这如同西医在实施外科手术时，主刀、一助、二助规范严格的站立方位，确保了手术的顺畅进行。同样，针刺操作者的身体站立方位，也要遵循规范合理的位置方位，这样才能顺利完成所需求的针刺操作手法。针刺操作者操作时规范的身体站立姿势、刺手持针姿势及身体站立方位，是顺畅有效完成针刺操作的 3 个关键要素，也是避免针刺操作

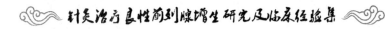

者产生腰酸背痛、手指麻木等不适反应的合理要求。因此，掌握正确规范的针刺操作姿势，具有十分重要的临床实际意义。正如有学者指出，针刺手法规范化并不是创新，而是一种规范，它不是束缚，不应排斥特色，也不会阻碍创新。同样，针刺操作姿势的规范化，也只是初探，不会排斥特色，如能起到抛砖引玉的作用，将对今后进一步完善针灸操作规范化、标准化具有重要的现实意义。

八、针刺操作时患者体位姿势规范化浅析

针刺技术的高低取决于经络腧穴的选择、针刺操作过程、患者的敏感度及医师的临床经验等多种因素，其中针刺操作过程是针刺技术的核心，也是针刺治疗取得疗效的关键。在临床针刺操作过程中，规范的针刺操作姿势使针刺操作者能够形、气、神协调统一地完成针刺治疗，并影响针刺治疗疾病的疗效。同样，针刺时患者的体位姿势也影响着针刺治疗疾病的效果，因为患者体位姿势对形神相得、经穴通道开闭、针刺中腧穴及施行补泻手法等也具有直接影响，下面对这些方面进行浅析。

（一）规范的患者体位姿势是形神相得的前提

1.《内经》对患者体位姿势的规范

早在 2000 多年前的《素问·宝命全形论》记载："凡刺之真，必先治神，五脏已定，九候已备，后乃存针，众脉不见，众凶弗闻，外内相得，无以形先，可玩往来，乃施于人。"用针的真谛，必先安定患者的神志，明晰五脏的虚实，三部九候的变化，然后下针。还要注意有无真脏脉出现，五脏有无败绝现象，内外形神是否相得，不能以外形为依据，更要明晰经脉气血往来情况，形正神安，才能施针治病。《灵枢·终始》记载："凡刺之法，必察其形气……大惊大恐，必定其气，乃刺之。乘车来者，卧而休之，如食顷，乃刺之。"针刺的法则，必须诊察患者形体神气，如果大惊大恐以后，必须先安定患者神气再行针刺；如果患者乘车从远道而来，患者需要躺下休息一会儿，待患者气定神闲再行针刺，否则"其脉乱气散，逆其营卫，经气不次，因而刺之，则阳病入于阴，阴病出为阳，则邪气复生"。如果患者脉气紊乱，正气耗散，营卫失

调，经气不能依次循行，不顾及这些而为患者针刺，很容易使阳分病深入阴分，阴分病涉及阳分，以致邪气更盛而疾病加重。这说明《内经》针刺前对患者的形神要求极其严格规范，必须是形正神安、形神相得才能实施针刺治疗。

2. 规范的患者体位姿势是形神相得实施针刺的前提

患者采取规范自然的体位姿势，形神放松，形正神安，经穴自然开通，针刺腧穴，可调畅经络，调和气血，易于发挥针刺的治疗作用。反之，如果针刺时患者采取不适当的体位姿势，关节僵硬不松弛，肌肉紧张不放松，久之导致患者形神疲惫难耐，神乱气散，经气闭塞而逆其气血，会致气血不畅而病邪不去。如果由于患者体位姿势不正确导致患者气不定、神不安，又如何能通过调气治神来发挥针灸的治疗作用？患者的体位姿势正确恰当与否，直接影响着患者的形神是否相得相合。所以，规范的患者体位姿势是形神相得实施针刺的前提。

（二）规范的患者体位姿势是开放经穴的需要

1. 《内经》对患者取穴体位姿势的规范

《灵枢·本输》记载："入于曲池，在肘外辅骨陷者中，屈臂而得之"，说明位于肘关节处的曲池穴，要弯曲肘关节出现"陷者中"的空隙，才能正确取得曲池穴。因为，屈肘时肘关节外侧周围的肌肉、肌腱、韧带是松弛的，肘横纹外侧端与肱骨外上髁连线中点处形成的凹陷空隙比较明显，曲池穴是"开放"的，易取曲池穴。反之，伸直肘关节时肘关节外侧周围的肌肉、肌腱、韧带是紧张的，凹陷空隙就会消失，曲池穴是"闭合"的，很难定位获取曲池穴。《灵枢·本输》记载："曲泉，辅骨之下，大筋之上也，屈膝而得之"，说明位于膝关节邻近处的曲泉穴，要屈曲膝关节，当膝内侧横纹头上方，半腱肌、半膜肌止端前缘凹陷显现才能获取曲泉穴。《灵枢·本输》记载："阴之陵泉，辅骨之下陷者之中也，伸而得之。"同样，位于膝关节邻近处的阴陵泉穴，要伸直膝关节，在胫骨后缘和腓肠肌之间，比目鱼肌起点处显现凹陷才能正确定位阴陵泉穴。所以，《内经》定位取穴对患者体位姿势有着明确的规范要求。

2. 规范的患者体位姿势是开放经穴、神气出入的需要

《内经》告知我们，人体的穴位在"陷者中"的空隙处，从解剖结构上来看，穴位是位于神经、肌肉、骨骼等组织的间隙中，所以针刺前通过左手揣按可以了解穴位内部的情况，准确进针，针感才可以循经传导，使气至病所，这

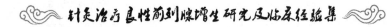

是针刺治疗疾病取得疗效的关键。只有采取一定的取穴体位姿势，取穴时患者关节或伸或屈，腧穴周围的肌肉松弛，才能出现"陷者中"的空隙，经穴才是"开放"的状态，才能揣明穴道。有学者指出，腧穴是一个不规则的立体结构，这个结构的形状与其所在的凹陷和孔隙的形状相似；还有学者认为，从结构而言，腧穴位于从皮、脉、肉、筋、骨直至脏腑的不同深浅层次的缝隙之间的立体结构。这说明腧穴的开放闭合受到周围组织结构的影响，经穴随关节或伸或屈、肌肉或松或紧而开放闭合，同时影响着神气在经穴中的出入。所以，针刺时患者规范的体位姿势是开放经穴、神气出入的需要。

（三）规范的患者体位姿势是针刺中穴的要求

1.《内经》对针刺中腧穴的规范

《灵枢·邪气脏腑病形》记载："中气穴则针游于巷，中肉节则皮肤痛"；《素问·气穴论》记载："气穴之处，游针之居"。气穴就是腧穴，只有空隙之处，才可以针刺以"游针"，如果没有腧穴之空隙，怎能针刺"游针"于穴？反之，"中肉节则皮肤痛"，也就是说刺中"肉节"，刺不中腧穴，是"皮肤痛"。《灵枢·胀论》记载："不中气穴，则气内闭；针不陷肓，则气不行；上越中肉，则卫气相乱，阴阳相逐"，说明如果针刺不中气穴，则病气内阻；针不到分肉空隙，则经气不行，甚至因仅刺中肉节，以致病气上越，扰乱卫气的正常运行，阴阳之气互相争逐而不能相随相合。由此，要刺中腧穴，达到"游针"境界，腧穴必须是"开放"的状态；如果腧穴是"闭合"的状态，就刺不中腧穴，更不要谈"游针"了，不能发挥针刺通经调气、调整人体阴阳平衡的治疗作用。

2.规范的患者体位姿势是针刺中穴施行手法的要求

针刺操作的本义就是在正确理解得气、守气、辨气的意义，掌握辨气方法的基础上，正确施行催气、守气、调气等操作。这些针刺操作必须在经穴开放、经气流畅的状态下，才能体察到"气之至也，如鱼吞钩饵之浮沉"的"气至"针感。只有腧穴处于开放的状态，行精细的针刺手法，才能体会到精微的针感，如"知其往来，要与之期""迎之随之，以意和之"。规范的患者体位姿势才能确保经穴处于开放，气血处于流畅状态。正如有学者认为针灸体位与腧穴在皮部的体表定位、腧穴立体结构内的形态变化、针感产生的理想与否有着直接的关系，故必须有正确的体位，才能使所要求的针感产生传导。所以，针刺时患者规范的体位姿势是针刺中腧穴及施行针刺手法的要求。

（四）规范的患者体位姿势的放置方法

1.规范的患者体位姿势的原则

有学者认为，患者体位的确定是针刺治疗的第一环节，这个环节的基本要求就是患者穴位充分暴露，肌肉充分放松，体位舒适安稳，且能持久保持。因此，针刺时规范的患者体位姿势的原则是患者肢体关节自然放置处于生理状态，全身肌肉松弛，长时间放置而没有痛苦难忍的感觉。气机条畅、升降出入有序是机体处于"阴平阳秘"生理状态的前提。当人体处于生理体位，四肢关节自然屈曲，连接各个关节的肌肉放松，处于顺其自然的生理状态，形神相得，这样全身经络气血流畅，腧穴开放，气血处于充盈状态，有利于针刺中腧穴，行施针刺补泻手法，发挥调和气血、调整脏腑功能等治疗作用。反之，如果患者体位姿势不正确，长时间放置肢体就会有难受的感觉。当患者难受时，就会用意念抵抗痛苦，稍一用力，关节肌肉自然会紧绷，形神相失，经络腧穴闭合，经脉气血流通不畅，不利于针刺中腧穴行施针刺手法，影响针刺调节、治疗作用的发挥。诚如《针灸大成》记载："人身之气有阴阳，而阴阳之气有经络，循其经而按之，则气有连属，而穴无不正，病无不除"，说明针刺操作时穴位必须"正"，而规范的患者体位姿势，才能够"循其经而按之凹陷"，是"穴正"的关键。"穴正"才能够使经穴开放，经脉气血流畅，发挥针灸调和气血、调整阴阳的治疗作用，达到"穴无不正，病无不除"的目的。

2.卧位姿势是患者形神相得最理想的体位姿势

卧位姿势可使患者全身形神放松，因为身体与治疗床充分接触，减少了身体直立时对抗重力的负担。当人体卧位时脊椎不再需要承重，颈肩、胸背、腰腹、四肢等的拮抗肌肉群均可以充分地放松，形神相得，经络腧穴处于最佳的开放状态，有利于针刺调节作用的发挥。反之，如果患者卧位姿势不正确，四肢关节放置不恰当，使脊椎和四肢关节肌肉韧带紧缩或过度拉伸，导致腰酸背痛、四肢关节僵硬、肌肉紧张等反应，随之而来的就是患者心烦意乱，形神相失，经络腧穴闭合，影响针刺的治疗效果。所以，规范患者体位姿势的目的，就是帮患者选择正确规范的体位姿势，使形神相得，经络腧穴开放，气血流通充盈，从而发挥针刺最大的治疗作用，而卧位姿势是患者形神相得最理想的体位姿势。

（1）仰卧位：人体的面部朝上，身体后背部自然躺卧于治疗床，主要适宜于头面、胸腹和四肢前面与侧面腧穴的针刺治疗。采取仰卧位时，患者的头颈部放置一个高 10～15 cm 的枕头，肢体自然放置于治疗床上。若针刺肘关节处的腧穴如曲池、肘髎等穴，患者双肩关节外展 15°～30°，双肘屈曲 90°～120°，双手自然放置于腹部，双手掌自然张开，手指微屈，掌心向下；如果针刺腹部腧穴，则双上肢自然放置于身体两侧，肘关节屈曲 120°～150°，双手掌自然张开，手指微屈，掌心向下；若针刺前臂内侧腧穴如内关等穴，则虎口向上，掌心向人体正中线；若针刺膝关节处的腧穴如犊鼻、曲泉等穴，患者双膝关节下方放置一高 10～15 cm 的软垫，膝关节屈曲自然放松，两足自然分开呈倒八字形，与肩同宽，双足趾自然向上。这样规范的仰卧位姿势，可使患者全身经络气血流畅，四肢关节处的腧穴开放，有利于针刺操作和治疗作用的发挥。

（2）侧卧位：人体面部一侧朝上，身体一侧自然躺卧于治疗床，主要适宜于头面、胸腹和四肢侧面和后面腧穴的针刺治疗。采取侧卧位时，患者头颈部放置一个高 10～15 cm 的枕头，使头颈部与躯干保持生理关系，颈部不扭转、前屈或后伸，保证头部矢状面和脊柱在一条直线上。若针刺肩肘关节处的腧穴如肩髃、曲池等穴，患者胸腹部放置一软垫，双上肢环抱软垫，肘腕手指关节自然屈曲放置于软垫上。若针刺髋臀与膝踝关节处的腧穴，患者下位的髋膝关节自然伸直，踝关节自然屈曲，足趾向前；患者上位的髋关节屈曲 120°～150°，膝关节屈曲 90°～120°，放置于下位的膝关节之前，踝关节自然屈曲，足趾向前。这样规范的患者侧卧位体位姿势可使身体保持自然的 S 形曲线生理状态，肢体完全放松下来，有利于头颈、胸腹、腰背、髋膝及四肢关节肌肉韧带放松，全身经络腧穴开放，髋臀与膝踝关节处气血流畅，有利于发挥针刺治疗作用。

（3）俯卧位：人体的面部朝下，身体前面胸腹部自然躺卧于治疗床，主要适宜于头颈、脊柱背腰和四肢后面腧穴的针刺治疗。采取俯卧位时，患者上胸部放置一个高 10～20 cm 的枕头，最理想的方法是选用一头有孔洞的特殊治疗床，使患者呼吸保持通畅。若针刺肩肘关节处的腧穴如肩髎、曲池等穴，患者上肢放置于头部上方的治疗床上，双肘关节屈曲 90°～120°，手指关节自然微屈，手掌心向下；若针刺膝踝关节处的腧穴如委中、太溪等穴，患者踝关节下方放置一高 10 ~ 15 cm 的软垫，膝踝关节放松，两足自然分开，与肩同宽，足趾自然向下。这样规范的俯卧位姿势，可使患者头颈、后背腰骶与四肢肌肉韧带放松，四肢关节处腧穴开放，有利于针刺操作治疗。

反之，若患者头颈部位放置的枕头过高或过低，颈部前屈或后伸不适，或头部矢状面和脊柱不在一条直线上，头颈部扭曲而致颈部肌肉紧张；若患者上胸部放置的枕头不合适，就会影响患者呼吸；若患者双肘关节伸直或双膝踝关节下没有放置合适的软垫，肘、膝踝关节就会僵直及肌肉绷紧，经脉气血阻滞，腧穴闭合，不易刺中腧穴，不能很好地施行针刺补泻手法，影响针刺的治疗效果。所以，于患者头颈、胸腹或膝踝关节等处规范放置枕头或软垫对规范体位姿势十分重要。

（五）小结

2000 多年前《黄帝内经》在谈到进行针刺治疗时对患者形神就有严格的要求和规范，规范的患者体位姿势，一是形正神安、形神相得为实施针刺治疗的前提；二是经穴开放、经脉气血流畅的需要；三是针刺中腧穴、施行补泻手法的要求，此三者相辅相成，使患者形神相得并顺利完成针刺治疗。规范的患者体位姿势原则就是患者肢体关节自然放置，处于生理状态，肌肉松弛，没有任何难忍痛苦的感觉，形正神安。患者卧位姿势是进行针刺治疗最理想的体位姿势，卧位姿势的关键是患者头颈、胸腹、膝踝关节等处规范放置合适的枕头或软垫。《灵枢·九针十二原》记载："所言节者，神气之所游行出入也，非皮肉筋骨也"，说明经穴中所游行出入的是"神气"，因此，刺灸法作用于经穴，与治神调气密不可分，其目的在于调整人体阴阳，使不协调的病理状态恢复正常，腧穴虽言"非皮肉筋骨"之本身，但也离不开"皮肉筋骨"，是由"皮肉筋骨"所围成的具有一定空间的结构，腧穴的容积随着周围组织结构离合变化而开合变化，患者经络腧穴气血通滞、盈亏、开闭与体位姿势密切相关。所以，针刺时患者采取合理规范的体位姿势使形神相得，经脉通畅，"神气游行出入"腧穴开放，针刺中腧穴施行补泻手法，使神气于经脉腧穴之中自由无阻碍地出入往返会合，形神共治，神与形俱，最终获得疗效。

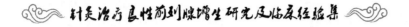

九、对《针灸学》教材中胸椎部背俞穴"斜刺"操作的商榷

胸椎部背俞穴为位于第 1 ~ 第 12 胸椎脊柱两侧膀胱经第一侧线上的 11 个背俞穴，是脏腑经气输注于背部的腧穴。1961 年全国高等中医药院校规划教材出版了第一版，至今将近 60 年已出版至第十版，但第 1 ~ 第 12 胸椎自大杼至胃俞 11 个背俞穴的刺灸法，除第一版以外，一直停留在斜刺 0.5 ~ 0.8 寸，主要理由是本经背部诸穴不宜深刺，以免伤及内部重要脏器。但这样的针刺方法有违于胸椎部背俞穴的形态、经脉循行走向，不符合《黄帝内经》中足太阳膀胱经的经脉针刺深度及针刺操作规范。所以，为了避免伤及胸背部脏器的背俞穴斜刺操作值得商榷。现述如下。

（一）胸椎部背俞穴的古今论述

1.胸椎部背俞穴溯源

背俞穴最早出于 2000 多年前的《灵枢·背俞》曰："岐伯曰：胸中大俞，在杼骨之端，肺俞在三焦之间，心俞在五焦之间，膈俞在七焦之间，肝俞在九焦之间，脾俞在十一焦之间，肾俞在十四焦之间。皆挟脊相去三寸所，则欲得而验之，按其处，应在中而痛解，乃其俞也"，说明大杼穴、肺俞、心俞、膈俞、肝俞、脾俞和肾俞在第Ⅰ、第Ⅲ、第Ⅴ、第Ⅶ、第Ⅸ、第Ⅺ和第ⅩⅣ椎的两侧，左右穴位相距 3 寸，即距离背正中线约 1 寸 5 分。同时表明《黄帝内经》对俞穴的描述不仅要注重其结构形态，更应重视其功能状态，确定这些俞穴位置的方法，是用手指按在穴位上，患者体内的病痛得到缓解，便是取中了俞穴。《素问·气府论》曰："侠背以下至尻尾二十一节，十五间各一，五脏之俞各五，六腑之俞各六"，说明侠脊自上而下至骶尾骨有 21 节，其中 15 个椎间左右各有一穴；肺、心、肝、脾和肾的俞穴，左右各有一穴，六腑的俞穴，左右各有一穴，但是没有指出六腑背俞穴具体的位置。晋代皇甫谧的《针灸甲乙经》补充了二椎风门、十椎胆俞，《备急千金方》补充了四椎厥阴俞，《太平圣惠方》补充了六椎督俞，分别位于椎下两旁，相去同身寸 1 寸半。

2.古代典籍对胸椎部背俞穴刺法的论述

《灵枢·背俞》曰："灸之则可刺之则不可"，说明背俞穴可以用灸法，但不可以用针刺方法。背俞穴的针刺深度最早见于《针灸甲乙经》，其记载"大杼，刺入三分。风门，刺入五分。肺俞，刺入三分。心俞，刺入三分。膈俞，刺入三分。肝俞，刺入三分。胆俞，刺入五分。胃俞，刺入三分"，即大杼、肺俞、心俞、膈俞、肝俞、胃俞刺入3分，风门、胆俞刺入5分。《太平圣惠方》之厥阴俞针入3分，但督俞一直禁针至清代医籍，说明自《黄帝内经》以来，历代针灸典籍只记载了背俞穴的针刺深度，为3～5分，没有记载有关针刺角度和方向。

3. 现代《针灸学》对胸椎部背俞穴刺法的论述

胸椎背俞穴的针刺角度与方向最早见于1957年中国中医科学院出版的《针灸学简编》，记载："大杼至胃俞，针刺三至五分，向脊柱方向斜刺时可刺五分至一寸。"1961年中医学院试用教材第一版《针灸学讲义》记载："胸椎1～12自大杼至胃俞11个背俞穴，针灸方法为针3分或5分。"1964年中医学院试用教材第二版《针灸学》记载："胸椎1～12自大杼至胃俞11个背俞穴，针灸方法为直刺0.6～1.0寸，或向脊柱斜刺。"1975年中医学院试用教材第三版《针灸学》记载："胸椎1～12自大杼至胃俞11个背俞穴，针灸方法为向下斜刺5分。"1979年全国高等医药院校试用教材第四版《针灸学》记载："胸椎1～12自大杼至胃俞11个背俞穴，操作为斜刺0.5～0.8寸。本经背部诸穴，不宜深刺，以免伤及内部重要脏器。"自此，1985年至2016年第五～第十版全国高等医药院校规划教材《针灸学》都沿用此说。即第一～第十版《针灸学》，除第一版《针灸学》没有记载"斜刺"，其都记载了"斜刺"，这说明只是到了现代，才有背俞穴的"斜刺"之说。

（二）胸椎部背俞穴的形态与足太阳膀胱经脉循行的走向

1. 胸椎部背俞穴的形态

《素问·气穴论》曰："肉之大会为谷，肉之小会为溪。肉分之间，溪谷之会，以行荣卫，以会大气"，认为腧穴是"溪谷""气穴"，是气血输注之处，可通行荣卫、会合宗气，与机体经络脏腑生理功能密切相关。《黄帝内经》对腧穴的描述表明腧穴不仅要注重其形态结构属性，更应重视其功能状态属性。《灵枢·九针十二原》记载："所言节者，神气之所游行出入也，非皮肉筋骨也"，认为腧穴是"节"，是"神气之所游行出入"之处，出入之处也即空隙之处，没有空隙，哪有出入？这些都是说明了腧穴的形态是凹陷缝隙之处。有学

155

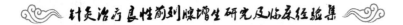

者认为，从形态结构而言，腧穴为位于从皮、脉、肉、筋和骨直至脏腑的不同深浅层次的缝隙之间的立体结构。有学者指出腧穴是一个不规则的立体结构，这个结构的形状与其所在的凹陷和孔隙的形状相似，腧穴的定位在这个立体结构的中心点上，立体结构中聚集气血。因此，腧穴是立体结构，直刺才可中穴。同样，胸椎部背俞穴直刺才能刺中背俞穴。如果背俞穴斜刺，哪个方向都不能刺中俞穴，因为斜刺就会偏离了俞穴的本身形态结构。由此，为何自《黄帝内经》以来古代医家都只记载了针刺深度而没有角度？因为有了针刺角度，就会偏离腧穴形态结构而不能刺中背俞穴。

2. 胸椎部背俞穴足太阳膀胱经循行走向

《针灸学》指出："'经'，有路径的含义，为直行的主干；经脉以上下纵行为主，系经络的主体部分。"《灵枢·经脉》曰："膀胱足太阳之脉……其直者，从巅入络脑，还出别下项，循肩髆内，挟脊，抵腰中，入循膂，络肾，属膀胱"，说明足太阳膀胱经背俞穴的循行走向是从头项挟脊两侧向下循行。如果斜刺，则偏离了原来的经脉循行轨迹，不利于经脉"所以行血气而营阴阳……"的功能发挥。所以，只有直刺才能刺中膀胱经脉，发挥经脉通道运行气血、调整阴阳的作用。如果为了避免伤及内脏特别是肺脏而偏向脊柱方向斜刺，就会偏离了足太阳膀胱经，不能刺中"应在中而痛解"的经脉俞穴，不能很好地发挥针刺疏通经络、调整脏腑气血阴阳的治疗作用。

（三）《黄帝内经》对针刺操作与经脉针刺深度的规范

1.《灵枢》对针刺操作的规范

《灵枢·九针十二原》曰："持针之道，坚者为宝。正指直刺，无针左右"，说明针刺时要正指直刺，不能左右偏斜或歪斜，即直刺，不能斜刺。在临床针刺操作时，只有针身保持垂直方向直刺，才能灵活地进行提插和捻转手法。《灵枢·终始》云："凡刺之属，三刺至谷气……故一刺则阳邪出，再刺则阴邪出，三刺则谷气至，谷气至而止。"只有"正指直刺"，垂直进针和针刺，才能针刺入深浅不同的层次，达到一刺"阳邪出"、再刺"阴邪出"，然后"谷气至""气至而有效，效之信，若风之吹云"。因此，位于背部膀胱经的背俞穴，应该"正指直刺，无针左右"，垂直针刺，"应在中而痛解，乃其俞也"，才能刺中俞穴，进行层次分明的针刺而得气获效。

2.《灵枢》对足太阳膀胱经针刺深度的规范

经脉针刺深度最早记载见于《灵枢·经水》，曰："足阳明刺深六分，留十呼；足太阳深五分，留七呼；足少阳深四分，留五呼；足太阴深三分，留四呼；足少阴深二分，留三呼；足厥阴深一分，留二呼。手之阴阳，其受气之道近，其气之来疾，其刺深者皆无过二分，其留皆无过一呼……其可为度量者，取其中度也，不甚脱肉而血气不衰也"，说明经脉的针刺深度规定的中等身材、肥瘦适中和气血充盈不衰之人，足六经最深刺 6 分，手六经最深刺 2 分。古代针灸典籍记载的胸椎部背俞穴针刺深度为 3 ~ 5 分，符合《灵枢·经水》中足太阳膀胱经针刺深度 5 分的规范。据考订秦与西汉的 1 尺等于 23.1 cm，即 1 分约为 2.31 mm；《灵枢·经水》中足太阳膀胱经脉针刺深度 5 分，约为 12 mm，约为 1 寸毫针的 1/2。所以，胸椎部背俞穴选用 1 寸毫针为宜。

（四）胸椎部背俞穴针刺深度现代研究

有学者应用 CT 测量足太阳膀胱经第一侧线背俞穴安全进针深度，结果显示中体型人足太阳膀胱经第一侧线背俞穴肺俞、心俞、膈俞、肝俞和脾俞直刺深度，左侧（28.60 ± 4.07）~（36.54 ± 4.13）mm，右侧（28.57 ± 4.10）~（36.00 ± 3.46）mm，说明适中体型人足太阳膀胱经第一侧线左右两侧同一穴位直刺深度基本相近，无明显区别。1 寸毫针长度为 25 mm，所以对于身材胖瘦适中之人，足太阳膀胱经第一侧线第 1 ~ 第 12 胸椎之背俞穴大杼、风门、肺俞、厥阴俞、心俞、督俞、膈俞、肝俞、胆俞、脾俞和胃俞凡 11 穴，使用 1 寸毫针直刺都很安全，没有必要为了避免伤及内脏而斜刺。如果只是为了避免伤及内部脏器而斜刺，那更没有必要，因为针刺伤内脏特别是肺脏的根本原因是没有掌握内脏的解剖位置，而非针刺的角度与深度。所以针刺操作者只有掌握了内脏准确的解剖位置，不论采用何种针刺角度与深度，都不会伤及胸背部脏器。

（五）小结

综上所述，足太阳膀胱经第 1 ~ 第 12 胸椎之背俞穴，自《黄帝内经》以来，历代医家典籍记载针刺深度为 3 ~ 5 分，均没有具体说明针刺的方向，这与《灵枢·经水》中足太阳膀胱经针刺深度 5 分基本一致；腧穴的形态结构是凹陷缝

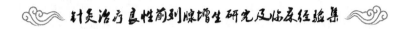

隙之处，是立体结构，只有直刺才能刺中；足太阳膀胱经背俞穴是上下纵行、直行的主干，只有直刺才能不离经脉。《黄帝内经》对俞穴的描述不仅要注重其结构形态，更应重视其功能状态，如果为了避免伤及内部脏器的斜刺，不仅不能体现《黄帝内经》俞穴的本义，偏离了足太阳膀胱经的循行走向，不能刺中"应在中而痛解"的经脉俞穴，也不符合《灵枢》"正指直刺，无针左右"的针刺操作规范。只有掌握脏器准确的解剖位置，针刺操作时才能避免伤及内脏。《黄帝内经》作为我国现存最早的中医经典奠定了中医理论体系，《灵枢》更是被称作《针经》成为后世论述针刺操作之圭臬。所以，遵循《黄帝内经》的针刺操作规范与经脉针刺深度，才能不离《针经》正道。否则，就会失之毫厘、谬以千里。

随着现代医学的不断发展，针灸学教学一定要借鉴现代医学研究成果。腧穴形态结构是针灸发挥生物学效应的载体，结构决定功能是生命科学研究中的基本共识，如果偏离了正确的结构，就可能偏离了相应的功能。伴随着科技的进步，新技术不断涌现，为研究腧穴形态结构与针刺操作提供了更多的有效途径。"传承精华，守正创新"是这个时代的主题，正如《针灸学》第十版前言明确了教材"正本清源，突出中医药特色，弘扬中医药优势，优化知识结构，做好基础课程与专业核心课程的衔接"的建设目标，加强顶层设计，强化中医经典地位，打造符合中医药教学规律的经典教材。

十、论《内经》"审查卫气，为百病母"的针刺临床意义

《灵枢·禁服》记载："凡刺之理，经脉为始，营其所行，知其度量，内刺五脏，外刺六腑，审察卫气，为百病母，调诸虚实，虚实乃止。"由于卫气失常，邪从卫表侵入，百病由此而生。因此，针刺的时候，要审查卫气，调整虚实。现从以下几个方面来探讨"审查卫气，为百病母"在针刺中的临床意义。

（一）卫气的运行特性与循行部位

1. 卫气"慓悍滑利"，无处不在

《素问·痹论》记载："卫者，水谷之悍气也，其气慓悍滑利，不能入于脉也。故循皮肤之中，分肉之间。熏于肓膜，散于胸腹。"《灵枢·邪客》曰：

"卫气者，出其悍气之慓疾，而先行于四末分肉皮肤之间，而不休者也"，说明卫气其性"慓悍滑利"，不仅循行于皮肤之中、分肉之间的孔隙、间隔之处，而且熏于肓膜、散于胸腹脏腑的间隔膜、孔隙之处，即卫气散行于人体上下内外、肢体脏腑的孔隙、间隔膜之处，无处不在。

2. 卫气"见开而出"，无处不出

《灵枢·营卫生会》记载："黄帝曰：人有热饮食下胃，其气未定，汗则出……何也？岐伯曰：此外伤于风，内开腠理，毛蒸理泄，卫气走之，固不得循其道，此气慓悍滑疾，见开而出，故不得从其道。"由于"内开腠理，毛蒸理泄"，而卫气具有"慓悍滑疾，见开而出"的特性，故"卫气走之"，无处不出。

3. "卫行脉外"，营卫俱行

《灵枢·营卫生会》记载："营行脉中，卫行脉外，营周不休，五十而复大会，阴阳相贯，如环无端。"《灵枢·卫气》曰："其浮气之不循经者，为卫气"，说明卫气是"浮气"而不循经，卫行脉外，阴阳相贯，如环无端。虽"营行脉中，卫行脉外"，但《灵枢·营卫生会》言："上焦出于胃上口……常与营俱行于阳二十五度，行于阴亦二十五度一周也，故五十度而复会于手太阴矣"，说明出于上焦的卫气，行于脉外而与营气俱行，一周后仍归于手太阴经，又开始新的循环，即阴阳相随，营卫俱行。

4. 卫气"注于五脏"，无脏不入

《灵枢·卫气行》记载："故卫气之行……其始入于阴，常从足少阴注入肾，肾注于心，心注于肺，肺注于肝，肝注于脾，脾复注于肾为周。"虽"卫行脉外"，但卫气"慓悍滑利""营卫俱行"，卫气流注于心、肺、脾、肝、肾五脏之中，五脏的空隙、间隔之处，无脏不入。

（二）卫气的生理功能与病理变化

1. 卫气"温分肉，充皮肤，肥腠理，司开阖"

《灵枢·本藏》记载："卫气者，所以温分肉，充皮肤，肥腠理，司开阖者也。"《灵枢·本藏》曰："卫气和则分肉解利，皮肤调柔，腠理致密。"因为卫气"循行皮肤之中，分肉之间。"故卫气具有司汗孔开合，充皮肤，温分肉，润腠理的生理功能。卫气功能正常，则皮肤肌肉柔润而富有弹性，腠理致密。《灵枢·胀论》言："卫气之在身也，常然并脉循分肉，行有逆顺，阴阳相随，

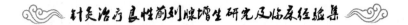

乃得天和，五藏更始，四时循序，五谷乃化"，即在生理状态下，卫气并脉循分肉，阴阳相随，五脏生理与四时阴阳相应，生化气血，维护人体的健康。

2. 卫气"从其气则愈"

《素问·痹论》记载："卫者……逆其气则病，从其气则愈。"有学者认为，这段话虽论的是痹证，实际上是《黄帝内经》全书的总纲。因为营卫不和，卫外不固，若邪气侵袭，卫气被伐，则卫气虚损，而易患病；反之，营卫调和，卫气强盛，则祛邪外出，而病易愈，即调和卫气可促使疾病向痊愈方向发展，卫气具有促进人体自愈能力的作用。只有卫气足，卫气和，才能"从其气则愈"，百病乃治。

3. 百病之始，卫气虚损

《素问·皮部论》记载："是故百病之始生也，必先于皮毛。"《灵枢·百病始生》曰："是故虚邪之中人也，始于皮肤，皮肤缓则腠理开，开则邪从毛发入，入则抵深。"《素问·皮部论》言："皮者脉之部也，邪客于皮则腠理开，开则邪入客于络脉，络脉满则注于经脉，经脉满则入舍于府藏也。" 因卫气循于皮肤之中，故百病之始，邪气侵袭卫表，首先伤及卫气，卫气虚损，邪气乘虚而入，则易病。若病日久不愈，邪气通过皮部侵至经络，又入脏腑，百病变化而生。

4. 邪气侵袭，"卫气之所应，卫气从之"

《灵枢·岁露论》记载："风府无常，卫气之所应，开其腠理，气之所舍节，则其府也……故卫气应乃作也。"因"卫气慓悍滑利，见开而出"的特性，若邪气侵袭，则卫气被"激活"，奋起而趋向病邪之处，与邪相搏而病作。这是卫气对邪气侵袭的自然反应，即"卫气之所应"。《灵枢·刺节真邪》曰："虚邪之中人也……搏于肉，与卫气相搏，阳胜者则为热。"《灵枢·痈疽》曰："不行则卫气从之而不通，壅遏而不得行，故热。大热不止，热胜则肉腐，肉腐则为脓。"故虚邪贼风中伤人体，如搏结于肌肉，循行于皮肤分肉之间的卫气奋起而聚之，与邪气相搏，卫气壅遏而不行，则热或痛。这是"卫气从之"之故。

5. 邪气"散于分肉之间，与卫气相干"

《素问·风论》记载："风气与太阳俱入，行诸脉俞，散于分肉之间，与卫气相干……卫气有所凝而不行，故其肉有不仁也。"《灵枢·刺节真邪》曰："虚邪之中人也……搏于皮肤之间，其气外发，腠理开，毫毛摇，气往来行，则为痒；留而不去，则痹；卫气不行，则为不仁。"因"卫气循皮肤之中，分肉之间"，若虚邪贼风散于皮肤分肉之间，卫气涩滞而不畅，或邪气留驻而不去，使皮肉麻木不仁或发痒，或为痹。这是邪气"与卫气相干"所致。

6."卫气不营，邪气居之"

《灵枢·卫气失常》记载："卫气之留于腹中，搐积不行，苑蕴不得常所，使人支胁胃中满，喘呼逆息者。"因"卫气散于胸腹"，若卫气运行失常，留滞在腹中，运行受到阻碍，积聚而不能畅行，郁结而不得常所，可见胸胁与胃部胀满，喘息气逆之症。《灵枢·水胀》曰："寒气客于肠外，与卫气相搏，气不得荣，因有所系，癖而内着，恶气乃起，瘜肉乃生。"寒邪侵入肠外，因"卫气熏于肓膜"，故卫气与寒邪相争，卫气被阻遏，邪癖积内着于肠，恶气日渐滋长，瘜肉产生。正如《灵枢·上膈》所言："卫气不营，邪气居之。"

（三）卫气与腧穴的关系

《素问·五脏生成》记载："人有大谷十二分，小溪三百五十四名，少十二俞，此皆卫气之所留止，邪气之所客也，针石缘而去之"，说明人体的经脉腧穴是"卫气所留、邪气所客"的部位，即"正邪共会"之所。针刺人体腧穴，就是要振奋卫气，祛除邪气。《灵枢·邪客》言："内针之理，纵舍之意，扪皮开腠理"，即针刺经脉腧穴，就是"扪皮开腠理"，而"循行皮肤之中，分肉之间"的卫气，就会"见开而出"，被激发的卫气趋向于针刺腧穴部位，与"所客邪气"交争，达到祛邪外出的治疗目的。

（四）卫气对针刺的反应

由于卫气其性"慓疾滑利""见开而出"，所以，卫气运行于人体上下内外、肢体、脏腑的空隙、间隔膜之处，是"无处不在""无处不出""无脏不入"。因此，当邪气侵袭，则"卫气之所应，卫气从之"，卫气奋起趋向于病邪之所，这是卫气对外邪侵袭的自然反应。同样，当针刺人体时，则"卫气之所应，卫气从之"，激起卫气趋向于针刺之处，这是卫气对针刺刺激的自然反应。全身无处不在的卫气，都会被针刺的刺激所"激活"，故通过调和卫气，祛除邪气，来治疗疾病。

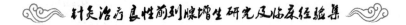

（五）"审查卫气"在针刺临床中的运用

1.百病之始，调和卫气

百病之初，邪侵袭皮肤卫表，卫气受损，病久则邪入络经，致经络不通，营卫不和。临床常见或痛或痒，或痹或不仁等症。因"卫气先行于分肉皮肤之间"，所以针刺采用"浮刺""半刺""毛刺""扬刺"等方法，针刺于"皮肤分肉之间"来调和卫气。卫振邪祛，卫气和畅，则疾病自趋愈痊。

2."病在气，调之卫"

《灵枢·刺节真邪》记载："用针之类，在于调气……以通营卫，各行其道"，即针刺治疗疾病，在于调气，调和营卫。《素问·调经论》曰："取气于卫""病在气，调之卫。"《灵枢·寿夭刚柔》言："刺卫者出气。"因卫气具有"慓悍滑疾，见开而出"的特性，对针刺刺激具有"卫气之所应，卫气从之"的特点，故"用针之类，在于调气"，更是在于"调卫气"。只有卫气足，才能祛邪气，而营卫调和，则"从其气则愈"。

3."卫气之在于身也，候气而刺之"

《灵枢·卫气行》记载："黄帝曰：卫气之在于身也，上下往来不以期，候气而刺之……谨候其时，病可与期，失时反候者，百病不治。故曰：刺实者，刺其来也；刺虚者，刺其去也。此言气存亡之时，以候虚实而刺之。是故谨候气之所在而刺之，是谓逢时。"由于卫气失常，则卫气不足、卫气不通、卫气不营，而百病乃生。因此，临床针刺时，应根据卫气的运行规律、卫气的强弱及卫气与邪气相争的状态，掌握针刺时机，"候气而刺之"，则事半功倍；反之，"失时反候者，百病不治"。

4."气滑即出疾，气涩则出迟"

《灵枢·根结》记载："气滑即出疾，其气涩则出迟，气悍则针小而入浅，气涩则针大而入深，深则欲留，浅则欲疾……此皆因气慓悍滑利也。"这"慓悍滑利之气"应当指的是"卫气"，即根据"卫气与邪气"的交争状态，进行针刺操作，调和卫气，祛邪外出，达到治病目的。正如《素问·调经论》所言："卫气得复，邪气乃索。"

综上，《灵枢·禁服》记载"凡刺之理……审察卫气，为百病母"，由于卫气失常，邪从卫表而入，卫气虚损、卫气不营、卫气不和，百病由此而生。卫气其性"慓悍滑利""见开而出"，对邪气和针刺的刺激会"卫气之所应，卫气从之"，即激起卫气趋向病邪处或针刺处。而腧穴是"卫气所留、邪气所客""正邪共会"之所。当针刺人体腧穴时，卫气被"激活"，从而调和卫气，祛除邪气，治疗疾病。因此，临床针刺治疗时，遵循"百病之始，调和卫气""病在气，调之卫""候气而刺之"等原则，来进行针刺操作，以调畅卫气，则卫气和顺，邪气乃去，"从其气则愈"，百病乃治。

第五章
针灸治疗神经系统疾病

一、《灵枢》齐刺法治疗紧张性头痛 42 例

紧张性头痛又称肌收缩性头痛、精神肌源性头痛等，主要由精神紧张及颅周肌肉张力增高引起。在临床头痛病例中占有较高比例。笔者自 1998 年 1 月至 2001 年 12 月期间，采用齐刺法治疗该病 42 例，取得较为理想的疗效。

（一）临床资料

42 例患者中，中国人 22 例，外国人 20 例；男 16 例，女 26 例；年龄最小 18 岁，最大 76 岁。24 ~ 50 岁的患者最多。病程最短 7 天，最长 32 年，0.5 ~ 1 年者居多。头痛发作频率每日 1 次至每个月 1 次不等。头痛持续 0.5 ~ 3 天。每周发作 1 ~ 3 次头痛，持续 1 ~ 2 天者为多。枕部、颞部疼痛者最多，占 80% 以上。患者均不同程度地服用过中药或西药治疗头痛。

紧张性头痛多发生于一侧或双侧枕部、颞部，少数发生于头顶、头侧、前额或整个头部；枕区疼痛可向颈项肩胛区或向颞区放射；可呈隐痛、胀痛、压紧痛、牵扯样痛等；多为阵发或持续隐痛阵发加重。可伴目胀或视物模糊、失眠等。疼痛局部有压痛、硬结等。

（二）治疗方法

取穴：枕部疼痛取天柱或完骨配后溪；颞部疼痛取头维配解溪；其他头痛取压痛点配合谷、太冲。目胀或视物模糊配风池、太阳；失眠配神门、三阴交。

针刺方法：根据压痛点范围或硬结大小及病位深浅选用直径 0.25 ~ 0.30 mm 长 1.0 寸或 1.5 寸毫针。在主穴天柱或完骨、头维、压痛点处斜刺，再在主穴周围找出压痛点或按之疼痛缓解处，距主穴左右或上下各 1 寸处进针并向主穴方向斜

刺三针可直达骨膜，稍做捻转以头痛减轻或消失为度。其他配穴进针得气后用平补平泻手法。留针 30 ~ 40 分钟，以患者全身放松舒适为佳。每日或隔日治疗 1 次，5 次为 1 个疗程，最多 2 个疗程后统计治疗结果。治疗期间停服中西药物。

（三）治疗结果

疗效标准。临床痊愈：头痛完全消失，伴随症状亦消失；显效：头痛程度与发作次数均减少 80%，伴随症状基本消失；好转：头痛程度与发作次数均减少 50%，伴随症状有所缓解；无效：治疗前后头痛程度与发作次数减少不足 50%，伴随症状无明显变化者。

结果：临床痊愈 24 例，显效 12 例，好转 5 例，无效 1 例。有效率为 97.6%。

（四）典型病例

患者，男，67 岁，奥地利人，1999 年 5 月 11 日初诊。

主诉：反复发作枕部与颞部疼痛 30 年，加重 2 年。

现病史：发作时以枕部肌肉紧张疼痛然后逐渐向上牵涉至颞部胀痛难忍，左侧枕颞部疼痛较右侧为甚。常伴目胀、视物模糊。头痛持续 1 ~ 2 天。每个月发作 2 ~ 3 次。近 2 年来头痛发作频繁，每周发作 2 ~ 3 次。服用西药镇痛剂罔效。

治疗经过：检查发现枕部完骨处、颞部头维穴处压痛明显，并可触及一条索状硬结，深压反觉舒适。选用直径 0.3 mm 长 1.5 寸毫针在完骨、头维处斜向齐刺直达骨膜。配以双侧风池、双侧太阳、左侧后溪。用上述方法针刺 7 次头痛减半；继针 3 次疼痛减轻 80%，1 个月偶发 1 次。随访半年，疗效巩固，判为显效。

（五）体会

齐刺法载于《灵枢·官针》："齐刺者，直入一，傍入二，以治寒气小深者；或曰三刺，三刺者，治痹气小深者。"三针法在临床对局部有压痛点的病症效果更好。紧张性头痛以颈肌及颞肌多见。长期反复发作者，疼痛部位比较固定，特别在枕部完骨或天柱、颞部头维处，可触及皮下硬化组织或痛性结节。一俟工作紧张、长期焦虑、头部姿势不当或感受风寒等，即引发局部肌肉紧张、疲劳、痉挛，影响局部神经血管功能，导致头痛发作。因此，在治疗上以压痛点为主，可直达病所；齐刺法可扩大治疗面积，使用粗细不同的毫针，进入不同的深层组织，可松解紧张挛缩的组织，消除硬化或痛性结节，改善血供，促进炎症消失，使组织修复，达到治疗目的。

二、针刺少阳经法治疗特发性面神经麻痹 32 例疗效观察

特发性面神经麻痹是由茎乳孔内急性非化脓性面神经炎引起的周围性面神经麻痹。是针灸科临床常见多发病，笔者运用针刺少阳经穴进行治疗，取得了较好的临床疗效，结果报道如下。

（一）临床资料

1. 诊断标准

参照《实用神经病学》：急性起病，突然发现一侧面颊动作不灵，嘴巴歪斜。病侧面部表情肌完全瘫痪者，前额皱纹消失，睑裂扩大，鼻唇沟平坦，口角下垂，露齿时口角歪向健侧。病侧不能作蹙额、皱眉、鼓气和噘嘴等动作。病变程度分级参照第五次国际面神经外科专题研究研讨会推荐的 House–Brackmann（H–B）面神经功能评价分级标准，进行面神经损伤程度分级。

2. 纳入标准

符合上述诊断标准；发病年龄 ≤ 70 岁；病程 ≤ 10 天。

3. 排除标准

发病年龄 > 70 岁；病程 > 10 天；拉姆齐·亨特综合征及中枢性、肿瘤、外伤性、耳源性等其他原因的面瘫患者；患有其他严重疾病而无法实施治疗的患者。

4. 一般资料

观察病例为 2010 年 5 月至 2010 年 12 月中国中医科学院西苑医院针灸科门诊患者，共 63 例。按随机数字法分为两组，治疗组 32 例，男 17 例，女 15 例；年龄 13 ~ 69 岁，平均年龄（35.2 ± 15.5）岁；病变程度：Ⅳ级 5 例，Ⅴ级 6 例，Ⅵ级 21 例。对照组 31 例，男 15 例，女 16 例；年龄 16 ~ 70 岁，平均年龄

（36.8±16.1）岁；病变程度：Ⅳ级4例，Ⅴ级7例，Ⅵ级20例。两组性别、年龄、病变程度分级等经统计学处理，差异均无显著性意义（P＞0.05），具有可比性。

（二）治疗方法

1. 治疗组

予针刺少阳经穴治疗。局部取患侧翳风、风池、听会、丝竹空、阳白；循经远道取双侧外关、阳陵泉。针具使用直径为0.25 mm，针身长为25～40 mm的毫针。体位取仰卧位，双膝下垫10 cm高的枕头，使患者肢体处于功能位，全身放松入静。具体操作方法：常规消毒后，采用指切进针法，翳风与听会直刺20～30 mm，其他局部腧穴平刺10～20 mm，远道腧穴直刺20～30 mm，稍做平补平泻手法，留针时间30分钟。治疗时间为上午8～11时。周一至周五每天各治疗1次，一般每周不少于3次。治疗10次为1个疗程。根据需要治疗2～4个疗程，每个疗程结束时统计1次治疗结果。

2. 对照组

予针刺阳明、太阳经穴治疗。局部取患侧攒竹、四白、颧髎、迎香、地仓、颊车；循经远道取双侧合谷、足三里。针具、体位、具体操作方法及疗程等均同治疗组。

（三）统计学方法

所有数据应用SPSS 16.0统计学软件进行处理，计数资料采用χ^2检验。

（四）疗效标准与治疗结果

1. 分级标准

参照H-B面神经功能评价分级标准。

（1）Ⅰ级，正常。面部所有区域功能正常。

（2）Ⅱ级，轻度功能障碍。总体：仔细观察时可察觉到轻微的面肌无力，可有很轻微的联带运动。静态：对称性和张力正常。运动：额：中度以上的良好运动；眼：微用力能完全闭拢；口：轻微不对称。

（3）Ⅲ级，中度功能障碍。总体：两侧差别明显，但无损面容，可察觉到

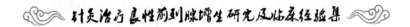

并不严重的联带运动、挛缩和（或）半面痉挛。静态：对称性和张力正常。运动：额：轻至中度的运动；眼：用力能完全闭拢；口：使劲时轻微力弱。

（4）Ⅳ级，中重度功能障碍。总体：明显无力和（或）毁容性不对称。静态：对称性和张力正常。运动：额：无；眼：不能完全闭拢；口：使劲时不对称。

（5）Ⅴ级，重度障碍。总体：刚能察觉到的运动。静态：不对称。运动：额：无；眼：不能完全闭拢；口：轻微的运动。

（6）Ⅵ级，完全麻痹。无任何运动。

2. 疗效标准

痊愈：症状、体征全部消失，H–B分级为Ⅰ级。

显效：静止时，双侧对称；运动时，轻微功能障碍；H–B分级为Ⅱ级。

有效：静止时，基本对称；运动时，不对称，和（或）轻度病理性联带运动；面肌痉挛，抽动；H–B分级为Ⅲ级。

无效：治疗前后无明显变化，和（或）明显的面肌痉挛，病理性联带运动，外形不对称；H–B分级为Ⅳ～Ⅵ级。

3. 治疗结果

（1）两组治疗2个疗程后临床疗效比较，见表5–1。治疗2个疗程后总有效率治疗组为84.38%，对照组为61.29%，两组总有效率比较，差异有显著性意义（$P < 0.05$），治疗组优于对照组。

表5–1　两组治疗组2个疗程后疗程疗效比较

组别	例数	痊愈	显效	有效	无效	总有效率（%）
治疗组	32	17（53.13）	4（12.50）	6（18.74）	5（15.63）	27（84.38）[①]
对照组	31	11（35.48）	3（9.68）	5（16.13）	12（38.71）	19（61.29）

注：与对照组比较，[①] < 0.05。

（2）两组治疗4个疗程后临床疗效比较，见表5–2。治疗4个疗程后总有效率治疗组为96.88%，对照组为93.55%，两组总有效率比较，差异无显著性意义（$P > 0.05$）。

表5-2 两组治疗组4个疗程后疗程疗效比较

组别	例数	痊愈	显效	有效	无效	总有效率（%）
治疗组	32	26（81.25）	3（9.37）	2（6.25）	1（3.13）	31（96.88）[①]
对照组	31	23（74.20）	4（12.90）	2（6.45）	2（6.45）	29（93.55）

注：与对照组比较，[①]＞0.05。

（五）讨论

特发性面神经麻痹是周围性面神经麻痹，也称面瘫。中医学认为，面瘫发病在面部的经脉与经筋。面部的经络和经筋有了病变，面瘫的症状也就随之出现。《灵枢·经筋》曰："足阳明之筋……太阳为目上网，阳明为目下网……其病……卒口僻，急者目不合"，说明"口僻，目不合"之面瘫与太阳经和阳明经有关，所以，临床一般选用阳明经和太阳经穴进行治疗。《灵枢·邪气脏腑病形》载："诸阳之会，皆在于面。中人也方乘虚时，及新用力，若饮食汗出腠理开，而中于邪。中于面则下阳明；中于项则下太阳；中于颊则下少阳。"所以面瘫患者经络空虚，受邪侵袭而致，也与少阳经脉经筋有关。

根据《灵枢·经脉》和《灵枢·经筋》记载，少阳经脉和经筋在耳部、面部分布最为稠密，形成少阳经网络，运行气血，濡养肌肤，对维持耳部、面颊肌肤的生理功能具有十分重要的意义。根据现代医学解剖学，面神经出茎乳孔，先分出耳后神经和二腹肌支，然后向前上转折105°，进入腮腺，在腮腺内先分为2支，以后又进一步分为5支（颞支、颧支、颊支、下颌缘支、颈支），从腮腺前沿伸出，呈扇形分布于同侧表情肌。可见面神经的走向分布与少阳经脉循行分布极为相似。由于面神经经由内耳、中耳再由茎乳孔出颅，所以治疗组针刺茎乳孔近处的手少阳经翳风和足少阳经听会，直接刺激其解剖深层的面神经干，通过针刺能促进局部血液循环，改善受侵神经组织营养，消除炎性水肿，以利逐步恢复面部肌肉的张力。临床上针刺可以稍深，以针后患者局部感舒适为宜。患者闭目时，则因眼球转向上、外方露出角膜下缘的巩膜，称为贝尔现象。针刺足少阳经眉中上方的阳白和手少阳经眉梢的丝竹空，对此有很好的治疗作用。本病由于经络空虚，中邪而致，所以取祛风要穴风池和手少阳经外关、足少阳经阳陵泉，疏通少阳经气，理气和血，祛风通络，体现了循经取穴和整体观念的治疗原则。

针刺少阳经法和针刺传统的阳明、太阳经法治疗特发性面神经麻痹结果表明，两组治疗 2 个疗程后总有效率比较，差异有显著性意义（$P < 0.05$），治疗 4 个疗程后总有效率比较，差异无显著性意义（$P > 0.05$），说明针刺少阳经法治疗特发性面神经麻痹与传统针刺阳明太阳经法有相同的临床疗效，治疗时间少于对照组。针刺少阳经穴治疗特发性面神经麻痹，因结合了现代神经解剖学，取穴针对性比较强，取效快，疗程短。因此，运用针灸经络和现代神经解剖学理论治疗特发性面神经麻痹，具有重要的临床意义。

三、针药结合治疗夏季特发性面神经麻痹临床观察

特发性面神经麻痹是由茎乳孔内面神经急性非特异炎症所致的面神经麻痹。笔者根据夏季暑湿显著的气候特点，采用新加香薷饮加味结合针刺治疗夏季特发性面神经麻痹患者，观察其临床疗效，现报道如下。

（一）临床资料

1. 一般资料

全部病例来源于 2011 年 7 月 7 日小暑至 2011 年 8 月 23 日处暑时节发病就诊于中国中医科学院西苑医院针灸科门诊患者，按就诊先后顺序使用随机数字法随机分为治疗组与对照组。治疗组 25 例，其中男性 15 例，女性 10 例；平均年龄（36.2 ± 13.8）岁；平均病程（3.5 ± 1.5）天；H-B 分级，Ⅵ级 19 例，Ⅴ级 6 例。对照组 24 例，其中男性 16 例，女性 8 例；平均年龄（35.8 ± 15.2）岁；平均病程（3 ± 1.5）天；H-B 分级，Ⅵ级 18 例，Ⅴ级 6 例。2 组患者性别、年龄、病程、H-B 分级等差异无统计学意义（$P > 0.05$），组间具有可比性。

2. 纳入标准

（1）西医诊断标准按照《神经病学》：①急性起病，主要表现病侧面部表情肌瘫痪，额纹消失，不能皱眉蹙额，睑裂不能闭合或闭合不全。闭眼时眼球向上外方转动，显露出白色巩膜，称为贝尔现象。鼻唇沟变浅，口角下垂，露齿时口角偏向健侧等症状。②H-B 分级为 Ⅴ ~ Ⅵ级。

（2）中医证候诊断标准：①突发面瘫，口眼歪斜的主症；②在夏季小暑至处暑的发病时节；③紧张劳累、汗出添凉、受风受寒的诱因与病因；④头晕胀痛，身体倦怠或酸痛不适，胸满腹胀或身重，心烦口渴或不渴，食欲缺乏或厌食，舌体胖或边有齿痕，舌苔白腻或黄腻，脉虚数或濡等的次症。①②③项必备，④次症中至少 2 项即可诊断。

3. 排除标准

（1）发病年龄小于 18 岁和大于 65 岁。

（2）病程大于 5 天。

（3）H-B 分级为 Ⅱ ~ Ⅳ 级。

（4）中枢性、外伤性、耳源性、肿瘤等其他原因所致的面瘫。

（二）治疗方法

1. 治疗组

（1）新加香薷饮加味治疗。方物组成：香薷第 1 周 6g 与第 2 周 3g、白扁豆 9g、厚朴 6g、金银花 6g、连翘 9g、黄精 12g、白术 9g、炙甘草 3g。上药加水 600 mL，煎至 200 mL，早晚分服，共服用 2 周。

（2）同时进行针刺治疗。取穴：翳风、丝竹空、阳白、四白、迎香、地仓、颊车患侧，双侧合谷、足三里。操作方法：患者取仰卧位，双膝下垫一 10 cm 高的枕头，患者全身放松入静。使用直径 0.25 mm、针身长 25 mm 的毫针，采用指切进针法。翳风直刺 15 ~ 20 mm，面部腧穴平刺 10 ~ 15 mm，四肢腧穴直刺 15 ~ 20 mm。均匀提插捻转得气后，留针 25 分钟。出针后按压针孔以防出血。

隔日治疗 1 次，10 次为 1 个疗程。

2. 对照组

（1）西药治疗：泼尼松口服，每次 30mg，每日 1 次，服用 3 日；谷氨酰胺 1.5mg 肌内注射，每日 1 次，注射 2 周。已在外院使用其他激素及西药者，则继续使用原来的药物，疗程也为 2 周。

（2）同时进行针刺治疗：取穴、操作、疗程等都同治疗组。

3. 观察指标

治疗前后患者均进行 H-B 分级，根据需要治疗 1 至 3 个疗程，治疗结束

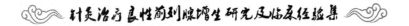

后统计临床疗效。

（三）疗效观察

1. H-B分级

（1）Ⅰ级，正常。面部所有区域功能正常。

（2）Ⅱ级，轻度功能障碍。总体：仔细观察时可觉察到轻微的面肌无力，可见轻微的联带运动。静态：对称性和张力正常。运动：额，中度以上良好运动；眼，微用力能完全闭拢；口，轻微不对称。

（3）Ⅲ级，中度功能障碍。总体：两侧差别明显，但无损面容，觉察到并不严重的联带运动、挛缩和（或）半面痉挛。静态：对称性和张力正常。运动：额，轻至中度的运动；眼，用力能完全闭拢；口，使劲时轻微力弱。

（4）Ⅳ级，中重度功能障碍。总体：明显无力和（或）毁容性不对称。静态：对称性和张力正常。运动：额，无；眼，不能完全闭拢；口，使劲时不对称。

（5）Ⅴ级，重度损害。总体：刚能觉察到运动。静态：不对称。运动：额，无；眼，不能完全闭拢；口，轻微的运动。

（6）Ⅵ级，完全麻痹。无任何运动。

2. 疗效评判标准

按照H-B分级进行疗效评价。

痊愈：症状、体征全部消失，H-B分级为Ⅰ级。

显效：静止时，双侧对称；运动时，轻微功能障碍；H-B分级为Ⅱ级。

有效：静止时，基本对称；运动时，不对称，和（或）轻度病理性联合运动；面肌痉挛，抽动；H-B分级为Ⅲ级。

无效：治疗前后无明显变化，和（或）明显的面肌痉挛，病理性联合运动，外形不对称；H-B分级为Ⅳ~Ⅵ级。

3. 2组患者治疗后临床疗效比较

治疗组25例，其中痊愈21例，显效1例，有效1例，无效2例；总有效率为92.00%，痊愈率为84.00%。对照组24例，其中痊愈18例，显效2例，有效2例，无效2例；总有效率为87.50%，痊愈率为75.00%。两组治疗后总有效率、痊愈率比较差异均无统计学意义（$P > 0.05$），说明中药新加香薷饮加味结合针刺治疗与西药激素等结合针刺治疗具有相同的临床疗效。

4. 面神经功能缺损程度与临床疗效的关系

两组共 49 例患者，其中 H–B 分级 V 级 12 例，全部痊愈（100%）；Ⅵ级 27 例，痊愈 18 例（72.97%），显效 3 例，有效 3 例，无效 4 例。H–B 分级与临床痊愈率比较差异有统计学意义（$P < 0.05$），说明面神经功能缺损程度小，临床痊愈率高；反之面神经功能缺损程度重，临床痊愈率低。

（四）讨论

特发性面神经麻痹当属中医学"口眼㖞斜"范畴。夏季特发性面神经麻痹，特别是长夏暑伏时节，由于暑湿当令，天暑下逼，地湿上蒸，暑邪与湿邪合而为患，人被暑湿而困或内蕴，易出汗伤津耗气，皮肤腠理疏懈，又因劳累耗气、七情伤神等致卫外不固，脉络空虚，若因热添凉，汗出当风，空调无度等受风或受寒而致面瘫。所以，夏季面瘫既有暑湿外困或内蕴，脉络空虚或气虚，又有风寒侵袭或外束的致病特点。因此，临床既要清暑化湿，益气扶正，又要疏风散寒，纠偏牵正，故选用《温病条辨》中新加香薷饮加味。香薷以发散达表，疏通腠理经络。厚朴、白扁豆以和中健脾，化湿消暑。金银花、连翘以清透上焦气分之暑热。本病的关键在于正气的盛衰及正邪之间的进退，故添加黄精、白术、炙甘草益气和中，以"匡正御邪"。新加香薷饮加味结合针刺治疗与西药激素等结合针刺治疗特发性面神经麻痹比较具有相同的临床疗效，但使用中药结合针刺治疗本病，可以避免西药激素等药物的严重不良反应。临床观察表明，虽然不完全性特发性面神经麻痹，临床痊愈率很高，但是完全性面神经麻痹的特发性面神经麻痹患者，由于情绪抑郁、饮食不节等原因，临床痊愈率不到 3/4，故当引起足够重视，患者需注意情绪、饮食等调摄，以利康复。

四、针刺加经络疏导补泻仪治疗中风病临床观察

我们于 1996 年 2–6 月期间，观察了针刺后加经络疏导补泻仪治疗中风病患者 30 例，取得了理想的临床疗效，现报道如下。

（一）临床资料

1. 诊断标准

依照 1986 年中华医学会第二次全国脑血管病学术会议第三次修订的中风病的诊断标准。选择符合诊断标准、发病 3 个月以内的住院患者，随机分为观察组（传统手法补泻加经络疏导补泻仪组）30 例，对照组（传统手法补泻组）30 例。全部患者均经颅脑 CT 确诊为脑梗死或脑出血。

2. 一般资料

观察组 30 例，其中男性 23 例，女性 7 例；年龄最大 86 岁，最小 47 岁，平均年龄 62.5 岁；病程最短 1 天，最长 3 个月，平均病程 25 天。脑梗死 26 例，脑出血 4 例。对照组 30 例，其中男性 22 例，女性 8 例；年龄最小 39 岁，最大 82 岁，平均年龄 61.8 岁；病程最短 2 天，最长 3 个月，平均病程 24 天。脑梗死 25 例，脑出血 5 例。

（二）治疗方法

1. 取穴

后溪、支沟、曲池、肩髃、通天、率谷、头维、髀关、足三里、阳辅、束骨，均为患侧。观察组与对照组相同。

2. 针刺方法

常规消毒，按上述穴位次序针刺。虚证进针时针尖随着经脉循行去的方向刺入，得气后施提插补法；实证进针时针尖迎着经脉循行来的方向刺入，得气后施提插泻法；虚实夹杂证进针时直刺，得气后施平补平泻手法。观察组针尾加接经络疏导补泻仪电极。虚证选择顺经接气法，实证选择逆经接气法，虚实夹杂证选用顺逆交替接气法。对照组不接用经络疏导补泻法。均留针 20～25 分钟，每日 1 次，20～25 次为 1 个疗程。1 个疗程结束统计治疗结果。

（三）疗效观察

1. 疗效标准

依据 1986 年中华医学会第二次全国脑血管病学术会议第三次修订的中风病的疗效判定标准。

2.疗效分析

（1）观察组与对照组疗效比较见表5-3。

表5-3　观察组与对照组疗效比较

组别	例数	痊愈（%）	显效（%）	有效（%）	无变化（%）	总有效率（%）
观察组	30	9（30.0）	10（33.3）	10（33.3）	1（3.4）	（96.6）
对照组	30	6（20.0）	6（20.0）	11（36.6）	7（23.4）	（76.6）

注：$\chi^2 = 5.192$，$0.2 < P < 0.05$。

从表5-3可以看出，观察组总有效率（96.6%）高于对照组总有效率（76.6%），经统计学处理，两组疗效对比有显著性差异（$P < 0.05$）。尤其痊愈、显效率达63.3%，明显高于对照组的40.0%，说明加用经络疏导补泻仪后临床疗效大大提高。

（2）两组病程、神经功能缺损程度与疗效的关系见表5-4。

表5-4　两组病程、神经功能缺损程度与疗效的关系

病程、神经功能缺损程度	例数		痊愈		显效		有效		无变化	
	观察组	对照组	观察组	对照组	观察组	对照组	观察组	对照组	观察组	对照组
1～30天	17	16	7	5	7	5	3	4	0	2
31～60天	7	7	2	1	2	1	3	3	0	2
61～90天	6	7	0	0	1	0	4	4	1	3
轻型（0～15分）	14	14	5	4	5	5	4	5	0	0
中型（16～30分）	10	11	3	2	3	1	4	4	0	4
重型（31～45分）	6	5	1	0	2	0	2	2	1	3

从表5-4可以看出，经统计，观察组病程与疗效分级间无显著性差异（$\chi^2 = 5.819$，$0.30 < P < 0.50$），对照组病程与疗效分级间无显著性差异（$\chi^2 = 8.916$，$0.10 < P < 0.20$），说明病程在3个月以内，两种方法都有一定疗效。观察组神经功能缺损程度与疗效分级间关系无显著性意义（$\chi^2 = 4.905$，

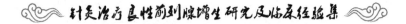

$0.50 < P < 0.70$），对照组神经功能缺损程度与疗效分级间关系有显著性差异（$\chi^2 = 20.475$，$0.001 < P < 0.01$），说明加用经络疏导补泻仪后，其疗效不受神经功能缺损程度的影响。而对照组功能缺损越重则疗效越差，反之则好。

（四）典型病例

王某，女，56岁。主因"右半身不遂伴言语不利10天"于1996年2月29日收住入院。

入院查体：神清，构音障碍，右侧中枢性面舌瘫，右侧上下肢肌张力高，肌力I级，腱反射活跃，巴宾斯基征阳性，右侧肢体痛觉减退。舌质淡，边有齿痕，苔薄白腻，脉弦细。颅脑CT：左侧多发性脑梗死。

中医诊断：中风-中经络，脾虚风痰阻络，经脉窍络不利。治以健脾祛风除痰，疏导经脉窍络。

治疗经过：1996年3月4日开始治疗，检查神经功能缺损程度积分为28分，中型（16~30分）；病残程度5级（卧床，能坐，各项生活需人照料）。按前述方法取穴针刺，得气施平补平泻手法后，针尾接经络疏导补泻仪电极，选用顺逆交替接气法，留针25分钟，每日1次。25次后疗程结束。4月12日检查：言语较前清晰，右上肢肌力IV级，右下肢肌力V级。余症同前。神经功能缺损程度积分为6分，轻型（0~15分）；病残程度2级（基本独立生活，小部分需要帮助）。疗效：显著进步（功能缺损评分减少21分以上，且病残程度在1~3级）。

（五）讨论

肢体运动障碍，其病在阳、在脑，故选择经络循环通过头部的手足三阳经穴，使经脉窍络气血通畅，正气旺盛，运动功能则易于恢复。手三阳经从手走头，足三阳经从头走足，所以取穴先上肢后头部再取下肢。即先取上肢手太阳经腧穴后溪、手少阳经经穴支沟、手阳明经合穴曲池及肩髃穴；后取头部太阳经通天、少阳经率谷、足阳明经头维；再取下肢足阳明经髀关及合穴足三里、足少阳经经穴阳辅、足太阳经腧穴束骨。先采用传统的随补迎泻、提插补泻及平补平泻手法，后针尾加接经络疏导补泻仪，选顺经接气通经补其虚，逆经接气通经泻其实，顺逆接气通经补虚泻实。模仿手法补泻持续作用，既发挥了一般电针的特点，又克服了其不能补泻的缺点，将传统手法与现代电针刺激相结合，提高了临床疗效。

五、针刺治疗中风偏瘫 76 例临床疗效观察

我们于 1991 年 1 月至 1992 年 12 月对病房收住的中风偏瘫患者 76 例，分别采用针刺少阳经穴肘膝关节伸直位与太阴经穴肘膝关节屈曲位治疗，疗效满意，现报告如下。

（一）临床资料

1. 诊断标准

参照 1986 年中华医学会第二次全国脑血管病学术会议第三次修订的中风病诊断标准。本组 76 例患者均经头颅 CT 确诊。缺血性中风 62 例，占 81.58%；出血性中风 14 例，占 18.42%。

2. 一般资料

男性 66 例，女性 10 例。年龄最大 76 岁，最小 37 岁，以 48～70 岁为多，占 76%。病程最短 5 天，最长 6 个月，以 3 个月内为多，占 68.42%。按随机分组，将其分为少阳经穴肘膝伸直位组（以下简称少阳经穴组）38 例；太阴经穴肘膝屈曲位组（以下简称太阴经穴组）38 例。

（二）治疗方法

1. 取穴

少阳经穴组上肢取肩髎、四渎、外关、阳池，下肢取风市、阳陵泉、悬钟、丘墟；太阴经穴组上肢取侠白、尺泽、列缺、太渊，下肢取血海、阴陵泉、三阴交、商丘；失语配哑门、廉泉；面瘫配地仓、颊车。

2. 针刺操作

少阳经穴组肘膝关节采取伸直位，太阴经穴组肘膝关节采取屈曲位。均用 30 号 1.5 寸长的毫针，直刺 0.5～1 寸，用捻转结合提插补法，强刺激，持续 15～30 秒，留针 20～30 分钟，中间行施手法 1 次。隔日针刺 1 次，15 次为 1 个疗程，连续治疗 2 个疗程。

（三）治疗结果

1. 疗效判定标准

（1）神经功能缺损程度：根据临床神经功能缺损程度积分值的减少即功能改善（采用 1986 年中华医学会第二次全国脑血管病学术会议第三次修订的神经功能缺损程度积分评定标准）。

（2）患者总体生活能力状态（评定时病残程度），病残程度分级如下。0 级：能恢复工作或操持家务；1 级：生活自理，独立生活，部分工作；2 级：基本独立生活，小部分需人帮助；3 级：部分生活活动可自理，大部分需人帮助；4 级：可站立走路，但需人随时照料；5 级：卧床、能坐，各项生活需人照料；6 级：卧床，有部分意识活动，可喂食；7 级：植物状态。

（3）疗效分级如下。基本痊愈：病残程度为 0 级；显著进步：功能缺损程度评分减少 21 分以上，且病残程度在 1～3 级；进步：功能缺损程度评分减少 8～20 分；无效：功能缺损程度评分减少不足 8 分。

2. 治疗结果

（1）疗效：经治疗 2 个疗程后，少阳经穴组 38 例，基本痊愈 12 例，占 31.58%，显著进步 16 例，占 42.11%，进步 7 例，占 18.42%，无效 3 例，占 7.89%，总有效率为 92.11%；太阴经穴组 38 例，基本痊愈 8 例，占 21.05%，显著进步 18 例，占 47.37%，进步 8 例，占 21.05%，无效 4 例，占 10.53%，总有效率为 89.47%。经统计，两组疗效无显著性差异（$\chi^2=0.1573$，$0.75>P>0.45$）。

（2）病程与疗效的关系见表 5-5。

表 5-5　病程与疗效间的关系

病程	组别	基本痊愈	显著进步	进步	无效	合计
3 个月以内	少阳经穴组	12	12	3	0	27
	太阴经穴组	8	12	2	0	22
3～6 个月	少阳经穴组	0	4	4	3	11
	太阴经穴组	0	6	6	4	16

续表

病程	组别	基本痊愈	显著进步	进步	无效	合计
P 值	少阳经穴组	$\chi^2 = 15.0794$			$P < 0.005$	
	太阴经穴组	$\chi^2 = 15.4375$			$P < 0.005$	

表 5-5 说明病程在 3 个月以内针刺治疗疗效优于 3 ~ 6 个月，经统计学处理，两组病程疗效分级间均有非常显著差异（均 $P < 0.005$）。两组间病程与疗效关系无显著性差异。

（3）神经功能缺损程度与疗效间的关系见表 5-6。

表 5-6 神经功能缺损程度与疗效间的关系

分型	组别	基本痊愈	显著进步	进步	无效	合计
轻型 （0 ~ 15 分）	少阳经穴组	3	0	0	0	3
	太阴经穴组	3	0	0	0	3
中型 （16 ~ 22 分）	少阳经穴组	9	14	5	0	28
	太阴经穴组	5	16	7	2	30
重型 （23 ~ 30 分）	少阳经穴组	0	2	2	3	7
	太阴经穴组	0	2	1	2	5
P 值	少阳经穴组	$\chi^2 = 22.8776$			$P < 0.00$	
	太阴经穴组	$\chi^2 = 17.4870$			$P < 0.005$	

经统计学处理，两组神经功能缺损程度与疗效分级均有非常显著性差异（均 $p < 0.005$），说明功能缺损程度越轻，则疗效越好；反之则差。两组间神经功能缺损程度与疗效关系无显著性差异。

（4）肩关节疼痛、肘屈曲、足内翻疗效比较：少阳经穴组与太阴经穴组肩关节疼痛、肘屈曲、足内翻疗效（症状减轻、消失或畸形纠正为有效，否则为无效）对比见表 5-7。

表5-7　两组肩关节痛、肘屈曲、足内翻疗效对比

症状	少阳经穴组		太阴经穴组		合计
	有效	无效	有效	无效	
肩关节痛	6	1	2	4	13
肘屈曲	5	1	2	5	13
足内翻	4	1	1	4	10

说明少阳经穴肘膝关节伸直位疗效好于太阴经穴组肘膝关节屈曲位。

（5）肩关节疼痛、肘屈曲、足内翻发生情况对比：少阳经穴组与太阴经穴组肩关节疼痛、肘屈曲、足内翻发生情况对比见表5-8。

表5-8　两组肩关节痛、肘屈曲、足内翻发生情况对比

症状	少阳经穴组		太阴经穴组		合计	P 值	
	未发生	发生	未发生	发生			
肩关节痛	28	3	22	10	63	$\chi^2 = 4.4745$	$P < 0.05$
肘屈曲	29	3	22	9	63	$\chi^2 = 3.9459$	$P < 0.05$
足内翻	31	2	26	8	67	$\chi^2 = 4.0246$	$P < 0.05$

少阳经穴肘膝关节伸直位疗效好于太阴经穴肘膝关节屈曲位。经统计学处理，均有显著差异（$P < 0.05$）。

（四）体会

针刺治疗中风偏瘫疗效确切，一般选用经穴多为手足三阳经穴，但近年选用阴经穴在逐渐增多，且疗效亦好。本病属中风中经络之证，经脉痹阻，经络气血运行不畅而致半身不遂。因此，疏通经脉，调畅气血为其主要立法。独取一经腧穴为主，使经络气血通达，有利于瘫痪肢体功能恢复。针以补法，强刺激，间歇运针，加强针感。通过临床观察，两组病程在3个月以内疗效分级均优于3～6个月，说明病程越短，则疗效越好，反之则差；两组神经功能缺损程度轻、中、重三型与疗效分级间有非常显著性差异，说明神经功能缺损程度

越轻，则疗效越好，反之则差。虽两组间疗效、病程与疗效及神经功能缺损程度与疗效关系无显著性差异，但基本痊愈率少阳经穴明显高于太阴经穴组，说明少阳经穴肘膝关节伸直位针刺治疗中风偏瘫，实为一种较为理想的方法。

针刺治疗中风偏瘫患者很少强调针刺时的体位，本文通过临床观察，表明针刺时的体位选择对偏瘫肢体功能恢复有一定影响，尤其对肩关节疼痛、肘屈曲、足内翻有明显影响。关于上述诸症的发生情况，少阳经穴组明显好于太阴经穴组，说明少阳经穴肘膝关节伸直位针刺治疗中风偏瘫，有很好的预防和治疗肩关节疼痛、肘屈曲、足内翻的作用。这可能与肩、肘、踝关节处于外展、外旋、外翻位有关。中风偏瘫患者一般是收缩肌瘫痪，而少阳经穴在肢体外侧（收缩肌侧），通过针刺刺激，可加强收缩肌力量，并使收缩肌伸展有关。

中风偏瘫患者，患足内翻者，勿用或少用商丘穴；如有足外翻，则可用商丘穴，而勿用或少用丘墟穴。

六、针刺八邪穴为主治疗书写痉挛综合征 9 例

书写痉挛综合征是由职业因素长期从事手部精细动作，从而导致手部肌肉痉挛，出现以书写功能障碍为主的一些症状，多属于神经功能性疾病。笔者自2001 年以来，采用以针刺八邪穴为主治疗书写痉挛综合征任务型患者 9 例，现报告如下。

（一）临床资料

1. 一般资料

9 例患者中男 5 例，女 4 例；年龄最小 38 岁，最大 62 岁，平均年龄 53 岁；病程最短 1 年，最长 10 年，平均病程 3.5 年；弹钢琴者 2 例，拉小提琴者 2 例，打字员 2 例，实验室化验员 3 例；奥地利人 3 例，德国人 6 例。

2. 诊断标准

参照《实用神经系统疾病诊断与治疗》有关诊断标准。所有患者均存在手部震颤，导致书写困难。需要用该利手的熟练工作和工具的使用时也可以出现震颤，但程度较轻。本文把书写痉挛任务型震颤作为观察治疗对象，该型患者仅限于书写时出现震颤。

3. 排除标准

书写痉挛姿势敏感型震颤，即书写及保持书写姿势时均有震颤。

（二）治疗方法

取穴：取患侧八邪、支沟、手三里、曲池穴。

针刺方法：患者取仰卧位，采用直径 0.25 mm 长度 40～50 mm 毫针进行针刺，八邪穴与手掌平面平行刺入 30～40 mm，其他腧穴直刺或斜刺入 25～35 mm，行提插捻转补法，留针时间 30～45 分钟。每个星期治疗 2～3 次，6 次为 1 个疗程，治疗 2～3 个疗程后统计治疗效果。

（三）疗效观察

1. 疗效标准

痊愈：书写字迹可辨认度 100%，从事原来职业时基本不受影响。

显效：书写字迹可辨认度改善大于 75%，从事原来职业时好转 75% 以上。

有效：书写字迹可辨认度改善大于 50%，从事原来职业时好转 50% 以上。

无效：书写字迹可辨认度改善小于 50% 或基本无变化，从事原来职业时好转小于 50% 或基本没有变化。

2. 治疗结果

治疗 2～3 个疗程后，9 例患者痊愈 3 例，显效 4 例，有效 2 例。总有效率为 100%。

（四）体会

书写痉挛综合征临床上常见于长期用手做精细操作的职业人员，如教师、编辑、作家、画家、打字员、电报员、弹琴者等。中医学认为，本病发生与患者上肢长期一个姿势工作用力，导致患手或患肢气血不畅，经络痹阻，营血不能荣养筋脉而致书写痉挛。八邪穴为经外奇穴，分布在病变的手掌指关节部位，局部取穴，主治五指、手掌的功能；手少阳支沟、手阳明手三里和曲池，循经取穴，主治上肢功能。虽然《针灸学》对八邪穴的针刺深度规定为斜刺 0.5～0.8 寸，即斜刺入 12.5～20 mm，但书写痉挛是患者在书写或患肢用力时导致整个手指、手掌，甚至前臂的肌肉产生痉挛性收缩或肌肉发生颤动，因此，八邪穴的针刺深度应该稍深，使针刺透过整个手掌部掌骨之间的组织，即针刺入 30～40 mm 为宜；其他上肢部位的腧穴针刺也宜稍深，直刺或斜刺入 25～35 mm 为宜，以利疏通手指、手掌和上肢经气，通利指、掌、腕关节，调和气血，荣养筋脉，使患肢手指、手掌恢复正常功能。

由于首例患者只采用合谷穴配合上肢腧穴，效果不明显，后改为八邪穴配合上肢腧穴，效果显著。所以后续患者就使用此法，均获得了不同程度的疗效。患者如果继续从事原来的工作，容易反复，笔者建议患者连续工作一段时间后，应该让手休息片刻；或暂停用手精细操作的工作，而换做另一类工作，以利手和上肢得到休息，避免复发。

七、毫针"三动针法"治疗书写痉挛综合征 12 例

书写痉挛综合征是由职业因素长期从事手部精细动作，从而导致手部肌肉痉挛，出现以书写障碍为主的一些症状，多属于神经功能性疾病。书写痉挛综合征在美国、日本、印度等国的患病率为 54～69/100 万。目前中西医治疗本病还没有被临床广泛推广应用的治疗方法。笔者将自 2013 年 7 月至 2017 年 6 月期间于我院针灸科门诊，应用毫针"三动针法"筋膜牵张刺激疗法治疗书写痉挛综合征的 12 例患者报道如下。

（一）临床资料

1.一般资料

12 例书写痉挛综合征患者，其中男性 9 例，女性 3 例；年龄最小 13 岁，最大 65 岁，平均年龄 38 岁；病程最短 1 年，最长 12 年，平均病程 3.5 年。其中办公室工作人员 3 例，乐器演奏家 2 例，实验室化验员 2 例，园丁 2 例，学生 3 例。

2.诊断标准

参照《实用神经系统疾病诊断与治疗》有关诊断标准。患者均存在手部震颤，导致书写困难。需要用该利手的熟练工作和工具使用时也可以出现震颤，但程度较轻。根据手部震颤出现在不同情况，可将原发性震颤分为仅限于书写时出现震颤的任务型震颤；书写及保持姿势时均有震颤的姿势敏感型震颤。本

文把书写痉挛任务型震颤作为观察治疗对象。

3. 排除标准

继发性书写痉挛，如脑部创伤、血管病变或神经变性疾病、代谢疾病、药物不良反应等多种原因引起的继发性书写痉挛；书写痉挛姿势敏感型震颤，即书写及保持书写姿势时均有震颤。

（二）治疗方法

取穴：取患侧曲池、手三里、下廉、孔最、支沟、八邪穴。

针刺方法：患者取仰卧位，采用 0.25 mm × 25 mm 毫针。患者虎口向上，肘关节屈曲 90°~120° 的体位。采用"三动针法"，针曲池穴，左右轻微活动手腕即"动肢"，使曲池穴打开即"动穴"，然后毫针直刺曲池穴即"动针"，刺入 10~20 mm，做提插捻转手法，刺激筋膜，得气后留针；手三里、下廉、孔最、支沟穴，针刺操作方法同上。针八邪穴，轻微张开五指即"动肢"，使八邪穴打开即"动穴"，然后毫针与手掌平面平行刺入 10~20 mm 即"动针"，做提插捻转手法，刺激筋膜，得气后留针。穴位均留针 25~30 分钟。每周治疗 2~3 次，6 次为 1 个疗程，治疗 3 个疗程后统计治疗效果。

（三）疗效观察

1. 疗效标准

痊愈：书写功能完全恢复，书写痉挛消失，书写字迹可辨认度 100%，从事原来职业时基本不受影响。

显效：书写功能较前明显改善，书写痉挛明显减轻，书写字迹可辨认度改善大于 75%，从事原来职业时好转 75% 以上。

有效：书写功能较前改善，书写痉挛较前改善，书写字迹可辨认度改善大于 50%，从事原来职业时好转 50% 以上。

无效：书写功能较前没有改善，书写痉挛没有减轻，书写字迹可辨认度改善小于 50% 或基本无变化，从事原来职业时好转小于 50% 或基本没有变化。

2. 治疗结果

12 例患者治疗 3 个疗程后，其中痊愈 4 例，显效 4 例，有效 2 例，无效 2 例，总有效率为 83.33%。

（四）典型病例

高某，男，13 岁，初诊时间为 2013 年 8 月 15 日。

主诉：右手书写痉挛 4 年，加重 1 年。

现病史：患者为初中生，4 年前出现右手前臂肌肉僵硬，书写时感觉手指不适，出现书写痉挛，字迹稍有不清。近 1 年来由于学习较前紧张，作业增多，右手前臂肌肉僵硬越来越明显，书写痉挛明显，不能长时间书写，书写辨认度差，而来就诊。现症见静止时右手无明显震颤，握笔时手指僵硬不自然，书写时右手前臂肌肉痉挛、手指震颤，笔画歪斜不直，有些字迹难以辨认达75%。检查：右前臂肌肉紧张，肱骨内上髁处小海穴、前臂下廉穴、孔最穴有压痛。舌质淡红，舌苔薄，脉弦。

中医诊断：筋经病（血不荣筋）；西医诊断：书写痉挛。患者是初中生，书写作业比较多，长期一个姿势书写用力，导致患肢、患指经络痹阻，气血不畅，营血不能荣养筋脉而致书写痉挛。治法：疏解筋急，调和气血，荣养筋脉。

治疗经过：上述方法每周治疗 2 次，治疗 18 次后，书写痉挛消失，书写功能完全恢复，书写字迹可辨认度达100%。其后为了预防复发，每周末治疗 1 次，坚持 2 个月；其后改为每个月来预防治疗 1 次，持续半年；后又改为如果感觉痉挛不适，就来治疗放松 1 次，去年总共治疗 6 次，主要在期末考试期间，至 2015 年底一直书写正常，没有出现书写痉挛。

（五）体会

书写痉挛综合征最早由 Bell 于 1830 年记载，是手部肌群痉挛导致的特殊精细动作的功能障碍。书写痉挛综合征是一种原发性、任务特异性、局灶性肌张力障碍，临床特点是书写时主动肌与拮抗肌同步收缩，导致手部痉挛，出现异常姿势和扭转动作，最终书写不能，可伴有震颤。任务型书写痉挛在书写状态时出现痉挛，非书写状态下症状消失。书写痉挛综合征长久以来被认为是一种心因性疾病，然而在肌电图上可发现屈肌和伸肌同时收缩（相互抑制性障碍），其症状无论是精神紧张还是放松状态都无变化。现代医学认为肌肉之间的筋膜结缔组织具有连接支持、分隔保护、运输营养的作用。一旦筋膜组织受累劳损，筋膜张力异常，筋膜出现扭曲，导致某些筋膜点位致密化或僵化就会产生功能障碍，出现一些症状。在临床中，常见需要长期重复旋转前臂和伸屈手腕动作的职业，如演奏家、实验室化验员、花园园丁等，会引起主管这种动作的上肢肌肉群的慢性劳累性损伤，特别是包绕肌肉与肌肉之间的筋膜，被反复摩擦牵拉刺激，引起筋膜张力异常，久而久之，某些筋膜点位出现扭曲或僵化，影响周围神经血管的传导与营养，使上臂手指肌肉痉挛震颤，出现书写痉挛。

中医认为，书写痉挛综合征属于经筋病范畴，《灵枢·经筋》："其病当所过者支转筋，筋痛"，说明筋经病变与功能障碍相关，可以出现转筋、拘挛、疼痛等。患者长期用手进行精细操作，造成上肢筋经拘挛转筋，筋脉气血不畅，失去濡润，从而发生书写痉挛。所以，治疗上当疏解筋急，调和营卫，荣润筋经。本病病位在上肢手臂经筋所过之处，针刺取穴以上臂和手部腧穴为主。

根据现代医学解剖学，深筋膜覆盖于肌的表面并深入各肌之间，分别包裹各肌、大血管和神经干，形成鞘状装置。有学者通过研究发现人体绝大部分穴位的针刺部位均位于筋膜内的不同层次，其中位于肌间隔和肌间隙结缔组织者最多。因此，针刺方法采用毫针"三动针法"，即"动肢、动穴、动针"，动肢穴开，然后针刺入穴位即肌间隔和肌间隙之间，通过轻微提插捻转手法，牵拉刺激肌间隔和肌间隙之间的筋膜，达到治疗目的。取患侧曲池、手三里、下廉、孔最、支沟、八邪穴，反复做提插捻转手法，刺激牵拉伸张所在穴位处的筋膜，使扭曲的筋膜舒张平复，僵化的筋膜舒化变软，缓解肌肉痉挛，使血脉舒张，血供增加，筋经得到濡养，从而改善症状。特别是下廉，其位于桡骨的桡侧，附近有腕短伸肌及腕长伸肌，深层有旋后肌；孔最位于旋前圆肌上端之外缘，桡侧腕长短伸肌的内缘，有头静脉，桡动、静脉。毫针刺激牵拉伸张这些腧穴肌肉之间扭曲或僵化的筋膜，使之舒张平复，这与有些研究在治疗机制上是一致的。因为有研究认为，患者书写痉挛并致使字迹抖动不清的主要责任肌群是旋前、旋后肌群，在临床上观察到书写痉挛综合征患者在书写时，主要是左、右方向旋转或抖动，而很少发生屈、伸向抖动；如只对旋转肌群注射肉毒素，临床证明不仅效果确切，而且患者握持物体的力量基本不受影响。正如有学者所说，针尖穿过肌间隙达深部结缔组织致密的肌腱膜或肌腱与骨附着点附近，针体提插捻转时充分牵张筋膜类组织引起其间丰富的神经、血管、淋巴组织产生效应有关，由于筋膜结缔组织含有丰富的交感和副交感神经末梢，通过作用于功能细胞所附着的毛细血管可改变局部的血液供应，为功能细胞提供充足的营养物质，促进组织细胞的修复与再生。因此，毫针"三动针法"通过刺激牵张筋膜治疗书写痉挛综合征 12 例患者，其中 10 例患者取得了疗效，说明毫针"三动针法"可以缓解书写时上臂肌与手指痉挛震颤，提高字迹辨认度。

国内西医治疗本病主要有肉毒素注射，虽然有效，但作用时间短，需重复注射；内科服用抗胆碱类等药物，虽然方便，但效果欠佳；外科手术风险大，技术门槛高，难以广泛应用。目前西医治疗方法应用尚有限。而针灸作为治疗手段，有比较好的临床疗效，患者易于接受。因此，针刺治疗书写痉挛综合便于推广，有着广阔的临床应用前景，具有极其重要的临床意义。

八、导气法治疗幻肢痛 16 例疗效观察

幻肢痛是患者肢体被截去后，仍然感到已失去的肢体有疼痛者。疼痛甚者用镇痛剂仍难于止痛。笔者于 1999 年 2 月至 2001 年 6 月在奥地利、德国医疗讲学期间用导气法治疗幻肢痛患者 16 例，疗效较好。现报告如下。

（一）一般资料

16 例幻肢痛患者，奥地利人 12 例，德国人 4 例；均为男性；年龄最小 52 岁，最大 78 岁；12 例为车祸截肢，5 例为老兵负伤截肢；截去上肢 4 例，截去大腿 3 例，截去小腿 9 例，肩、髋、膝关节以下均留有 5 至 10 cm 残端；病程最短 18 年，最长 57 年。幻肢痛发作每日数次到每月数次不等，每次持续数分钟到 2 天不等；均不同程度地间断服用止痛剂。

（二）治疗方法

取穴：根据残端情况尽量选用经穴。上肢：极泉、肩髃、肩贞；下肢：承扶、阴廉、髀关或委中、阴陵泉、阳陵泉。

操作方法：进针后在得气的基础上将针下按上提引导其气即导气法。以外感传导至残端或患肢手足远端为佳。

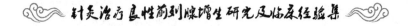

每周一至周五上午针刺治疗并停镇痛剂。10～15次后统计治疗结果。

（三）疗效标准与治疗结果

1. 疗效标准

显效：疼痛程度、发作次数与持续时间均减少80%，停用镇痛剂，随访3个月疗效巩固者；好转：上述3项均减少50%，镇痛剂也减量50%者；无效：上述3项减少不足50%，镇痛剂减量不足50%者。

2. 治疗结果

显效：上肢1例，下肢8例；好转：上肢1例，下肢3例；无效：上肢2例，下肢1例。即显效率为56.25%，好转率为25%，总有效率为81.25%。

（四）典型病例

患者，男，78岁，奥地利人，2000年5月9日初诊。

主诉：右下肢幻肢痛反复发作58年，加重半年。

现病史：患者于1942年右下肢严重炸伤，小腿被截去3/4。其后数十年每个月均发作幻肢痛数次，每次均用西药镇痛剂控制。近十多年来西药难以奏效，特别是最近半年来幻肢痛发作频繁每天10多次，每次持续3～4分钟。以气候变化为明显。服用镇痛剂疗效差，影响睡眠。

治疗经过：根据残端情况选取委中、阴陵泉、阳陵泉，用直径为0.25 mm长1.5寸的毫针。进针后用导气法，使针感传到远端足趾。3次后每天发作1～2次，每次持续3～4秒。继续针刺7次，幻肢痛不作。随访3个月未见复发，为显效。

（五）体会

导气法是《内经》主要针法之一，首见于《灵枢·五乱》："五乱者，刺之有道乎？……徐入徐出谓之导气。"目前临床可灵活使用导气法治疗多种疾病而虚实证候不甚典型者。导气法是在得气的基础上将针缓缓地下按上提，引导其气，适用于气机逆乱的病证。《灵枢·五乱》又云："气在于臂足，取之先去血脉……"截肢患者，残端血运不良，气血逆乱，相当于"气乱于臂足"，可选用极泉、承扶、委中等穴，但不用刺络放血法，而用经穴导气法。因为残端

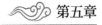
有瘢痕、皱褶等，直接针刺这些部位，疼痛明显，患者不易接受。在残肢上针灸较易取得感觉的穴位，幻肢与幻经络可以相伴出现。因此，选择经穴用导气法。通过导气法产生幻肢残端或幻肢感传者，止痛效果较好，但出现率为50%左右。3例无效的患者，均未出现感传作用，即通过经穴疏导经络气血，未疏通调和残端紊乱的气血，未达到治疗目的。

第六章
针灸治疗运动系统疾病

一、《灵枢》恢刺法治疗颈型颈椎病疗效观察

颈椎病是因颈椎间盘退变或椎间关节退变及其继发性改变致使周围组织受累，并在临床引起各种相应症状的一类疾病。颈椎病是一种常见病，严重影响患者的身体健康和生活质量。根据受累组织和结构的不同，颈椎病有颈型、神经根型、脊髓型、交感型、椎动脉型等，其中颈型颈椎病是最常见的类型之一，也是其他各型颈椎病共同的早期表现。针刺治疗本病有较好的临床疗效，为了更好地观察《灵枢》经典针刺方法的治疗效果，笔者在德国工作和中国中医科学院西苑医院门诊工作期间，采用《灵枢》恢刺法治疗颈型颈椎病，与常规针刺法作对照，并对中德两国患者之间的疗效进行比较，现报告如下。

（一）临床资料

1. 一般资料

纳入病例为 2009 年 1 月至 2010 年 2 月德国某医院中医门诊部 30 例患者，按照随机数字法分别分入恢刺组和常规针刺组，各 15 例；以及 2010 年 5 月至 2011 年 12 月我院针灸科门诊患者 32 例，按照随机数字法分别分入恢刺组和常规针刺组，各 16 例，总计恢刺组和常规针刺组各 31 例。两组患者性别、年龄、病程及疼痛症状与体征评分比较差异无统计学意义（均 $P > 0.05$），具有可比性，详见表 6–1。

表 6-1　两组颈型颈椎病患者一般资料比较

组别	例数	性别（例）		年龄（岁）			病程（月）		
		男	女	最小	最大	平均（$\bar{x} \pm s$）	最短	最长	平均（$\bar{x} \pm s$）
恢刺组	31	10	21	25	65	42 ± 13	1.0	48.5	22.2 ± 8.7
常规针刺组	31	11	20	25	64	42 ± 12	0.5	50.2	21.6 ± 9.2

2. 诊断标准

按照第二届全国颈椎病专题座谈会制定的颈型颈椎病诊断标准。

（1）主诉头、颈肩疼痛等异常感觉，并伴有相应的压痛点。

（2）X 线上颈椎显示有曲度改变和（或）椎间关节不稳等表现。

（3）除外颈部其他疾病（落枕、肩周炎、风湿性肌纤维组织炎、神经衰弱及其他非椎间盘退行性变所致的颈肩部疼痛）。

3. 纳入标准

（1）符合上述诊断标准。

（2）年龄 25 ~ 65 岁。

（3）按要求完成各项检查及调查表者。

（4）完成针刺治疗疗程，可判断疗效者。

4. 排除与剔除标准

（1）仅有影像学表现异常，而无颈椎病临床症状者。

（2）其他类型的颈椎病。

（3）久病体弱、严重神经症、妊娠者。

（4）不能完成针刺治疗疗程，无法判断疗效者。

（二）治疗方法

1. 恢刺组

取穴：于风池与肩井穴足少阳经脉循行路线连线上，颈部胸锁乳突肌与斜方肌纵向间隙的"分肉之间"寻找压痛点，压痛点即为取穴处，上下每隔 1 ~ 1.5 cm 取 1 个穴（图 6-1），共取患侧 6 ~ 8 个穴。

针刺操作：患者采取健侧卧位，对穴位皮肤常规消毒，使用直径 0.25 mm、长 40 mm 毫针，所选上述穴位均采用《灵枢》恢刺法：指切进针，针垂直刺入穴位，针刺深度一般为 15～30 mm，稍做提插捻转手法；然后将针尖提退至皮下，更换针刺方向，沿胸锁乳突肌与斜方肌之纵向间隙方向上下再刺入 15～30 mm，稍做提插捻转手法，如是反复二三次；最后直刺入所针穴位15～30 mm，行平补平泻手法，得气后留针 25～30 分钟。每周治疗 2～3 次，10 次为 1 个疗程，1 个疗程结束后统计临床疗效。

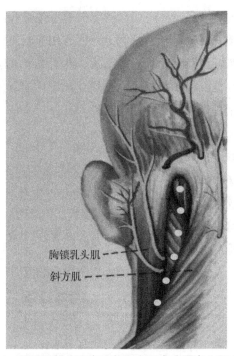

胸锁乳头肌

斜方肌

图 6-1　颈型颈椎病患者颈部取穴示意（圆点为取穴处）

2. 常规针刺组

取穴、针具、治疗疗程均同恢刺组。所选上述穴位均采用常规针刺法：指切进针，针垂直刺入上述所选穴位，针刺深度一般为 15～30 mm，行平补平泻手法，得气后留针 25～30 分钟。

（三）疗效观察

1.观察指标

（1）疼痛视觉模拟评分法（visual analogue scale，VAS）评分：以一面标有 10 cm 刻度的直尺，"0"端代表无痛，"10"端代表最剧烈的疼痛。患者根据疼痛程度，在直尺无刻度面指出相应位置，观察人员根据背面患者指出的标志读出相应的 VAS 值，分值越大，说明疼痛越严重。

（2）颈部症状与体征评分：根据自拟评分量表进行评分，颈部症状体征有颈部肌肉疼痛、压痛、僵硬和颈部活动受限 4 项，每项用 0、1、2、3 分分别表示无、轻、中、重 4 种不同轻重程度，将 4 项积分之和作为颈部症状体征评分。4 项总分最大值为 12 分，分值越大，说明颈部症状与体征越严重。

2.疗效评定标准

根据《中医病证诊断疗效标准》中颈椎病的疗效评定标准拟定。

临床痊愈：颈部疼痛或压痛等不适症状和体征全部消失，颈部活动受限恢复正常，或颈部症状与体征评分下降 > 90%。

显效：颈部疼痛或压痛等不适症状和体征明显改善，颈部活动受限基本恢复正常，或颈部症状与体征评分下降 70% ~ 90%。

有效：颈部疼痛或压痛等不适症状和体征部分消失或改善，颈部活动受限有一定改善，或颈部症状与体征评分下降 30% ~ 69%。

无效：临床不适症状和体征无改善，或颈部症状与体征评分下降 < 30%。

3.统计学处理

采用 SPSS 16.0 统计软件进行处理，计量资料采用均数 ± 标准差（$\bar{x} \pm s$）表示，组内比较用配对 t 检验，组间比较用两样本 t 检验，计数资料比较采用 χ^2 检验，以 $P < 0.05$ 为差异有统计学意义。

4.治疗结果

（1）两组患者治疗前后疼痛 VAS 评分比较（表 6-2）。

表 6-2　两组颈型颈椎病患者治疗前后疼痛 VAS 评分比较（$\bar{x} \pm s$）

组别	例数	治疗前	治疗后
恢刺组	31	7.2 ± 1.6	1.3 ± 0.8[1) 2)]
常规针刺组	31	7.1 ± 1.4	2.8 ± 0.9[1)]

注：与同组治疗前比较，$t_{恢刺组}$ = 13.828、$t_{常规针刺组}$ = 11.703，[1)] $P < 0.01$；与常规针刺组治疗后比较，t = 5.492，[2)] $P < 0.01$。

由表 6-2 可见，两组患者治疗前疼痛 VAS 评分比较差异无统计学意义（$P > 0.05$），具有可比性；两组患者治疗后疼痛 VAS 评分均较治疗前明显降低（均 $P < 0.01$）；恢刺组疼痛 VAS 评分较常规针刺组降低更明显（$P < 0.01$）。

（2）两组患者治疗前后颈部症状与体征评分比较（表 6-3）。

表 6-3　两组颈型颈椎病患者治疗前后颈部症状与体征评分比较（$\bar{x} \pm s$）

组别	例数	治疗前	治疗后
恢刺组	31	6.7 ± 1.7	2.2 ± 0.8[1) 2)]
常规针刺组	31	6.6 ± 1.8	3.2 ± 1.5[1)]

注：与同组治疗前比较，$t_{恢刺组}$ = 10.022、$t_{常规针刺组}$ = 9.503，[1)] $P < 0.01$；与常规针刺组治疗后比较，t = -2.452，[2)] $P < 0.01$。

由表 6-3 可见，两组患者治疗后颈部症状与体征评分均较治疗前明显降低（均 $P < 0.01$）；恢刺组患者颈部症状与体征评分较常规针刺组降低更显著（$P < 0.01$）。

（3）两组患者临床疗效比较（表 6-4）。

表 6-4　两组颈型颈椎病患者临床疗效比较

组别	例数	临床痊愈	显效	有效	无效	总有效率（%）
恢刺组	31	13（41.9）	11（35.5）	5（16.1）	2（6.5）	93.5[1)]
常规针刺组	31	8（25.8）	9（29.0）	6（19.4）	8（25.8）	74.2

注：与常规针刺组比较，[1)] $P < 0.05$。

由表6-4可见，恢刺组总有效率为93.5%，常规针刺组总有效率为74.2%，两组比较差异有统计学意义（$P < 0.05$），说明恢刺组疗效优于常规针刺组。

（4）两种方法不同国家患者临床疗效比较（表6-5）。

表6-5　两种方法不同国家颈型颈椎病患者临床疗效比较

组别		例数	临床痊愈	显效	有效	无效	总有效率（%）
恢刺组	中国患者	16	8（50.0）	7（43.8）	0（0.0）	1（6.2）	93.8
	德国患者	15	5（33.3）	4（26.7）	5（33.3）	1（6.7）	93.3
常规针刺组	中国患者	15	4（25.0）	5（31.2）	3（18.8）	4（25.0）	75.0
	德国患者	16	4（26.7）	4（26.7）	3（19.9）	4（26.7）	73.3

由表6-5可见，恢刺组中国患者与德国患者总有效率分别为93.8%与93.3%，两组比较差异无统计学意义（$P > 0.05$）；临床痊愈显效率中国患者与德国患者分别为93.8%与60.0%，说明恢刺法对中国患者的痊愈显效率优于德国患者（$P < 0.05$）。常规针刺组中国患者与德国患者总有效率、临床痊愈显效率分别为75.0%与73.3%、56.2%与53.4%，两组患者比较差异均无统计学意义（均 $P > 0.05$），说明常规针刺法对中国患者与德国患者疗效无显著差异。

（四）讨论

中医学通常将颈椎病归于"痹证""筋痹""颈筋急"等范畴，中医认为缘于局部经络痹阻，气血不畅，经筋失荣，"不通则痛""不荣则痛"，故当疏经通络，调畅气血，舒筋荣筋。由于颈部"经筋"在颈型颈椎病发病机制中的重要作用，所以采用治疗"筋痹"的恢刺法治疗本病。《灵枢·官针》曰："恢刺者，直刺傍之，举之前后，恢筋急，以治筋痹也"，即治疗恢筋急之"筋痹"，不能直接针刺在筋上，而是要针刺在筋旁，或在筋前或在筋后，反复针刺数针，疏通经络，调畅营卫，荣养经筋，以恢舒其筋急。

颈型颈椎病是颈椎退变本身产生的颈部酸痛、僵硬不适，常于晨起、过劳、姿势不正及寒冷刺激后突然加剧。椎节的失稳不仅引起颈椎局部的内外平衡失调及颈肌防御性痉挛，且出现颈部症状。由于肌肉痉挛使局部血液循环和新陈代谢受到影响，导致乳酸沉积又加重了肌肉酸痛的程度及筋膜和韧带钙化的程度。近年来大量的研究证实，颈椎病的发生发展与颈椎周围肌肉系统病变密切相关。因此，解决骨骼肌紧张或痉挛状态的问题，对颈椎病的治疗意义重大。颈肌改变与颈椎病相关的观点为针灸学从经筋论治颈椎病提供了客观依据。有学者认为颈型颈椎病在发病过程中较易累及副神经、胸锁乳突肌、斜方肌和前斜角肌；检查发现急性期患者颈项肌紧张，一侧或双侧颈椎旁肌或斜方肌、胸锁乳突肌有压痛，冈上肌、冈下肌也可有压痛，通过放松斜方肌，可以缓解颈型颈椎病的症状。《灵枢·经脉》指出："经脉十二者，伏行分肉之间，深而不见"，也就是解剖学疏松结缔组织对肌肉外膜束膜和内膜的描述。有学者研究认为，肢体某些部位有成条索状分布的结缔组织，其位置和走行方向与经络相似，推论经络和穴位位于人体筋膜结缔组织，筋膜结缔组织是针灸和运动疗法的作用部位。由此认为，足少阳经颈部的经脉应循行于胸锁乳突肌与斜方肌纵向间隙的"分肉之间"。有学者通过研究人体 14 条经络、361 个经穴的进针部位和深度，发现人体绝大部分穴位的针刺部位均位于筋膜内的不同层次，其中位于肌间隔和肌间隙结缔组织者最多。这与《灵枢》"恢刺法"针刺在"筋旁"相一致。因此，本病治疗以足少阳经脉在颈部循行路线连线上，颈部胸锁乳突肌与斜方肌纵向间隙"分肉之间"的压痛点为取穴处，上下每隔 1 ~ 1.5 cm 取 1 个穴，共取患侧 6 ~ 8 个穴，以加强治疗效果。

根据现代医学解剖学，深筋膜覆盖于肌的表面并深入各肌之间，分别包裹各肌、大血管和神经干，形成鞘状装置。故《灵枢》恢刺法针刺操作时，针刺入胸锁乳突肌与斜方肌之间的筋膜，反复使用提插捻转手法，可以牵动深层肌肉和筋膜，通过颈周肌肉与筋膜牵拉颈椎，调整颈椎的失调失衡。有学者通过针刺颈部夹脊穴，观察斜方肌、胸锁乳突肌积分肌电值、平均功率频率及疼痛主观感受的近远期效应各方面指数均有改善，说明针刺一方面通过镇痛缓解疼痛；另一方面通过兴奋神经肌肉，增强肌肉耐力，增加颈椎的稳定性，达到"稳定性重建"的目的。颈肌既是一个整体，又是一个局部，恢复其生物化学平衡和生物力学平衡，对发挥其生理功能有重要意义。因此，针刺取穴部位为胸锁乳突肌与斜方肌之间的筋膜处，对于调整颈椎局部的内外平衡失调和舒缓颈肌痉挛、改善局部血液循环和新陈代谢有很好的作用。当机体通过调整及代偿作用，使颈部建立起新的平衡后，上述症状即可消失。本研究结果显示，恢刺组总有效率为 93.5%，优于常规针刺组的 74.2%；恢刺组治疗后 VAS 评分较常规针刺组降低明显，说明通过直接反复良性刺激颈部足少阳经脉经筋，直达病所，疏经顺筋，通达气血，调畅营卫，可达到"通则不痛""荣则不痛"的目的。

虽然恢刺法对于中国患者与德国患者总有效率无显著差异，但中国患者临床痊愈显效率优于德国患者，这可能因为有些德国患者生性比较敏感，非常害怕疼痛；另外，德国患者接受针刺治疗的机会较少，缺乏接受针刺治疗的经验，所以比较担心针刺的刺激反应，如果操作中针刺反复提插捻转，会增加患者的疼痛或其他不适等刺激反应，患者颈部肌肉反而会更加紧张或痉挛，从而影响治疗效果，因此德国患者治疗效果不太理想。然而中国患者可能恰恰相反，对痛觉的耐受性较德国患者要好；同时患者接受针刺治疗的经验比较多，不会十分担心针刺操作过程中引起疼痛等反应，认为这是一种针感。患者往往还会要求针刺操作时手法重些，针感强些，认为针感越明显就越有疗效。因此，《灵枢》恢刺法治疗中国患者，除 1 例无效外，其余患者治疗效果都较好。常规针刺法对中国患者和德国患者的疗效相当，说明在不同国籍、不同种族患者之间，常规针刺方法的治疗效果没有明显的差异。

综上所述，《灵枢》恢刺法治疗颈型颈椎病有较好的临床疗效，能够缓解和改善颈部疼痛等不适症状，并且中国患者的疗效优于德国患者，说明临床运用针灸治疗疾病，不仅要遵循《内经》经典针刺方法，吸收现代科研成果指导临床实际应用，而且要根据不同国籍、不同种族患者之间的差异，选择适宜有效的针刺治疗操作方法。

二、腹针治疗肩凝症顽固性疼痛 32 例疗效观察

自 2002 年 1 月以来，笔者应用腹针治疗肩凝症顽固性疼痛患者，以观察腹针的镇痛作用，疗效满意。现报道如下。

（一）临床资料

1. 一般资料

观察病例共 32 例，男 12 例，女 20 例；年龄 38 ~ 68 岁，平均年龄 52 岁；

病程 2 个月 ~ 3 年，平均 4.5 个月；疼痛部位：双肩痛 6 例，左肩痛 18 例，右肩痛 8 例；其中肩周炎 20 例，胸胁部手术影响肩部活动或肩部术后瘢痕所致肩痛 12 例。

2. 病例选择

患侧肩关节疼痛，夜间尤甚，功能障碍，日久肩关节及上肢肌肉可出现失用性萎缩。经过毫针与芒针治疗后，疼痛特别是夜间疼痛少效或无效者，即肩凝症顽固性疼痛患者作为观察对象。

（二）治疗方法

主穴：中脘至地部，健侧商曲至人部，滑肉门至天部。配穴：肩部疼痛呈片状者针滑肉门三角；疼痛呈线状者滑肉门内外加针；疼痛向下放射者滑肉门外上加针。配穴均至天部。

体位：患者处于仰卧位，双上肢自然置于躯干两侧，全身放松。

针具：采用直径 0.25 mm、长 25 mm 毫针。

操作：避开毛孔、血管，准确轻巧迅速刺入。进针后停留 3 ~ 5 分钟候气；然后再轻微捻转 3 ~ 5 分钟行气，同时让患者轻轻活动肩部并逐渐加大活动范围；再隔 5 分钟行针 1 次。留针 30 分钟，依进针先后顺序起针。隔天治疗 1 次。治疗 5 次、10 次后分别统计肩关节疼痛特别是夜间疼痛的镇痛效果。

（三）疗效标准与治疗结果

1. 疗效标准

显效：肩关节疼痛特别是夜间疼痛减轻 80% 以上，随访 1 个月疼痛无加重。有效：肩关节疼痛特别是夜间疼痛减轻 50% ~ 80%。无效：肩关节疼痛特别是夜间疼痛减轻 50% 以下，或治疗前后疼痛无变化。

2. 治疗结果

治疗 5 次后，显效 20 例，有效 8 例，无效 4 例，总有效率为 87.50%。治疗 10 次后，显效 26 例，有效 4 例，无效 2 例，总有效率为 93.75%。

（四）病案举例

王某，男，52岁，2003年11月18日初诊。

主诉：左肩关节疼痛6个月，加重3个月。

现病史：患者半年前行左肺切除术，术后影响左肩关节活动，出现疼痛，夜间尤甚，近3个月每夜痛醒5～6次，并逐渐出现肩关节活动障碍，肩关节周围肌肉出现轻微失用性萎缩。曾服用中药汤剂和西药镇痛药效不显，按摩理疗及毫针、芒针治疗1个疗程后，疼痛特别是夜间疼痛也无效。

治疗经过：按照上述治疗方法治疗，治疗5次后疼痛特别是夜间疼痛减轻50%，治疗10次后肩关节疼痛减轻80%，活动时稍痛，但是夜间疼痛不作，评定为显效。

（五）讨论

肩凝症即肩关节周围炎起因复杂，现代医学认为其是因肌肉劳损、痉挛致无菌性炎症，日久则发生肩关节囊及周围组织广泛粘连引起功能受限、疼痛。中医学认为，本病多因患者劳倦、睡眠露肩等，风寒湿邪乘虚侵入，或外伤等其他原因，致使肩部经络阻滞，气血不畅，经筋失养，肩关节活动受限。疼痛与肩关节活动受限互为因果，也为主要症状。特别是肩关节疼痛，以夜间为甚，常使患者痛醒，甚是痛苦。对一些用多种疗法治疗少效或无效的肩凝症顽固性疼痛患者，笔者采用腹针治疗，取得了理想的镇痛效果。

腹针理论认为，以神阙为中心的腹部不仅有一个全身气血相关的循环系统，而且还拥有一个被人们所忽视的全身高级调控系统，这个系统是腹针治疗的物质基础，通过针刺腹部腧穴，调节脏腑功能和输布气血的作用，对肩凝症引起的肩部疼痛有改善作用。在以腹针治疗肩凝症的处方中，必须先深刺中脘，以调脏腑之气，使气血盛，精血旺，四肢肌肉筋脉得以濡养；再中刺商曲，以调经脉之气，引经气上行；后浅刺滑肉门，通过调先天经络而定位治疗相应的肩关节部位，调整局部之气。因为肩凝症顽固性疼痛患者，久病必伤及脏腑经络之气，三穴配合具有通调脏腑之气、疏理经脉气血、濡养肌肉筋脉的功效，从而达到止痛的目的。本组观察显示，腹针对治疗肩凝症顽固性疼痛有较好的镇痛效果。本组治疗无效的患者均是在治疗过程中没有注意保暖御寒，

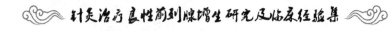

反复着凉受寒而致病情加重,提示在治疗的同时,患者必须注意保暖御寒,特别是注意肩颈部位的保暖御寒,才能取得好的效果。

三、浮刺法治疗肩关节周围炎 33 例临床观察

肩关节周围炎(以下简称肩周炎)是肩关节及其周围软组织因退行性改变、劳损等,引起的肩部疼痛及关节活动受限。2008 年 8 月至 2011 年 7 月,我们运用《灵枢》浮刺法治疗肩周炎 33 例,并与常规针刺治疗 33 例对照观察,结果如下。

(一)资料与方法

1. 一般资料

全部 66 例为德国某医院中医门诊和我院针灸科门诊患者,随机分为两组。治疗组 33 例,男 14 例,女 19 例;年龄 39 ~ 69 岁,平均年龄(51.6 ± 12.3)岁;病程 1 ~ 5.5 个月,平均病程(3.2 ± 2.3)个月。对照组 33 例,男 13 例,女 20 例;年龄 40 ~ 70 岁,平均年龄(52.1 ± 13.7)岁;病程 1.5 ~ 6 个月,平均病程(3.8 ± 2.2)个月。两组一般资料比较差异无统计学意义($P > 0.05$),具有可比性。

2. 诊断及排除标准

(1)诊断标准:参照国家中医药管理局发布的《中医病证诊断疗效标准》肩周炎的诊断标准。①慢性劳损,外伤筋骨,气血不足复感风寒湿邪所致;②好发年龄在 50 岁左右,女性发病率高于男性,右肩多于左肩,多见于体力劳动者,多为慢性发病;③肩周疼痛,以夜间为甚,常因天气变化及劳累而诱发,肩关节活动功能障碍;④肩部肌肉萎缩,肩前、后、外侧均有压痛,外展功能受限明显,出现典型的"扛肩"现象;⑤ X 线检查多为阴性,病程久者可见骨质疏松。

(2)排除标准:①年龄＜ 40 岁或＞ 70 岁;②病程＞ 6 个月;③合并严重心、肝、肾及其他系统疾病者,患有精神病及肿瘤等不能接受治疗者。

（二）治疗方法

1. 治疗组

取穴：肩髃、肩髎、肩贞、臑会、臑俞、臂臑及压痛点和敏感点。

体位：患者取健侧卧位，双手环抱一枕头，患肢自然放置于上。

针具：使用 0.25 mm × 25 mm 毫针。

操作：患者局部常规消毒后，采用指切进针法，进针后针尖与皮肤成 30° ~ 45° 斜刺浅层皮肤分肉之间，针刺深度为 5 ~ 10 mm，稍做提插捻转手法，得气后留针 25 ~ 30 分钟，每周 2 ~ 3 次。

2. 对照组

使用 0.25 mm × 40 mm 毫针，针刺深度为 20 ~ 30 mm，其他均同治疗组。

3. 疗程

两组均治疗 5 次为 1 个疗程，3 个疗程后统计疗效。

4. 疗效标准

（1）采用疼痛 VAS 评分：以一面标有 10 cm 刻度的直尺，"0" 端代表无痛，"10" 端代表难以忍受的疼痛。评分时，患者根据疼痛程度，在直尺无刻度面指出相应位置，观察人员从背面读出相应的 VAS 值（0 分为无痛，10 分为最剧烈疼痛），1 ~ 3 分为轻度疼痛，4 ~ 6 分为中度疼痛，7 ~ 9 分为重度疼痛。分值越大，疼痛越严重。

（2）疗效标准。治愈：肩部疼痛消失，肩关节功能完全或基本恢复；好转：肩部疼痛减轻，活动功能改善；未愈：症状无改善。

5. 统计学方法

所有数据应用 SPSS 16.0 统计软件进行处理，计量资料用均数 ± 标准差（$\bar{x} \pm s$）表示，采用 t 检验；计数资料率的比较采用 χ^2 检验。

6. 结果

（1）两组治疗前后肩关节疼痛 VAS 评分比较，见表 6-6。

表 6-6　两组治疗前后肩关节疼痛 VAS 评分比较（$\bar{x} \pm s$）

组　别	例数	治疗前	治疗后	差值
治疗组	33	7.38 ± 1.52	1.43 ± 0.59	5.95 ± 0.93*
对照组	33	7.53 ± 1.36	3.96 ± 0.63	3.57 ± 0.73

注：与对照组差值比较，*$P < 0.01$。

由表 6-6 可见，两组治疗前后肩关节疼痛 VAS 评分比较差异有统计学意义（$P < 0.01$），治疗组优于对照组。

（2）两组临床疗效比较，见表 6-7。

表 6-7　两组临床疗效比较

组　别	例数	治愈	好转	未愈	总有效率（%）
治疗组	33	21（63.64）	9（27.27）	3（9.09）	90.91*
对照组	33	13（39.40）	8（24.24）	12（36.36）	63.64

注：与对照组比较，*$P < 0.05$。

由表 6-7 可见，两组总有效率比较差异有统计学意义（$P < 0.05$），治疗组疗效优于对照组。

（三）讨论

肩周炎属中医学肩凝症、漏肩风、痹证等范畴。其病因病机多因中老年患者气血亏虚或劳累耗气伤筋，营卫不和，经脉空虚，复因卧睡露肩，风寒湿邪侵袭肩部，经络痹阻，筋脉失养，而致肩部疼痛，久则肩关节活动受限。患者多有夜间疼痛加重，这是因为夜间阳衰阴盛，卫阳不足，寒凝筋肉挛急而致。正如《素问·痹论》曰："帝曰：荣卫之气，亦令人痹乎？岐伯曰：……逆其气则病，从其气则愈。不与风寒湿气合，故不为痹"，说明荣卫失常，肌肉腠理空虚不固，易致风寒湿外邪侵袭，荣卫失调与风寒湿邪气相合，就会发生痹证。反之，荣卫调和，不与风寒湿邪气相合，就不会发生痹证。调和荣卫，痹证就会痊愈。故治疗肩周炎当以激发卫气、驱除寒邪、调和营卫为法。

浮刺法源于《灵枢·官针》中"浮刺者，傍入而浮之，以治肌急而寒者也"，属于"十二刺"之一。操作时要入针浮浅，斜刺浅层皮肤分肉之间，是浅刺勿深以治肌肉寒急的一种有效针刺方法。《针灸大成》曰："百病所起，皆起于荣卫，然后淫于皮肉筋脉……是以刺法中但举荣卫，盖取荣卫逆顺，则皮骨筋肉之治在其中矣。"由于"卫者……故循皮肤之中，分肉之间"，故浮刺可以"刺卫者出气"，易于激发人体的卫气，调和营卫，疏通经络。取穴以肩部手三阳经肩髃、肩髎、肩贞、臑会、臑俞、臂臑穴及压痛点和敏感点为主。治疗组浮刺采用针刺深度为 5～10 mm，以激发卫气，通过留针致阳气隆至，驱除寒邪，营卫调和，从而达到治疗目的。对照组常规针刺采用针刺深度为 20～30 mm。

本观察病例平均病程为 3 个月左右，肩部疼痛缓解比较显著，肩关节活动受限不甚严重。观察结果表明，两组治疗前后肩关节疼痛 VAS 评分比较差异有统计学意义（$P < 0.01$），浮刺法缓解肩部疼痛明显优于常规针刺法；两组治疗后临床总有效率比较差异有统计学意义（$P < 0.05$），浮刺法疗效优于常规针刺法，说明运用《灵枢》浮刺法治疗肩周炎有较好的临床疗效，特别是有很好的缓解肩部疼痛的作用。

虽然肩周炎病变范围涉及皮、肉、筋、骨，但是运用《灵枢·官针》中的浮刺法刺入浅层皮肤分肉之间，激发卫阳，调和荣卫，驱除寒邪，也获得了理想的临床疗效，说明《内经》经典刺法在临床上有很重要的治疗意义。

四、针刺治疗急性期肩周炎患者不同体位姿势临床疗效评价

肩周炎是一类引起盂肱关节僵硬的粘连性关节炎，表现为肩关节周围疼痛，肩关节各个方向主动和被动活动降低，影像学检查示除骨量减少外无明显异常疾病。肩周炎又称"粘连性关节囊炎"或"冻结肩"，多发于中老年女性，患者出现肩部某一处疼痛，与某一动作或姿势有明显关系，随病程延长，疼痛范围逐渐扩大，同时伴肩关节活动受限。针灸治疗肩周炎的历史比较悠久，疗效较好。但针刺治疗肩周炎急性期患者不同体位姿势临床疗效影响鲜见报道，现将观察评估报道如下。

（一）临床资料

1. 一般资料

病例来源于 2014 年 3 月至 2016 年 12 月期间来中国中医科学院西苑医院针灸科门诊就诊的患者。对符合肩周炎急性期纳入标准的 70 例患者，采用计算机随机数字法随机分为俯卧位治疗组和侧卧位对照组各 35 例，最后完成治疗疗程的各 32 例患者进行统计分析。两组性别、年龄、病程比较差异无统计学意义（$P > 0.05$），组间具有可比性（表 6-8）。

表 6-8　两组急性期肩周炎患者一般情况比较

组别	例数	性别（例）		年龄（岁）			病程（月）		
		男	女	最小	最大	平均（$\bar{x} \pm s$）	最短	最长	平均（$\bar{x} \pm s$）
观察组	32	11	21	41	68	52.1 ± 10.6	0.3	3.0	1.6 ± 1.3
对照组	32	10	22	42	67	53.8 ± 11.3	0.2	3.0	1.6 ± 1.4

2. 诊断标准

（1）疾病诊断标准：按照国家中医药管理局发布的《中医病证诊断疗效标准》中肩周炎的诊断标准。① 50 岁左右发病，女性发病率高于男性，右肩多于左肩，多见于体力劳动者，多为慢性发病。②肩周疼痛，以夜间为甚，常因天气变化及劳累而诱发，肩关节活动功能障碍。③肩部肌肉萎缩，肩前、后、外侧均有压痛，出现典型的"扛肩"现象。④ X 线检查多为阴性，病程久者可见骨质疏松。

（2）分期诊断标准：按照《颈肩腰腿痛应用诊疗学》中的分期诊断标准，根据本病的临床表现及病理变化，其发展过程可分为急性期、粘连期和缓解期。其中急性病期为 1 ~ 3 个月。患者的主要临床表现是疼痛。其关节活动受限，是由疼痛引起的肌肉痉挛，韧带、关节囊挛缩所致，故肩关节尚能有相当范围的活动度。

3. 纳入标准

（1）符合上述诊断标准，年龄在 40 ~ 70 岁。

（2）在接受本研究方法期间停用其他可能影响本方法疗效评判的治疗方法或药物。

（3）签署知情同意书，按要求完成各项检查及调查表，完成疗程者。

4. 排除标准

（1）年龄小于40岁或大于70岁者。

（2）不符合诊断标准或纳入标准者。

（3）诊断为肱二头肌长头腱鞘炎、肩峰下滑囊炎、冈上肌肌腱炎、喙突炎者。

（4）有急性肩关节损伤、肩关节结核、肩关节肿瘤者。

（5）合并严重的心、肺、肝、肾疾病及精神病者。

（二）治疗方法

1. 俯卧位组

俯卧位：人体的面部朝下，身体前面胸腹部自然卧躺于治疗床。患者上胸部放置一个厚10～20 cm的枕头，患者上肢放置于头部上方的治疗床上，双肘关节屈曲90°～120°，手指关节自然微屈，手掌心向下。患者踝关节下方放置一厚10～20 cm的软垫，膝踝关节放松，两足自然分开，与肩同宽，足趾自然向下。

取穴：肩髃、肩髎、肩贞、巨骨、肩井、臑俞、臑会、臂臑、天宗、秉风、曲池、合谷。

操作：针具使用一次性毫针，针直径0.30 mm、针身长40 mm。采用指切进针法，进针后，针直刺或斜刺入15～30 mm，稍做提插捻转手法，得气后留针25～30分钟。隔日治疗1次，每周治疗3次，10次为1个疗程。

2. 侧卧位组

侧卧位：人体面部朝一侧，身体健侧自然卧躺于治疗床。患者头颈部放置一个厚10～15 cm的枕头，使头颈部与躯干保持生理关系，颈部不扭转、前屈或后伸，保证头部矢状面和脊柱在一条直线上。患者胸腹部放置一软垫，双上肢环抱软垫，肘腕手指关节自然屈曲放置于软垫上。患者下肢下位髋膝关节自然伸直，放置于上位膝关节之后，患者下肢上位髋关节屈曲120°～150°，膝关节屈曲90°～120°，放置于下位膝关节之前；双侧踝关节自然屈曲，足趾

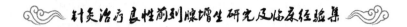

向前。

取穴、针具、操作、治疗频率及疗程均同俯卧位组。

（三）疗效观察

1. 指标观察

（1）VAS 评分：以一面标有 10 cm 刻度的直尺，"0"端标识无痛，"10"端标识最剧烈的疼痛。评分时，患者根据疼痛轻重程度，在直尺无刻度面指出相应的位置，观察人员从背面读出相应的 VAS 值，分值越大，说明疼痛越严重。

（2）肩关节活动度变化评分：按照《颈肩腰腿痛应用诊疗学》中的肩部活动度评分，即使用卷尺和旋转测量角度盘测量肩关节内旋和外旋的角度，摸背试验和摸口（耳）试验，将以上 4 项指标测定结果按评分标准换算，总分 360 分，分数越低，肩关节活动范围越受限。功能共分为 6 个级别：0 级为极度受限，0 ~ 60 分；1 级为严重受限，60 ~ 120 分；2 级为显著受限，121 ~ 180 分；3 级为中度受限，181 ~ 240 分；4 级为轻度受限，241 ~ 300 分；5 级为正常，301 ~ 360 分。

2. 疗效标准

（1）疗效评定标准：参照《中医病证诊断疗效标准》中的肩周炎的疗效评定标准。治愈：肩部疼痛消失，肩关节活动范围恢复正常，临床症状、体征全部消失；显效：肩部疼痛缓解明显，肩关节活动范围改善明显；有效：肩部疼痛基本缓解，肩关节活动范围部分改善；无效：肩部疼痛与关节活动无明显改善。

（2）肩关节疼痛、活动度改善：VAS 评分，肩关节活动度变化评分。

3. 统计学处理

采用 SPSS 17.0 统计软件进行处理，计量资料采用均数 ± 标准差（$\bar{x} \pm s$），组内比较用配对 t 检验，组间比较用两样本 t 检验，计数资料比较采用 x^2 检验，以 $P < 0.05$ 为差异具有统计学意义。

4. 治疗结果

（1）两组患者治疗前后疼痛 VAS 比较（表 6-9）。

表 6-9　两组急性期肩周炎患者治疗前后疼痛 VAS 比较（$\bar{x} \pm s$）

组别	例数	治疗前	治疗后	t 值	P 值
俯卧位组	32	6.65 ± 1.23	1.48 ± 0.51[1]	12.232	< 0.01
侧卧位组	32	6.72 ± 1.32	3.75 ± 1.56	10.351	< 0.01

注：与侧卧位对照组比较，t=5.32，[1] P < 0.01。

由表 6-9 可见，两组治疗后，疼痛 VAS 评分均较治疗前明显改善（均 P < 0.01）。组间比较，疼痛 VAS 评分的改善，俯卧位组优于侧卧位组（P < 0.01）。

（2）两组患者治疗前后肩关节活动度比较（表 6-10）。

表 6-10　两组急性期肩周炎患者治疗前后肩关节活动度比较（$\bar{x} \pm s$）

组别	例数	治疗前	治疗后	t 值	P 值
俯卧位组	32	212 ± 76	272 ± 58[1]	9.255	< 0.01
侧卧位组	32	210 ± 73	232 ± 56	8.361	< 0.01

注：与侧卧位对照组比较，t=9.52，[1] P < 0.01。

由表 6-10 可见，两组治疗后，肩关节活动度均较治疗前明显改善（均 P < 0.01）。组间比较，肩关节活动度的改善，俯卧位组优于侧卧位组（P < 0.01）。

（3）两组患者临床疗效比较（表 6-11）

表 6-11　两组急性期肩周炎患者治疗后临床疗效比较

组别	例数	临床痊愈	显效	有效	无效	总有效率（%）
俯卧位组	32	19（59.4）	8（25.0）	3（9.4）	2（6.2）	93.8[1]
侧卧位组	32	10（31.2）	7（21.9）	6（18.8）	9（28.1）	71.9

注：与侧卧位对照组比较，[1] P < 0.05。

由表 6-11 可见，俯卧位组总有效率为 93.8%，侧卧位组总有效率为 71.9%，差异有统计学意义（χ^2=32.209，P < 0.05），说明俯卧位组疗效优于侧卧位组，尤其临床痊愈显效率俯卧位组明显优于侧卧位组。

（四）体会

肩周炎是指患者临床表现为肩部疼痛、肩关节运动功能障碍等症状，中医归属于"肩背痛""肩凝症""痹证"等范畴。由于本病多见于50岁以上女性人群，因此又名"五十肩"。《素问·痹论》云："帝曰：荣卫之气，亦令人痹乎？岐伯曰：……逆其气则病，从其气则愈。不与风寒湿气合，故不为痹。"《金匮》："风寒湿三气杂至，合而为痹也，漏肩风，肩骺酸楚，或疼痛漫肿。"这说明患者年过半百，肝肾亏虚，肝主筋，肾主骨，筋骨脉络空虚，荣卫气血不和，肩部漏风，荣卫失调与风寒湿邪气相合，就会发生痹证，而致肩部疼痛肿胀酸楚。反之，荣卫调和，"正气存内，邪不可干"，不与风寒湿邪气相合，就不会发生痹证。因此，调和荣卫，扶正祛邪是治疗肩痹的大法。《针灸甲乙经》云："肩痛不可举，天容及秉风主之。肩背髀痛，臂不举，寒热凄索，肩井主之""肩背髀不举，血瘀肩中，不能动摇，巨骨主之""肩重肘臂痛，不可举，天宗主之。"因此，取穴以肩髃、肩髎、肩贞、巨骨、肩井、天宗、秉风、臑俞、臑会、臂臑为主。

2000多年前《内经》腧穴称为"穴俞""节""气穴"等，"穴"有孔隙之意，常位于人体的凹陷之处，是人体脏腑经络气血输注于体表的部位。有学者指出，腧穴是一个不规则的立体结构，其形状与其所在的凹陷和孔隙的形状相似，腧穴在这个立体结构的中心点凹陷处，立体结构中聚集气血，由于气血聚集受各种内外条件影响，以致气血时多时少，故腧穴则表现为时大时小。故腧穴的大小决定了其中气血荣卫的多寡。《灵枢·本输》云："入于曲池，在肘外辅骨陷者中，屈臂而得之"，说明位于肘关节处的曲池穴，肘关节要弯曲，才能出现空隙"陷者中"的曲池穴。因为屈肘时空隙凹陷处比较明显，曲池穴是"开"的；反之，如果肘关节伸直时空隙凹陷就会消失，曲池穴是"闭"的。这说明腧穴的开闭与患者体位姿势有着密切的关系。同样，当臂外展或平举时，肩部出现两个凹陷，肩峰前下方凹陷处为肩髃；肩髃穴后寸许凹陷中为肩髎；腋后纹头上1寸凹陷处为肩贞；在锁骨肩峰端与肩胛冈之间凹陷处为巨骨；大椎穴与肩峰连线的中点凹陷处为肩井；肩胛骨冈下窝中央凹陷处为天宗；肩胛骨冈上窝中央，天宗穴直上，举臂有凹陷处为秉风；肩髎穴与天井穴连线上，肩髎穴下3寸，三角肌后缘凹陷处为臑会；腋后纹头直上，肩胛冈下缘凹陷处为臑俞；在曲池穴与肩髃穴连线上，曲池穴上7寸，三角肌止点凹陷处为臂臑。针刺肩周炎患者，当取俯卧位，患者上肢放置于头部上方的治疗床上，双肘关节屈曲 90°～120°，手指关节自然微屈，手掌心向下时，肩关节才处于外展位，上述腧穴的凹陷才可以显示，穴位是"开"的。而侧卧位时，虽然患者胸腹部放置一软垫，双上肢环抱软垫，肘腕手指关节自然屈曲放置于软垫上，但上述肩背部的腧穴凹陷不明显，穴位是"闭"的。当经穴立体结构的容积最大时，是经穴开放程度最大，所容纳气血最充盈的时候，也是经穴发挥最佳治疗作用的时候。

通过临床观察统计，肩周炎急性期患者肩背部疼痛明显，夜间痛尤甚，两种体位都能缓解患者疼痛，但俯卧位疗效明显优于侧卧位，有显著性差异；急性期患者肩关节功能活动范围以中、轻度受限为主，两种体位都能改善患者肩关节活动度，但俯卧位疗效明显优于侧卧位，有显著性差异，尤其临床痊愈显效率俯卧位明显优于侧卧位。这说明针刺治疗肩周炎急性期患者不同体位姿势对临床疗效有着直接的影响，因为取穴体位影响着腧穴的开合、荣卫气血的充盈，孔窍经穴打开，扶正祛邪，寒邪顺势驱除出体外，顺势而为，事半功倍。因此，针刺治疗时，一定要考虑患者取穴体位姿势，在经络腧穴开通开放状态下针刺，才能发挥针刺疏通经络、调和气血的治疗作用，使气血在经脉中往返出入会合以恢复常态，对治愈疾病具有十分重要的临床意义。

五、针罐结合治疗胸椎小关节紊乱 36 例

胸椎小关节紊乱是临床常见病，笔者自 2000 年 10 月至 2003 年 10 月，采用针罐结合的方法，治疗胸椎小关节紊乱 36 例，疗效满意，现将结果报告如下。

（一）临床资料

1. 一般资料

共观察 36 例，其中中国人 26 例，外国人 10 例；男 18 例，女 18 例；年龄最小 16 岁，最大 58 岁，平均年龄 32 岁；病程最短 2 天，最长 10 年，平均病程15 天。

2. 诊断标准

依据《中医骨伤科学》，胸椎小关节紊乱系指上个胸椎下关节突与下个胸

椎上关节突构成的关节，因旋转外力，将小关节向侧方扭开，受关节滑膜的阻碍不得复位，牵拉、压迫或刺激相应的神经、血管而导致疼痛和功能障碍等一系列症状。临床常因外伤、上肢用力不均或长期体位不正等原因，出现后背疼痛或如负重物，有时牵掣胸痛，久坐、走路或背部活动时症状加重；查体棘间或棘突旁压痛明显，久病患者可触及钝厚之棘上或棘旁韧带，棘突侧歪、后突或凹陷等异常变化，与患者所诉部位相符，并除外其他骨骼方面病变，即可诊断为本病。

（二）治疗方法

患者处于俯卧位，双手指交叉置于后枕项，使背部肌肉放松。术者用手的示指、中指分别放在棘突两旁，由上向下，沿脊柱用力向下滑动，检查脊柱有无侧弯。然后改为用两手拇指放在棘突上，由上向下逐个触摸棘突是否属于中线，是否后突或凹陷，特别是触摸棘突间或棘突旁压痛明显处或敏感处，用直径 0.30 mm、长 40 mm 毫针直刺至压痛点或敏感点，得气后留针。然后用闪火法扣 4 号玻璃罐于针上，使毫针置于玻璃罐中央，留罐 5~10 分钟，取罐后即取针。若压痛点或敏感处缓解不明显，可重复拔罐 1~2 次，以压痛点或敏感处缓解为度。每日或隔日 1 次，治疗 1~3 次后统计结果。

（三）疗效观察

1. 疗效标准

临床治愈：背痛等症状消失、功能正常。有效：背痛等症状减轻、功能有所恢复。无效：治疗前后背痛等症状和功能无变化。

2. 治疗结果

本组共观察治疗 36 例，临床治愈 30 例，占 83.3%；有效 3 例，占 8.33%；无效 3 例，占 8.33%。总有效率为 91.67%。

（四）典型病例

王某，男，42 岁，2003 年 8 月 18 日初诊。

主诉：后背疼痛牵引及前胸痛 1 年。

现病史：患者缘于 1 年前搬重物后即感后背疼痛牵引及前胸，并不能深呼吸，休息数天后症状稍缓解。其后上肢用力、背部活动或劳累后症状均加重。查体第5、第6胸椎棘突侧歪，棘突间和左侧棘突旁压痛明显，尤其深压痛甚。

诊断：第5、第6胸椎小关节紊乱。

治疗方法：用直径 0.30 mm、长 40 mm 毫针直刺第5、第6胸椎棘突间和左侧棘突旁至痛点，得气后留针。然后用闪火法扣4号玻璃罐于针上，使毫针置于玻璃罐中央，留针置罐10分钟，取罐后即取针，并重复拔罐1次，每天治疗1次。3次后上症完全消失，随访3个月未反复，临床治愈。

（五）讨论

胸椎小关节紊乱多发生于第3～第7胸椎，青壮年较多见。由于胸廓的关系，手法复位不如颈椎、腰椎容易，而采用针罐相结合的方法既方便又安全，患者易于接受。由于1次针罐治疗有效居多，但往往治疗不彻底，所以可以反复拔罐2～3次，轻症疗效明显，易痊愈，久病多次治疗才能见效。有些患者遇到相同原因往往复发，但使用相同方法治疗同样有效，主要在于通过仔细查找紊乱的胸椎关节，针刺压痛点或敏感点可以直达病所，解除滑膜嵌顿，有时因针刺刺激患者压痛点或敏感点，患者突然活动背部，轻症胸椎紊乱可自行矫正，而加用拔罐，可松解受累关节周围尤其深部韧带肌肉等软组织，有时也可解除滑膜嵌顿或矫正关节紊乱，所以需要用大玻璃罐，力量大且沉，才能有效。3例无效患者是由于患病时间长，椎关节错位明显，软组织不易松解，故不易纠正，说明治疗效果与病程长短、关节紊乱程度有关。

六、毫针横刺带脉穴后治疗腰方肌劳损 36 例

腰肌劳损指腰骶部肌肉、筋膜、韧带等软组织慢性损伤，导致无菌性炎性反应产生，引起以腰部疼痛和活动障碍为主要表现的一类病证。由于腰部核心肌位于腰骶部不同层次，因此不同劳损肌肉的触痛点及牵涉痛不一，浅层肌肉劳损易于诊治，但是腰部深层腰方肌劳损引发的腰痛常被忽视，腰方肌劳损的针刺治疗方法也鲜有报道。笔者采用毫针横刺足少阳胆经带脉穴后至腰方肌治疗腰方肌劳损，现报道如下。

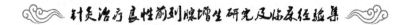

（一）临床资料

1.一般资料

36例患者来自2017年1月至2019年12月中国中医科学院西苑医院针灸科门诊（18例），香港医院管理局与香港浸会大学中医药学院、上海交通大学医学院附属仁济医院、香港赛马会诊疗所、将军澳医院、大埔那打素医院5家教学医院（18例）。其中男19例，女17例；年龄最小51岁，最大80岁，平均年龄（68±12）岁；病程最短1年，最长18年，平均病程（6.2±1.3）年。

2.诊断标准

依据《中医病证诊断疗效标准》与《下肢肌筋膜疼痛和机能障碍——触发点手册（第二册）》。

（1）有长期腰痛史，反复发作，缠绵不愈。

（2）一侧或两侧腰骶部酸痛不适，时轻时重，劳累后加重，休息后减轻。

（3）腰方肌劳损后静息时长期持续的腰部深层肌肉疼痛，在无支撑的直立位及坐下或者站起，或需要稳定腰椎时疼痛加重。

（4）一侧或两侧腰方肌触痛点位于第12肋或近第12肋及髂嵴正上方，深部内侧触痛点靠近腰椎横突；腰方肌触痛点牵涉痛向后可至骶髂关节及臀部下方，也可向前沿髂嵴到达下腹部、腹股沟及股骨大转子区域；触痛点附近区域可触及条索状肌肉结构；久病可见骨盆不对称，患侧髂嵴较高。

（5）影像学检查多无异常，部分患者可有骨质增生或脊柱畸形。

（二）治疗方法

取穴：带脉穴后（带脉穴在侧腹部，第11肋游离端垂线与脐水平线的交点上，带脉穴后即水平线向后与腋后线的交点处）。

操作：患者取健侧卧位，患侧上臂伸展过头提高胸廓，将腰垫或枕头置于腰部，上方的膝部置于下方膝部的后方，双下肢髋膝关节自然屈曲120°~150°，选用0.30 mm×75 mm或0.30 mm×100 mm的一次性毫针，于带脉穴水平线向后与腋后线的交点处指切进针，针尖向第3或第4腰椎横突方向，与背部平面平行横向针刺抵达腰方肌外侧缘，再针刺穿过腰方肌肌腹至第3或第4腰椎横突（图6-2）。针刺深度60~90 mm，调整针刺方向与针刺深度，以患者病灶处有跳动感或松弛感为宜，可行轻微提插捻转手法，留针 25 分钟。每周治疗 1 次，连续治疗 2 次。

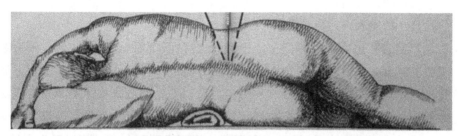

图 6-2　两条黑虚线胁肋与髂棘区域之间显示毫针横刺方向

（三）治疗结果

疗效评定标准依据《中医病证诊断疗效标准》与《下肢肌筋膜疼痛和机能障碍——触发点手册（第二册）》制定。痊愈：腰部疼痛消失，腰部活动恢复正常，即直立位、坐下或起立时无明显疼痛和功能障碍，计 18 例；显效：腰部疼痛缓解和腰部活动改善 ≥ 80%，计 12 例；有效：50% ≤腰部疼痛缓解和腰部活动改善＜ 80%，计 4 例；无效：腰部疼痛缓解与腰部活动改善＜ 50% 或无改善，计 2 例。总有效率为 94.4%。

（四）典型病例

患者，女，72 岁，2017 年 3 月 16 日初诊。

主诉：腰痛反复发作 4 年，加重半年。

现病史：2013 年 3 月不慎腰部扭伤出现腰痛，腰部活动受限，不能起床，需要一手扶床缘才能起坐，扶床架下床。曾予按摩、理疗、服用中西药物（具体不详）治疗半年，症状略有缓解。其后常因季节变化、久立、久坐、弯腰干家务、腰部用力等症状加重。半年前由于久坐致腰痛加重，坐位起立和起床困难，需要扶腰或扶持桌缘和床缘才能起立和起床，步履蹒跚。刻下症：腰部疼痛，步履蹒跚，坐位起立和起床困难，需要扶腰或扶持桌缘和床缘才能起立，纳可，眠欠安，二便调，舌质暗、苔薄白，脉弦细。查体：两侧髂峰不对称，右侧髂峰较高，身体向右侧倾斜；右侧第 12 肋下缘，第 3、第 4 腰椎横突尖处，髂嵴内侧缘，髂后上棘处均有压痛。

西医诊断：腰方肌劳损。

中医诊断：腰痛。

治法：活血通络，疏通带脉。

治疗经过：患者取左侧卧位，于带脉穴后即带脉穴水平线向后与腋后线的交点处指切进针，针尖向第 3 腰椎横突方向，与背部平面平行穿过背阔肌直接抵达腰方肌外侧缘，再针刺穿过腰方肌肌腹至第 3 腰椎横突。当针刺深度至 85 mm 处时有轻微刺痛，旋即腰部深处忽有松弛感，再做轻微提插捻转手法，留针 25 分钟。起针后患者不需要扶持床缘即可起床，下床后患者述 4 年来腰部第一次有松解舒快感，腰部能够用力，腰部疼痛缓解和腰部活动改善 ≥ 80%。2017 年 3 月 23 日进行第 2 次治疗，起针后即进行疗效评估：腰部疼痛消失，腰部活动恢复正常，即直立位、坐下或坐位起立时无明显疼痛和功能障碍，临床痊愈。2017 年 4 月 27 日复诊，腰痛未作，腰部活动未受限。2017 年 10 月 26 日随访，腰痛未复发。

（五）体会

腰方肌是腰部核心肌之一，腰方肌劳损是腰痛常见原因之一。腰方肌的解剖形态是方形，上缘附着于第 12 肋，下缘附着于髂后上棘，内缘附着于第 1 ~ 第 4 腰椎横突，外侧与腹肌的联合腱膜相连，受第 12 胸椎至第 3 腰椎神经前支支配。腰方肌位于脊柱两侧，侧连腰椎，上连胸廓，下连臀部，似"桅帆"的力线结构，限制脊柱极度左右侧弯，是脊柱重要的侧向稳定肌肉，腰方肌的主要功能是维持脊柱动态平衡。《素问·刺腰痛》载："衡络之脉令人腰痛，不可以俯仰，仰则恐仆，得之举重伤腰，衡络绝，恶血归之"。张志聪《黄帝内经素问集注》注解："此论带脉为病，而令人腰痛也。衡，横也，带脉横络于腰间，故曰衡络之脉。""衡络"此谓带脉说，认为"衡"也作"横"字解释，是横络于腰间，衡络之脉指带脉，说明带脉为病发生腰痛，不可以俯仰，仰起恐怕跌倒，这是由于用力举重伤及腰部，瘀血阻滞，带脉阻绝不通所致。这与腰方肌劳损腰痛患者不能俯仰，需要借助外力才能坐起站立或起床极为相似。针刺当活血通络、疏通带脉。带脉是奇经八脉之一，起于胁下，环腰腹一周，状如束带，约束纵行躯干的诸条经脉，即带脉具有稳定约束脊柱的作用，这与腰方肌的功能也极为相似。带脉前平脐后平十四椎，交会于足少阳胆经带脉穴。带脉穴位于侧腹部，第 11 肋游离端垂线与脐水平线的交点上，带脉穴后即水平线向后与腋后线的交点处，此处在带脉上，针刺穿过背阔肌至腰方肌。

针刺操作时，患者需要采取健侧卧位，患侧上臂伸展过头可以提高胸廓，腰垫或枕头置于腰部，上方的膝部置于下方膝部的后方，双下肢髋膝关节自然屈曲 120°～150°，有助于触诊腰方肌和针刺操作。带脉穴后进针，针尖向第 3 或第 4 腰椎横突方向，与背部平面平行横刺穿过背阔肌，然后针刺至腰方肌，患者病灶处有跳动感或松弛感；如针刺后未有上述针感，说明未刺中腰方肌需要调整针刺方向与深度，直至针刺后病灶处获得上述跳动感或松弛感。这是由于针至病所，通络活血，气血通达，筋肉得以濡养，所以 2 次针刺治疗后总有效率达 94.4%，说明毫针横刺带脉穴后治疗腰方肌劳损具有缓解患者腰痛和恢复腰部活动功能的作用。临床中采用患者端坐位操作，同样在带脉穴后进针横刺也取得了很好的疗效，说明毫针针刺带脉穴后关键在于横刺至腰方肌，松解劳损的腰方肌筋膜或肌肉的张力，恢复血供，修复组织。临床许多慢性腰痛患者久治不效，主因是诊断不清，只在病损肌肉周围区域针刺而没有刺中核心病损肌肉。因此，起针后即刻进行临床疗效评价，可评判针刺靶点腰方肌成功与否，这也是临床意义所在。

七、《灵枢》关刺法治疗慢性跟腱炎 24 例疗效观察

跟腱炎是跟腱及其周围的筋膜，因劳损、外伤或感染等的刺激而引起的炎症。症状持续时间多于 6 周会发展为慢性跟腱炎。笔者运用《灵枢》关刺法治疗慢性跟腱炎 24 例，取得了较好的临床疗效，现报告如下。

（一）临床资料

1. 一般资料

24 例患者来自 2006 年 6 月至 2010 年 2 月德国某医院中医门诊部。其中男性 16 例，女性 8 例；最小年龄 25 岁，最大年龄 55 岁，平均年龄 36 岁；病程 6 周～4 个月，平均病程两个半月。单足患者 18 人，双足患者 6 人，共

有 30 只患足。

2. 诊断标准

参照《实用运动医学》的有关诊断标准：①跑跳时跟腱疼痛，重者走路时也会疼痛；②跟腱周围变粗，呈梭形变形；③跖屈抗阻痛；④跟腱周围压痛；⑤主动背伸或主动跖屈痛；⑥足尖蹬地痛。

3. 纳入标准

①符合上述诊断标准；②病程大于 6 周。

（二）治疗方法

体位：取仰卧位，膝关节下垫 10 cm 厚的枕头，全身放松入静。

针具：直径 0.25 mm，长度 40 mm 的毫针。

操作：在跟腱与内、外踝之间紧贴跟腱侧，以内、外踝一侧或内、外踝左右两侧直刺，针尖尽量抵触及筋，每隔 1 cm 关刺 1 针，根据病变范围大小针刺 4 ~ 10 针；针刺深度以 20 ~ 30 mm 为宜；针刺后稍做提插捻转泻法。留针时间 30 分钟，每周治疗 2 ~ 3 次，6 次为 1 个疗程。治疗时间为上午 8 ~ 12 时或下午 1 ~ 4 时。治疗 2 ~ 3 个疗程后统计治疗效果。

（三）疗效观察

1. 疗效标准

痊愈：症状及体征消失，跟腱无压痛，运动前后和运动中无疼痛；显效：症状及体征明显减轻 75% 以上，跟腱压痛小于 25%，运动前后和运动中疼痛小于 25%；有效：症状及体征减轻大于 50%，跟腱压痛小于 50%，运动前后和运动中疼痛小于 50%；无效：症状及体征改善小于 50% 或无变化。

2. 治疗结果

24 例患者治疗 2 ~ 3 个疗程后，其中痊愈 10 例（41.67%），显效 6 例（25.00%），有效 6 例（25.00%），无效 2 例（8.33%），总有效率为 91.67%；其中 6 例双足患者中，3 例痊愈，3 例显效。因此，所有患足总有效率为 93.33%。

（四）典型病例

患者，男，42岁，德国科隆人，2009年9月18日初诊。

主诉：双足跟腱肿胀疼痛2个月，加重2周。

现病史：患者是一位业余体育爱好者，每周坚持跑步3~4次，每次10~15 km，已坚持5年多。2个月前出现双足跟腱肿胀疼痛，影响跑步锻炼，并且逐渐加重，近2周来走路时也有明显疼痛，西医确诊为跟腱炎，服用抗炎消肿西药2个月没有明显好转而来就诊。查双足皮肤微红，跟腱周围肿胀，跖屈抗阻痛，跟腱周围压痛，足尖蹬地痛。

西医诊断：跟腱炎。

中医诊断：筋痹（气滞血瘀）。

治法：舒筋通络，调和气血。

治疗过程：用上述治疗方法，因为双足肿胀疼痛范围比较大，所以关刺跟腱内、外踝左右两侧各4针。针刺治疗6次后，双足肿胀疼痛明显好转，走路时没有疼痛感，但跑步时还有疼痛，跟腱仍有轻微压痛；2个疗程后，双足跟腱无肿胀疼痛感，跟腱无压痛，症状及体征消失，运动前后和运动中无疼痛，临床痊愈。

（五）体会

慢性跟腱炎多发于爱好跑跳运动的患者，临床表现为跟腱局部肿胀、疼痛，疼痛在跟腱紧张时加重，患足不敢承重，足尖蹬地时患处疼痛。"关刺"法首见于《灵枢·官针》，曰："关刺者，直刺左右尽筋上，以取筋痹，慎无出血，此肝之应也。"四肢关节部位肌肉的尽端即筋经，多连接于关节，《内经》云："筋会于节。"此种方法针刺四肢肌肉尽端的关节附近，故名"关刺"，临床可治"筋痹"。跟腱炎属中医"筋痹"范畴，又在踝关节附近，故可用"直刺左右尽筋上"的"关刺"法。针刺当在跟腱与内、外踝之间紧贴跟腱侧，以内、外踝一侧或内、外踝左右两侧直刺，针尖尽量抵触及筋，而不刺伤筋脉，须"慎无出血"。因为跟腱周围无腱鞘，仅有疏松的网状组织称作腱周组织，连接肌腱与其周围的筋膜，其中含有血管以供给肌腱的营养。所以针刺时不可伤及血管，以免出血耗损营气，影响"营血荣筋"作用。

研究表明，跟腱在跟骨结节以上 2 ~ 6 cm 范围血供最差，这恰好解释了这一区域是跟腱损伤的好发部位。所以，每隔 1 cm 针刺患处跟腱内、外踝一侧或内、外踝左右两侧各 1 针，关刺 4 ~ 10 针，可以起到舒筋通络、调和气血的作用，以增加局部血供，促进组织代谢，利于患处恢复。运用"关刺"法治疗慢性跟腱炎，病程比较短者，临床疗效相对较好，所以患者应该尽早治疗。本病也易复发，患者需要注意平时的预防，避免运动的损伤和寒冷刺激等复发因素。

第七章
针灸治疗消化系统疾病

一、芒针针刺上髎关穴治疗功能性消化不良临床疗效评价

功能性消化不良（functional dyspepsia，FD）是临床上常见的功能性胃肠疾病之一，根据 2016 年罗马 IV 诊断标准，常有餐后饱胀、早饱、上腹痛、上腹烧灼感等一系列症状，但无可以解释上述症状的相应的胃肠道器质性损害。研究表明，FD 在全球的发病率高达 29.2%，FD 在亚洲人中的发病率为 8% ~ 23%，其中在我国的发病率为 18% ~ 45%，占消化科门诊的 20% ~ 50%，给个人及社会带来了较大的经济负担和压力，并且严重影响患者的生活质量和工作效率。功能性胃肠疾病是针灸的适应证，针灸治疗 FD 有很好的临床疗效，但芒针针刺独穴治疗 FD 的相关临床研究鲜见报道。因此，笔者依据《内经》"八虚"理论，对芒针针刺上髎关穴治疗 FD 进行临床疗效评价，现报道如下。

（一）临床资料

1. 一般资料

符合纳入标准的 64 例 FD 患者均来自 2016 年 1 月至 2017 年 12 月中国中医科学院西苑医院针灸科门诊，按照随机数字法分别列入芒针组和常规毫针组（下称常规组），各 32 例。两组性别、年龄、病程比较差异无统计学意义（$P > 0.05$），组间具有可比性。见表 7-1。

表 7-1　两组 FD 患者一般资料比较

组别	例数	性别（例）		年龄（岁）			病程（月）		
		男	女	最小	最大	平均（$\bar{x} \pm s$）	最短	最长	平均（$\bar{x} \pm s$）
芒针组	32	10	22	21	65	37.3 ± 13.7	6	108.2	19.8 ± 11.2
常规组	32	11	21	22	64	38.5 ± 13.8	6	110.5	20.3 ± 10.7

2. 诊断标准

依据罗马 Ⅳ 诊断标准制定，FD 诊断标准应具有以下 1 项或多项症状：①餐后饱胀不适；②早饱感；③上腹痛；④上腹烧灼感。且无可解释症状的器质性疾病（包括胃镜检查）证据。诊断前症状出现至少 6 个月，近 3 个月符合以上标准。

3. 纳入标准

（1）符合 FD 诊断标准。

（2）18 岁≤年龄≤65 岁。

（3）治疗前至少 2 周内未服用过任何胃肠促动力药。

（4）同期未参加其他临床研究项目。

（5）知情同意并自愿参加本项研究。

4. 排除标准

（1）经胃镜、B 超、实验室检查发现有异常，有显性消化道出血、消化道炎症（溃疡、糜烂、出血、萎缩）的证据，包括黑便、呕血、可触及的腹部肿块者。

（2）进行性吞咽困难和吞咽痛、持续性呕吐、无意识的体重下降者。

（3）有胃部手术史者。

（4）抑郁症、焦虑症患者或正在服用抗焦虑、抗抑郁、抗失眠药物者。

（5）其他组织器官系统有严重疾病不适合针刺治疗者。

（二）治疗方法

1. 芒针组

取穴：上髎关穴（双侧）。

定位：按照世界卫生组织标准《针灸经穴定位》，髀关穴位于人体大腿前面，当髂前上棘与髌底外侧端的连线上，居缝匠肌外侧凹陷处，即位于股前区，股直肌近端、缝匠肌与阔筋膜张肌3条肌肉之间凹陷中。上髀关穴即髀关穴上2～3 cm。

针具：采用直径0.30～0.35 mm、长100～200 mm（4～8寸）的一次性芒针。

体位：患者取仰卧位，在双侧膝关节下垫10 cm左右的软枕。

操作：穴位皮肤常规酒精消毒，根据患者体型胖瘦，选用不同长度的芒针，采用夹持进针法进针，向腹中线耻骨联合上方横刺110～175 mm，施均匀提插捻转手法，有得气感即止。针刺后留针30分钟，留针过程中不行针。

疗程：隔日治疗1次，每周治疗3次，共治疗4周12次。

2. 常规组

取穴：中脘、关元、气海单侧，天枢、内关、足三里、三阴交、太冲双侧。

针具：采用直径0.30～0.35 mm、长40～50 mm（1.5～2寸）的一次性毫针。

体位：患者取仰卧位，在双侧膝关节下垫10 cm左右的软枕。

操作：穴位皮肤常规酒精消毒，根据患者体型胖瘦，选用不同长度的毫针，采用指切进针法进针，均直刺达所需要的针刺深度25～40 mm，行施均匀提插捻转手法，有得气感即止，其余均同治疗组。

（三）疗效观察

1. 主要症状分级及总体疗效评定

依据中华中医药学会脾胃病分会公布的《消化不良中医诊疗专家共识意见》制定。主要症状为餐后饱胀不适、早饱感、上腹部疼痛、上腹烧灼感。分级记录：分为0～Ⅲ级，记1～3分。0级，从无症状；Ⅰ级，症状轻微，不影响日常生活；Ⅱ级，症状中等，部分影响日常生活；Ⅲ级，症状严重，影响到日常生活，难以坚持工作。

主要症状总体疗效评定标准：按改善百分率=（治疗前总积分－治疗后总积分）/治疗前总积分×100%，计算症状总体改善百分率。

痊愈：症状消失；显效：症状改善百分率≥80%；进步：50%≤症状改善百分率＜80%；无效：症状改善百分率＜50%。痊愈和显效病例数计算总有效率。

2. 生活质量尼平消化不良指数量表评价

尼平消化不良指数（Nepean dyspepsia index，NDI）是功能性消化不良疾病专用量表，评价 FD 对患者正常生活干扰、情绪控制、食物饮料、睡眠打扰 4 个领域生活质量的影响。

得分转换：首先将各个条目的原始分相加为 S，总的最小分为 M（每个条目最小得分的总和），R（总得分的最大范围）。转换后的总得分 = 100 − ［（S − M）/R × 100］，得分越高则生活质量越好。

3. 统计学处理

采用 SPSS 19.0 统计软件进行处理，计量资料采用均数 ± 标准差（$\bar{x} \pm s$），治疗前后比较用配对 t 检验，两组间比较采用两样本 t 检验，计数资料比较采用 χ^2 检验，以 $P < 0.05$ 为差异有统计学意义。

4. 结果

（1）两组 FD 患者治疗前后消化不良症状积分改善值比较。

两组 FD 患者治疗前后餐后饱胀不适症状积分改善比较。

治疗后的症状积分减去治疗前症状积分所得的差值为改善值，两组 FD 患者治疗前后比较，餐后饱胀不适症状积分均较治疗前明显改善（均 $P < 0.05$）。芒针组与常规组比较，芒针组餐后饱胀不适症状积分改善值优于常规组（$P < 0.05$）。见表 7-2。

表 7-2　两组 FD 患者治疗前后餐后饱胀不适症状积分改善比较（$\bar{x} \pm s$）

组别	例数	治疗前	治疗后	改善值	P 值
芒针组	32	1.63 ± 0.62	0.78 ± 0.69	0.85 ± 0.72[1]	< 0.05
常规组	32	1.77 ± 0.76	1.25 ± 0.81	0.52 ± 0.68	< 0.05

注：与常规组比较，[1] $P < 0.05$。

两组 FD 患者治疗前后早饱感症状积分改善比较。

两组 FD 患者治疗前后比较，早饱感症状积分均较治疗前明显改善（均 $P < 0.05$）。芒针组与常规组比较，芒针组早饱感症状积分改善值优于常规组（$P < 0.05$）。见表 7-3。

表 7-3 两组 FD 患者治疗前后早饱感症状积分改善比较（$\bar{x} \pm s$）

组别	例数	治疗前	治疗后	改善值	P 值
芒针组	32	1.13 ± 0.76	0.39 ± 0.55	0.74 ± 0.82[1]	< 0.05
常规组	32	1.27 ± 0.73	0.86 ± 0.73	0.41 ± 0.76	< 0.05

注：与常规组比较，[1] $P < 0.05$。

两组 FD 患者治疗前后上腹痛症状积分改善比较。

两组 FD 患者治疗前后比较，上腹痛症状积分均较治疗前明显改善（均 $P < 0.05$）。芒针组与常规组比较，芒针组上腹痛症状积分改善值优于常规组（$P < 0.05$）。见表 7-4。

表 7-4 两组 FD 患者治疗前后上腹痛症状积分改善比较（$\bar{x} \pm s$）

组别	例数	治疗前	治疗后	改善值	P 值
芒针组	32	1.13 ± 0.86	0.42 ± 0.57	0.71 ± 0.82[1]	< 0.05
常规组	32	1.12 ± 0.81	0.74 ± 0.77	0.38 ± 0.78	< 0.05

注：与常规组比较，[1] $P < 0.05$。

两组 FD 患者治疗前后上腹部烧灼感症状积分改善比较。

两组 FD 患者治疗前后比较，上腹部烧灼感症状积分均较治疗前明显改善（均 $P < 0.05$）。芒针组与常规组比较，芒针组上腹部烧灼感症状积分改善值优于常规组（$P < 0.05$）。见表 7-5。

表 7-5 两组 FD 患者治疗前后上腹部烧灼感症状积分改善比较

组别	例数	治疗前	治疗后	改善值	P 值
芒针组	32	0.68 ± 0.54	0.31 ± 0.42	0.37 ± 0.53[1]	< 0.05
常规组	32	0.64 ± 0.58	0.42 ± 0.45	0.22 ± 0.57	< 0.05

注：与常规组比较，[1] $P < 0.05$。

（2）两组 FD 患者治疗前后主要症状总体疗效比较。

芒针组与常规组比较，芒针组主要症状总体疗效优于常规组（$P < 0.05$）。见表7-6。

表7-6　两组 FD 患者治疗前后主要症状总体疗效比较

组别	例数	痊愈	显效	进步	无效	总有效率（%）
芒针组	32	29（90.62）	2（6.25）	1（3.13）	0（0）	96.87[1]
常规组	32	21（65.62）	4（12.50）	3（9.38）	4（12.50）	78.12

注：与常规组比较，[1] $P < 0.05$。

（3）两组 FD 患者治疗前后 NDI 比较。

两组 FD 患者治疗前后，NDI 均较治疗前明显改善（均 $P < 0.01$）。芒针组与常规组比较，芒针组 NDI 改善优于常规组（$P < 0.01$）。见表7-7。

表7-7　两组 FD 患者治疗前后 NDI 比较

组别	例数	治疗前	治疗后	改善值	P 值
芒针组	32	72.53 ± 10.32	92.18 ± 10.39[1]	15.73 ± 11.52	< 0.01
常规组	32	71.37 ± 10.56	84.25 ± 10.52	10.82 ± 10.65	< 0.01

注：与常规组比较，[1] $P < 0.01$。

（四）讨论

功能性消化不良患者以餐后饱胀、早饱感和上腹部疼痛、烧灼感为主症，是消化系统的常见病和多发病，中医古籍中并无功能性消化不良这一病名，根据功能性消化不良的病因、症状、体征及病理生理等特点，归属于中医学的"痞满""胃脘痛"等范畴。功能性消化不良患者发病主要病机为中焦脾虚为本，气、痰、湿、食、瘀等胃滞为标，脾虚胃滞、脾胃升降失常而致病。然"脾以运为健""胃以降为顺""六腑以通为用"，因此治疗本病，当以"健、降、通"为大法。

芒针是由古代九针之一的"长针"发展而来，因其针身细长，形如麦芒而得名。芒针以针身长 100 ～ 200 mm 为常用，其体长刺深，直达病所，通过穴位刺激，易产生经络感传及气至病所的针感，所以其治疗效果明显。

《灵枢·邪客》"八虚"理论记载:"脾有邪,其气留于两髀。"《灵枢·经脉》记载:"胃足阳明之脉……其支者,起于胃口,下循腹里,下至气街中而合,以下髀关",因此,可以选取足阳明胃经髀关穴治疗功能性消化不良。髀关穴位于人体大腿前面,当髂前上棘与髌底外侧端的连线上,居缝匠肌外侧凹陷处。因为功能性消化不良患者"脾有邪,其气留于两髀",故大约3/4的患者在髀关穴周围2~3 cm范围有明显的压痛感和不适感。"上髀关穴"即髀关上2~3 cm,从上髀关穴处进针,针尖向腹中线耻骨联合方向横刺更容易操作,针刺深度一般为125~175 mm。

《黄帝内经》认为,生理上"五脏横连募原",病理上"邪客传舍于肠胃之间之外,募原之下之间",而"(卫)气熏于肓膜,散于胸腹",说明"三焦脏腑募原相连,空间相通,气机升降"。所以,通过芒针针刺上髀关穴,向腹中线耻骨联合上方横刺募原,祛脾邪使中焦脾胃壅滞之气下降,"胃以降为顺",达到胃和脾健腑通的治疗目的。因为芒针横刺上髀关穴至耻骨联合上方,刺激腹膜,腹膜联系胃肠道,刺激腹膜牵拉胃肠道,作用范围广泛,故芒针刺激可引起患者的酸胀感由上腹部中焦向下腹部下焦走窜,使气机下降,中焦壅滞之气若失,上腹部胀感和疼痛感即刻缓解特别明显。研究结果显示,FD患者在针刺治疗后不仅上消化道不适的症状减轻,同时近端胃的容受功能和胃排空功能均改善,笔者观察结果与此极为相似;也有研究者用芒针针刺中脘穴,取得了较好的疗效。

对照组采用常规毫针治疗,有学者认为以往针刺治疗FD的研究中,所选穴位多以腹部穴位及经过腹部经络的四肢穴位,再选取一些特定穴为主。所以,对照组取穴以治疗FD患者使用频率最高的腧穴即中脘、天枢、关元、气海、内关、足三里、三阴交、太冲8个腧穴,局部与循经取穴,采用常规针刺深度25~40 mm,提插捻转手法,刺激穴位点与经络线,发挥调理中焦、健脾和胃的作用,作为对照治疗,但刺激没有芒针横刺上髀关穴面积广、刺激量大。FD患者以餐后饱胀、早饱感和上腹部疼痛、烧灼感为主症,所以,以此作为主要症状积分与症状总体疗效评判标准;FD患者生活质量NDI是国际公认的评价FD患者生活质量的量表,从正常生活干扰、情绪控制、食物饮料、睡眠打扰4个领域评估FD患者的生活质量,作为生活质量评价指标。

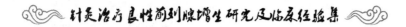

通过临床观察统计，两组均隔日治疗 1 次，治疗 12 次 4 周后，芒针组与常规组主要症状餐后饱胀不适、早饱感、上腹部疼痛、上腹烧灼感积分均有改善，芒针组改善明显优于常规组；两组治疗前后主要症状总体疗效比较，芒针组总有效率明显优于常规组；两组 FD 患者治疗后生活质量 NDI 的评价、患者的生活质量明显改善，芒针组生活质量改善明显优于常规组。结果说明芒针从髂前上棘下方向耻骨联合上方横刺的方法，能改善 FD 患者的主要症状、提高患者的生活质量，临床疗效肯定。

芒针从髂前上棘下方向耻骨联合上方横刺方法，是北京中医药大学中医临床特聘专家阎喜换老师用于治疗肝胆胃肠消化系统疾病所创，临床疗效卓著。笔者根据《内经》"八虚"理论"脾有邪，其气留于两髀"，对位于两髀部的上髀关穴用芒针向耻骨联合上方横刺治疗 FD 患者，对其症状疗效和生活质量进行评价，以期为芒针特色针刺技术治疗 FD 患者提供循证医学证据，具有十分重要的临床意义。

二、电针腹部经穴治疗单纯性肥胖症临床观察

单纯性肥胖症是体内贮积的脂肪量大于等于理想体重 20% 的一种临床症候群，其肥胖的病因未明，不伴有器质性疾病（肥胖所致的并发症除外）。肥胖症是 2 型糖尿病、冠心病、高血压等的重要危险因素，是医学界普遍关注的问题。2010 年 6 月至 2011 年 7 月，笔者采用电针腹部经穴治疗单纯性肥胖症 35 例取得了较好的临床疗效，现报道如下。

（一）临床资料

1. 一般资料

观察的 70 例病例来自中国中医科学院西苑医院针灸科门诊，以就诊先后顺序编号，利用随机数字表分为两组。观察组 35 例，男 8 例，女 27 例；年龄 18～58 岁，平均年龄 36.6 岁；病程 1～10.5 年，平均病程 5.5 年；BMI 平均（29.35 ± 4.18）kg/m²；Ⅰ 度肥胖 28 例，Ⅱ 度肥胖 7 例。对照组 35 例，男 7 例，女 28 例；年龄 19～60 岁，平均年龄 36.8 岁；病程 5～11 年，平均病程 5.2 年；BMI 平均（29.26 ± 4.07）kg/m²；Ⅰ 度肥胖 26 例，Ⅱ 度肥胖 9 例。两组性别、年

龄、病程、BMI 及肥胖分级情况比较，差异无统计学意义（$P > 0.05$），具有可比性。

2. 诊断标准

参照世界卫生组织制定的亚洲成年人肥胖划分标准诊断分级。Ⅰ级肥胖：BMI $25.0 \sim 29.9 \, \text{kg/m}^2$；Ⅱ级肥胖：BMI $\geq 30.0 \, \text{kg/m}^2$；腰围标准：男性腰围 $\geq 90 \, \text{cm}$，女性腰围 $\geq 80 \, \text{cm}$。

3. 纳入标准

（1）符合单纯性肥胖症的诊断标准，BMI $\geq 25.0 \, \text{kg/m}^2$。

（2）无严重器质性疾病（如心血管疾病，肝、肾功能不全）及精神疾病等。

（3）年龄 $18 \sim 60$ 岁。

4. 排除标准

（1）由遗传性疾病、代谢性疾病、外伤或其他疾病所引起的继发性、病理性肥胖症，如甲状腺功能减退、脑垂体病变、脑损伤、胰岛素瘤、糖尿病等疾病而引起的肥胖症。

（2）单纯性肥胖症伴有严重并发症者，如高血压Ⅲ级、冠心病、糖尿病伴有其他重要脏器并发症等。

（3）同时服用各种减肥药的单纯性肥胖症患者。

（4）孕妇及哺乳期妇女。

（二）治疗方法

1. 观察组

取穴：上脘、中脘、下脘、水分、气海、关元、腹哀、腹结、大横、梁门、滑肉门、天枢、外陵、水道、章门、足三里、阴陵泉、三阴交、曲池、合谷。

体位：患者取仰卧位，双膝下垫厚约 $10 \, \text{cm}$ 的枕头，全身放松入静。

针具：使用直径 $0.25 \, \text{mm}$、长 $40 \sim 75 \, \text{mm}$ 的毫针。

操作：穴位局部消毒，采用指切进针法或夹持进针法，腹部针刺深度根据患者肥胖程度直刺 $35 \sim 65 \, \text{mm}$，四肢直刺 $30 \sim 45 \, \text{mm}$，得气后采用平补平泻手法。每次选取腹部经穴中 $4 \sim 6$ 个腧穴，连接电针治疗仪，频率为适中的连续波，电流强度以患者无不适感为度。留针 25 分钟。

疗程：隔日 1 次，5 次为 1 个疗程。

2. 对照组

不使用电针，其余同治疗组。

3. 饮食控制

全部受试者睡前 4 小时内不进任何饮食；平时少进油腻性饮食，特别要控制碳水化合物、蛋白类食物及蔬菜和水果的摄入总量，原则上总量减少为过去的 2/3 或 1/2 为宜。

（三）观察指标及结果

1. 腰围与肚脐围

让受试者在同一时间段由同一人负责测量。受试者直立，两脚分开 30 ~ 40 cm，用 1 根没有弹性、最小刻度为 1 mm 的软尺放在髂前上棘与第 12 肋骨下缘连线的中点，沿水平方向围绕腹部 1 周，紧贴而不压迫皮肤，在正常呼气末测量腰围的长度。肚脐围为肚脐处的最大周径。

2. 体重指数

受试者在同一时间段，穿相同的一套外衣裤，使用电子健康秤测量体重；受试者在接受治疗前，赤脚测量身高。BMI = [体质量（kg）/ 身高（m）^{2}]。

腰围、肚脐围及 BMI 均在治疗前及每个疗程后各测量计算 1 次。治疗 3 个疗程后统计结果。

3. 统计学方法

运用 SPSS 12.0 统计软件进行统计分析。计量资料以 $\bar{x} \pm s$ 表示，数据应用等方差 t 检验，$P < 0.05$ 表示差异有统计学意义。

4. 结果

（1）两组腰围变化情况比较。

治疗后观察组腰围平均减少（5.53 ± 2.15）cm，对照组平均减少（3.76 ± 2.21）cm，组间比较差异无统计学意义（$P > 0.05$）。治疗前后组内腰围变化情况比较，差异有统计学意义（$P < 0.05$）。见表 7–8。

表7-8　两组单纯性肥胖症患者治疗前后腰围变化情况比较（$\bar{x} \pm s$）

组别	例数	治疗前	治疗后	平均差值
观察组	35	89.87 ± 8.56	84.34 ± 7.45 ▲	5.53 ± 2.15
对照组	35	89.97 ± 8.92	86.21 ± 7.86 ▲	3.76 ± 2.21

注：与本组治疗前比较，▲$P < 0.05$。

（2）两组肚脐围变化情况比较。

治疗后两组肚脐围均减少，与治疗前比较差异均有统计学意义（$P < 0.05$）。组间比较差异无统计学意义（$P > 0.05$）。见表7-9。

表7-9　两组单纯性肥胖症患者治疗前后肚脐围变化情况比较（$\bar{x} \pm s$）

组别	例数	治疗前	治疗后	平均差值
观察组	35	98.67 ± 9.21	93.55 ± 9.18 ▲	5.12 ± 1.83
对照组	35	98.39 ± 8.95	94.93 ± 8.89 ▲	3.46 ± 1.92

注：与本组治疗前比较，▲$P < 0.05$。

（3）两组 BMI 变化情况比较

治疗后两组BMI均较治疗前减少，与治疗前比较差异均有统计学意义（$P < 0.05$）；组间比较差异无统计学意义（$P > 0.05$）。见表7-10。

表7-10　两组单纯性肥胖症患者治疗前后 BMI 变化情况比较（$\bar{x} \pm s$）

组别	例数	治疗前	治疗后	平均差值
观察组	35	28.46 ± 3.19	26.65 ± 2.87 ▲	1.81 ± 0.53
对照组	35	28.65 ± 3.33	27.23 ± 2.79 ▲	1.42 ± 0.57

注：与本组治疗前比较，▲$P < 0.05$。

（四）讨论

中医学认为，单纯性肥胖症是由于先天禀赋、后天嗜食肥甘、身体少动等因素，而内生水湿、痰浊、瘀滞等使脏腑经络阻滞不畅，脾胃、肠腑功能失常所致。因此，针灸治疗当以足太阴脾经、足阳明胃经和手阳明大肠经经穴为主。由于脾胃、肠腑均位于腹部，肥胖症患者腹部臃肿肥大，中焦之气壅滞，阻碍脾升胃降，故又应以腹部经穴为主。调节脏腑经络气机，促进腹部中焦气机的转运是治疗本病的关键。经穴处方中章门、中脘、天枢、关元是脾胃、大小肠的募穴；上脘、下脘、水分、大横、腹结、腹哀、滑肉门、外陵、水道位于脐周上下左右，腹部中焦如轮如机，是全身升降气机之枢纽，对调整脏腑功能与经气运行起着关键作用；配合足三里、阴陵泉、三阴交、曲池、合谷诸穴，共奏转枢中焦脏腑经气、调理脾胃气机、升清降浊、化痰祛湿等功能。针刺治疗单纯性肥胖症患者，需采用深刺而久留针的方法。

由于单纯性肥胖症患者腹部臃肿肥大，脂肪堆积，所以选取任脉、脾胃经腹部脐周上下左右 4 ~ 6 穴为主穴，接通电极，可以更好地疏通经络气血、平衡阴阳、调节脾胃肠腑功能，从而达到减肥目的。研究表明，腰围减少时，即使体重无改变也可显著降低肥胖相关性疾病的发病危险，因此评判疗效时，把腰围作为主要的评价指标。临床单纯性肥胖症患者的腰围测量点在髂前上棘与第 12 肋骨下缘连线的中点，虽然容易固定，但并不是最大的腰腹围周长，而肚脐围往往是最大的周长，所以，同时测量肚脐处周长，以便更好地观察腰腹围的变化。

治疗后，大约有 2/3 的患者反映，电针和针刺后觉得胃部胀满，饥饿感大为下降，这可能与针灸能抑制肥胖症患者亢进的胃肠道消化吸收功能、延迟餐后胃排空有关。另外，大约有 3/4 的患者反馈针刺后食欲下降，这可能与针刺引起的神经冲动能干扰来自胃肠道的食欲信号，减轻饥饿感，降低食欲有关。虽然一开始要求患者有意识去节食，但经过治疗后，患者会不自觉地感到胃部胀满和食欲下降，在饮食总量上可减少至过去的 2/3 或 1/2。

观察结果显示，电针腹部经穴治疗单纯性肥胖症有较好的疗效，能够改善 BMI、缩小腰围与肚脐围，与常规针刺治疗比较，患者腰围、肚脐围平均多缩小 1 ~ 1.8 cm，但经统计学处理，差异无统计学意义。这说明腹部经穴电针与常规针刺治疗单纯性肥胖症疗效差异不大，均能够改善 BMI 及缩小腰围、肚脐围。

三、《灵枢》针刺深度法治疗腹泻型肠易激综合征

肠易激综合征（irritable bowel syndrome，IBS）是以腹痛或腹部不适伴有排便性状或排便习惯异常为特征的一种功能性肠道病，临床分为腹泻型、便秘型、交替型及不定型。欧美等经济发达、文化发达地区发病率较高达8%～23%。由于本病病因和发病机制仍未阐明，至今尚无一种方法或药物有肯定的治愈效果。传统针灸治疗 IBS 相关症状如腹痛、腹泻等已有 2000 多年历史，历代文献均有记载。因此，笔者在德国某医院中医门诊部工作期间，根据德国人生性敏感、易产生针感的特点，运用《灵枢》针刺深度法治疗腹泻型肠易激综合征肝郁脾虚型患者 21 例，观察不同疗程的临床疗效，现报告如下。

（一）临床资料

1. 一般资料

21 例患者均来自 2006 年 5 月至 2010 年 3 月德国某医院中医门诊部，其中男 8 例，女 13 例；年龄最小 18 岁，最大 60 岁，平均 39.2 岁；病程最短 1 年，最长 12 年，平均 5.6 年。

2. 西医诊断标准

参照罗马 III 标准诊断肠易激综合征。反复发作的腹痛或不适，最近 3 个月内每个月至少有 3 天出现症状，合并以下 2 条或多条：①排便后症状缓解；②发作时伴有排便频率改变；③发作时伴有大便性状（外观）改变。诊断前症状出现至少 6 个月，近 3 个月满足以上标准。腹泻型 IBS ≥ 25% 的排便为松散（糊状）便或水样便。

3. 中医证候诊断标准

参照《中药新药临床研究指导原则》，属肝郁脾虚型患者。主症：胃脘或胁肋胀痛，腹胀，食少纳呆，便溏不爽；次症：情绪抑郁或急躁易怒，善太息，肠鸣矢气，腹痛即泻，泻后痛减，舌苔白或腻，脉弦或细。肝郁脾虚证主症 3 项（胃脘或胁肋胀痛）必备，或主症 2 项（胃脘或胁肋胀痛必备）、次症 2 项，即可诊断。

（二）治疗方法

取穴：选用腹部募穴章门、中脘、天枢、关元、期门，四肢原穴合谷、太冲，以及合穴曲池、阴陵泉、足三里。

操作：患者取仰卧位，双膝下垫 10 cm 高的枕头，使患者处于功能位，全身放松。使用直径 0.25 mm、长 25 mm 的毫针，腧穴用 75% 酒精常规消毒，运用双手指切进针，按照《灵枢·经水》针刺深度要求，垂直刺入 1 ~ 6 分（2 ~ 12 mm），行平补平泻手法，留针 30 分钟。每周治疗 2 ~ 3 次，8 次为 1 个疗程，治疗 1、2 个疗程后统计疗效。

（三）疗效观察

1. 观察指标

症状严重程度量表评分标准：从腹痛的程度、腹痛的频率、腹胀的程度、排便满意度及对生活的影响 5 个方面计算总分，各项满分为 100 分，总分为 500 分。低于 75 分可被视为处于缓解期，轻度、中度及重度的界值分别为 75 ~ 175 分，176 ~ 300 分，300 分以上。

2. 疗效评定标准

参照《中药新药临床研究指导原则》，根据治疗前后症状严重程度量表评分，按尼莫地平法评定疗效：疗效指数 = ［（治疗前积分 – 治疗后积分）/ 治疗前积分］× 100%。

临床痊愈：临床症状、体征消失或基本消失，症状积分减少 ≥ 95%。

显效：临床症状、体征明显改善，症状积分减少 ≥ 70%，且 < 95%。

有效：临床症状、体征均有好转，症状积分减少 ≥ 30%，且 < 70%。

无效：临床症状、体征均无明显改善，甚或加重，症状积分减少 < 30%。

3. 统计学处理

所有数据采用 SPSS 16.0 软件统计分析。计量资料用均数 ± 标准差（$\bar{x} \pm s$）表示，计量资料采用 t 检验，计数资料采用 χ^2 检验。

4. 治疗结果

（1）患者治疗 1、2 个疗程后临床疗效比较（表 7–11）。

表 7-11　腹泻型肠易激综合征患者治疗 1、2 个疗程后临床疗效比较

疗程	例数	临床痊愈	显效	有效	无效	总有效率（%）
1 个疗程	21	3（14.3）	3（14.3）	5（23.8）	10（47.6）	52.4[1]
2 个疗程	21	9（42.9）	7（33.3）	3（14.3）	2（9.5）	90.5

注：与治疗 2 个疗程后比较，$\chi^2=35.259$，[1] $P<0.05$。

由表 7-11 可见，患者治疗 1 个疗程后总有效率为 52.4%，2 个疗程后总有效率为 90.5%，第 2 个疗程疗效优于第 1 疗程（$P<0.05$）。

（2）患者治疗 1、2 个疗程后病情严重程度量表评分比较（表 7-12）。

表 7-12　腹泻型肠易激综合征患者 1、2 个疗程后病情严重程度量表评分比较（$\bar{x}\pm s$）

疗程	例数	治疗前	治疗后	平均差值
1 个疗程	21	257.18 ± 72.15	143.58 ± 70.15[1][2]	113.60 ± 65.15
2 个疗程	21	257.18 ± 72.15	115.98 ± 72.68[1]	141.10 ± 66.35

注：与治疗前比较，$t_{1疗程}=8.159$，$t_{2疗程}=9.133$，[1] $P<0.01$；与治疗 2 个疗程后比较，$t=-2.851$，[2] $P<0.05$。

由表 7-12 可见，病情严重程度量表积分，治疗 1、2 个疗程后与治疗前比较差异均有统计学意义（均 $P<0.01$）；1、2 个疗程之间比较差异有统计学意义（$P<0.05$），表明在病情严重程度上，治疗后较治疗前均有改善，并且治疗时间越长，改善越明显，大部分患者 2 个疗程后处于缓解期或轻度症状的状态。

（四）讨论

经脉的针刺深度最早记载见于《灵枢·经水》："足阳明，五脏六腑之海也，其脉大血多，气盛热壮，刺此者不深弗散，不留不泻也。足阳明刺深六分，留十呼。足太阳深五分，留七呼。足少阳深四分，留五呼。足太阴深三分，留四呼。足少阴深二分，留三呼。足厥阴深一分，留二呼。手之阴阳，其受气之道近，其气之来疾，其刺深者皆无过二分，其留皆无过一呼。其少长大小肥瘦，以心撩之，命曰法天之常……其可为度量者，取其中度也，不甚脱肉

而血气不衰也。"这说明针刺的深度与脉之小大、血之多寡、气之盛衰、热之壮少及经脉受气之道的近远、经气来之疾缓等因素有关；规定了可度量的中等身材和肥瘦适中之人足六经最深刺六分，手六经最深刺二分；同时指出针刺深度，可根据患者的年龄、身材、体形等具体情况，即"以心撩之"。《骨度研究》从文献考证，推算出《内经》时代常人平均身高为 7 尺 5 寸，合现代 149.325 cm；所使用尺制为战国时代周制尺，1 尺相当于现行公制 19.91 cm，即 1 寸相当于 19.91 mm，约等于 20 mm，1 分约为 2 mm，如刺入 6 分，约为 12 mm。根据《针法灸法学》中的"毫针的规格"，1 寸毫针针身等于 25 mm。所以根据《灵枢·经水》针刺深度 1 ~ 6 分即 2 ~ 12 mm，无论人体高矮胖瘦，用 1 寸毫针亦足矣。因为《灵枢·经脉》曰："经脉十二者，伏行于分肉之间。"《素问·痹论》曰："卫者，水谷之悍气也，其气慓疾滑利，不能入于脉，故循皮肤之中，分肉之间。"上述"皮肤之中""分肉之间"，其部位是比较浅的。另外，有学者发现在体表"分肉之间"有疏松结缔组织富集带区，其中含有较多组织液的气化物质，认为有了外周神经与中枢神经的感觉物质基础，才有卫气运行循经感传的经络现象，如果没有卫气运行，就没有循经感传的神经感觉。因此，《灵枢·经水》中针刺深度 1 ~ 6 分，还是有其理论和实践基础的。

目前在国内临床上，许多针灸医师最常使用的是 1.5 寸的毫针即 40 mm，一般的针刺深度 1 ~ 1.2 寸，即 25 ~ 30 mm，甚至更深，并且比较强调患者的针感和得气及补泻手法的使用，目的是获得更好的疗效。但是在国外临床上，有学者在墨西哥行医时认为，中国人认可的酸、麻、胀、沉等得气感对大多数外国人来讲是一种不舒服的感觉，甚至认为是种痛感，故而在国外行医的针灸医师针刺的深度普遍较国内为浅，一般以针入肌肉表层为度，有时甚至只入皮部，为避免痛楚并不强求患者的得气感，但依然能取得很好的效果。笔者在德国临床工作时也有同感，德国人生性严谨，又比较敏感，针感和得气相对于中国人来讲易获得，若针刺比较深，针刺时患者感到疼痛，疗效会适得其反。《灵枢·邪气藏府病形》曰："刺此者，必中气穴，无中肉节，中气穴则针游于巷，中肉节则皮肤痛"，这就说明针刺中腧穴，"针游于巷"，不会引起疼痛，反之刺"中肉节"就会引起疼痛。因此，疼痛与是否刺中腧穴有直接关系。《灵枢》针刺深度易"中气穴"，极少疼痛，故比较适用于敏感、害怕疼痛的德国患者。

腹泻型肠易激综合征属于中医学"泄泻""腹痛"等范畴。中医认为,情绪不畅、饮食不节、劳倦体虚、外感六淫等诸多方面为本病的病因或诱因,中焦虚弱、脾胃肠腑转输运化失司为内在主因,所以立法选穴以扶助中焦正气、转枢中焦脏腑经气为主。处方用穴为脾之募章门、胃之募中脘、大肠之募天枢、小肠之募关元、肝之募期门,因腹部中焦如轮如机,上述募穴位于腹部脐周上下左右,对脏腑经气的运行起着关键作用。配合四肢原穴合谷、太冲,以及合穴曲池、阴陵泉、足三里,共奏扶助中焦正气和转枢中焦脏腑经气之功。同时针刺操作也是获取疗效的关键因素,《灵枢·刺节真邪》载:"用针之类,在于调气",均强调针刺治疗以达到气调为目的。本病从气血辨证来说,当在气,未入血;从营卫来讲,当在卫,未损营。"刺卫者出气",所以本病运用《灵枢·经水》的针刺深度,易有针感和得气,易调理脾胃中焦气机,从而达到治疗目的。本文观察病例都是德国科隆人,科隆市属于德国西部北莱茵–威斯特法伦州地区,常年天气阴郁,所以科隆人性情抑郁而又敏感,易患肠易激综合征等疾病。运用《灵枢·经水》的针刺深度针刺,患者易产生针感和得气,也易调气和获效。本研究结果可以看出,治疗1个疗程与2个疗程总有效率分别为52.4%与90.5%,肠易激综合征症状严重程度积分,治疗后较治疗前均有改善,治疗2个疗程病证程度改善优于1个疗程,大部分患者2个疗程后处于缓解期或轻度症状状态。

综上,运用《灵枢》针刺深度法在德国治疗腹泻型肠易激综合征有较好的临床疗效,可以缓解病情严重程度,并且治疗时间越长,疗效越好。因此,运用针灸治疗疾病,遵循《内经》经典理论,具有重要的临床意义。

四、针刺治疗顽固性便秘 40 例

便秘是临床常见病,系大便秘结不通,间歇时间长或欲大便而艰涩不畅,排便时间延长的一种肠道病变。自 2001 年 1 月以来,我们针刺腹部六穴治疗顽固性便秘 40 例,现报道如下。

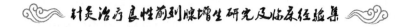

（一）临床资料

1.一般资料

本组 40 例，其中中国人 22 例，外国人 18 例；男 14 例，女 26 例；年龄最小 24 岁，最大 65 岁，平均年龄 52.5 岁；病程最短 3 年，最长 30 年，平均病程 5.3 年。

2.诊断标准

中医诊断标准：①患者排便时间延长，每次排便间隔在 72 小时以上；②便质干结，甚则如羊屎或团块，排便费力，或大便并非干结而排出困难者。除了由直结肠器质性病变（如肿瘤、克罗恩病、结肠息肉、肠结核等）所致肠道狭窄及妊娠或哺乳期妇女。功能性便秘在 3 年以上即顽固性便秘患者作为纳入观察对象。

（二）治疗方法

患者处于仰卧位，双上肢自然置于躯干两侧，全身放松。术者用 0.25 mm × 40 mm 毫针，避开毛孔、血管，准确轻巧迅速刺入。以腹部六穴即中脘、气海、双侧天枢、双侧大横先后针刺，以不透过腹膜为限，停留 3 ~ 5 分钟候气；然后再轻捻转 3 ~ 5 分钟行气，再隔 5 分钟行针 1 次。留针 30 分钟，依据进针先后顺序起针。隔日 1 次，10 次、20 次后分别统计疗效。

（三）治疗效果

1.疗效标准

临床痊愈：大便正常，或恢复至病前水平，其他症状全部消失。

显效：便秘明显改善，间隔时间及便质接近正常，或大便稍干而排便间隔时间在 72 小时以内，其他症状大部分消失。

有效：排便间隔时间缩短 1 天，或便质干结改善，其他症状均有好转。

无效：便秘及其他症状均无改善。

2.治疗结果

本组 40 例，治疗 10 次后，显效 20 例，占 50%；有效 12 例，占 30%；无效 8 例，占 20%；总有效率为 80%。治疗 20 次后，痊愈 16 例，占 40%；

显效 18 例，占 45%；有效 4 例，占 10%；无效 2 例，占 5%；总有效率为 95%。

（四）体会

针刺作为一种传统有效的疗法，在治疗顽固性便秘方面作用明显。早在《灵枢》中就提到胃与肠之间密不可分的关系。如《灵枢·本输》云："大肠、小肠皆属于胃。"《灵枢·胀论》曰："六府胀，胃胀者，腹满，胃脘痛，鼻闻焦臭妨于食，大便难。"在解剖结构方面，胃肠上下相连，在生理病理方面也息息相关。胃为水谷之海，肠为传导之官，若胃肠积滞，耗伤津液，则大便干结难解。故取六府之会胃之募穴中脘穴，大肠之募穴天枢穴，调理胃肠，通导积滞；又脾胃相表里，胃主肃降，脾主运化水谷和津液，脾失健运而水谷内停，津液失布而便干难解，或脾气虚弱运化无力而致便秘，故取脾经在腹部的大横穴，任脉的气海穴，健脾益气，通便导滞。又因此六穴在腹部，接近胃肠之府，针刺直抵腹膜，直接增加肠蠕动以治疗便秘。针刺 10 次，显效率为 50%，总有效率为 80%。治疗 20 次后，痊愈加显效率为 85%，总有效率为 95%。故治疗顽固性便秘效果显著。2 例无效患者，是由于患者体弱羸瘦，针刺腹部腧穴针感不明显，不易得气，故起不到调理肠胃、通腑导滞的作用。所以疗效的关键在于通过针刺腹部腧穴，激发腹部经气，增加肠道蠕动来促进通便。

第八章
针灸治疗其他系统疾病

一、《灵枢》经脉针刺深度法治疗常年变应性鼻炎临床观察

常年变应性鼻炎是临床常见的呼吸道疾病，是变应性鼻炎的一种。通常以打喷嚏、流涕、鼻塞、鼻痒等为主要临床表现。笔者运用《灵枢》经脉针刺深度法治疗常年变应性鼻炎，并与常规针刺深度法进行比较，取得了比较好的临床疗效，现报道如下。

（一）临床资料

1. 一般资料

62 例患者来自 2007 年 8 月至 2011 年 7 月德国某医院中医门诊和中国中医科学院西苑医院针灸科门诊，按照随机数字法分别列入治疗组和对照组。其中治疗组 31 例，男 15 例，女 16 例；年龄最小 18 岁，最大 59 岁，平均年龄 37.2 岁；病程最短 1.5 年，最长 18 年，平均病程 5.3 年。对照组 31 例，其中男 17 例，女 14 例；年龄最小 19 岁，最大 60 岁，平均年龄 38.8 岁；病程最短 1 年，最长 17 年，平均病程 5.2 年。两组患者在性别、年龄、病程等方面比较差异无统计学意义（$P > 0.05$），组间具有可比性。

2. 诊断标准

（1）西医诊断标准：符合中华医学会耳鼻咽喉–头颈外科学分会关于变应性鼻炎的诊断标准。常年性变应性鼻炎记分条件：①常年性发病，具有打喷嚏（每次连续 3 个以上）、流清涕和鼻黏膜肿胀 3 个主要临床表现，一年内发病日数累计超过 6 个月，1 日内发病时间累计超过 0.5 小时；②病程至少 1 年。记分标准：有明确吸入物致敏原线索，有个人和（或）家族过敏性疾病史，发作期有典型的症状和体征，各记 1 分，共 3 分。变应原皮肤试验阳性反应，至少

有一种为（＋＋）或（＋＋）以上；特异性 IgE 抗体检测阳性或变应原鼻激发试验阳性，且与皮肤试验及病史符合，各得 2 分，共 4 分。鼻分泌物涂片检查嗜酸性粒细胞阳性和（或）鼻黏膜刮片肥大细胞（嗜碱性粒细胞）阳性得 1 分。得分 6～8 分诊断为常年性变应性鼻炎，3～5 分为可疑变应性鼻炎，0～2 分可能为非变应性鼻炎。

（2）中医分型标准：参照国家中医药管理局《中医病证诊断疗效标准》。肺气虚寒：常因感受风冷异气发病，恶风寒，面白，气短，咳嗽，咳痰色白，舌苔薄白，脉浮。脾气虚弱：鼻痒而喷嚏连作，清涕量多，四肢乏力，大便溏薄，鼻黏膜色淡红，舌淡，苔白，脉虚弱。肾阳亏虚：鼻痒，鼻塞，喷嚏较多，遇冷风则易发作。畏寒肢冷，小便清长，大便溏薄，鼻黏膜色淡白，舌淡，苔白，脉沉虚。

3. 纳入标准

符合上述西医诊断标准；中医证型属于上述虚证；记分大于等于 6 分；年龄 18～60 岁；无严重心肺肝肾等器质性疾病。

4. 排除标准

中医证型属于实证；病程小于 1 年；记分小于 6 分；其他鼻炎患者；同时使用其他方法治疗的患者；患有其他严重器质性疾病而无法实施治疗的患者。

（二）治疗方法

1. 治疗组

取穴：大椎、肺俞、气海、关元、尺泽、合谷、足三里、阴陵泉、太溪。

体位：针刺背部腧穴时患者取侧卧位，针刺腹部和四肢腧穴时患者取仰卧位。

针具：使用直径 0.25 mm、针身长 25 mm 的毫针。

操作：采用指切进针法。针刺深度：按照《灵枢·经水》中的经脉针刺深度 2～6 分（4～12 mm），其中背部腧穴直刺入 3～5 分（6～10 mm），腹部和四肢腧穴直刺入 2～6 分（4～12 mm）。手法：行平补平泻手法。背部腧穴得气后即出针，其余腧穴得气后留针 25～35 分钟。

疗程：每周治疗 2～3 次，8 次为 1 个疗程。

2. 对照组

取穴、体位、针具同治疗组。

操作：常规针刺深度 8 ~ 15 分（16 ~ 30 mm），其中背部腧穴直刺入 8 ~ 10 分（16 ~ 20 mm），腹部和四肢腧穴直刺入 10 ~ 15 分（20 ~ 30 mm）。

3. 统计学方法

所有数据采用 SPSS 16.0 软件统计分析。计量资料采用 t 检验，计数资料采用 χ^2 检验，以 $P < 0.05$ 为差异有统计学意义。

（三）疗效评定标准与结果

1. 观察指标

症状与体征分级记分：参照中华医学会耳鼻咽喉－头颈外科学分会关于变应性鼻炎的疗效评定标准。

（1）症状分级记分。1分：喷嚏（一次连续个数）为 3 ~ 9 个，流涕（每日擤鼻次数）≤ 4 次，鼻塞为偶有，鼻痒为间断；2分：喷嚏（一次连续个数）为 10 ~ 14 个，流涕（每日擤鼻次数）为 5 ~ 9 次，鼻塞为介于两者之间，鼻痒为蚁行感，但可忍受；3分：喷嚏（一次连续个数）≥ 15，流涕（每日擤鼻次数）≥ 10 次，鼻塞为几乎全天用口呼吸，鼻痒为蚁行感，难忍。

（2）体征分级记分。1分：下鼻甲轻度肿胀，鼻中隔、中鼻甲尚可见；2分：下鼻甲与鼻中隔（或鼻底）紧靠，下鼻甲与鼻底（或鼻中隔）之间尚有小缝隙；3分：下鼻甲与鼻底、鼻中隔紧靠，见不到中鼻甲，或中鼻甲黏膜息肉样变、息肉形成。

治疗前和治疗 1、2 个疗程后分别计分。

2. 疗效评定标准

参照中华医学会耳鼻咽喉－头颈外科学分会关于变应性鼻炎的疗效评定标准。根据治疗前后症状和体征记分的总和，改善的百分率按下列公式评定常年性变应性鼻炎的疗效：治疗前总分－治疗后总分/治疗前总分×100%，≥ 51% 为显效，50% ~ 21% 为有效，≤ 20% 为无效。治疗 1 个和 2 个疗程后统计疗效。

3. 结果

（1）两组患者治疗 1 个疗程后临床疗效比较。

1个疗程后，总有效率治疗组为 70.97%，对照组为 45.16%，两组比较差异有统计学意义（$P < 0.05$），见表 8-1。

表 8-1　两组患者 1 个疗程结束时疗效比较

组别	例数	显效	有效	无效	总有效率
治疗组	31	19（61.29）	3（15.79）	9（29.03）	70.97*
对照组	31	12（38.71）	2（10.53）	17（54.84）	45.16

注：与对照组比较，*$P < 0.05$。

（2）两组患者治疗 2 个疗程后临床疗效比较。

2个疗程后，总有效率治疗组为 93.55%，对照组为 64.52%，两组比较差异有统计学意义（$P < 0.05$），见表 8-2。

表 8-2　两组患者 2 个疗程结束时疗效比较

组别	例数	显效	有效	无效	总有效率
治疗组	31	23（74.19）	6（19.35）	2（6.45）	93.55*
对照组	31	15（48.39）	5（16.13）	11（35.47）	64.52

注：与对照组比较，*$P < 0.05$。

（四）讨论

常年变应性鼻炎主要症见鼻塞、鼻痒、喷嚏、流涕等，属于中医学"鼽嚏"范围。早在《黄帝内经》中就有记载，名曰"鼽嚏"。"鼽者，鼻出清涕也""嚏者，鼻中因痒而所喷作用于声也"，指出本病有打喷嚏、流清涕的特点。临床患者多见易汗出、畏寒、神疲乏力、舌淡、脉虚弱等肺、脾、肾脏腑气虚或阳虚等证候表现，多因卫阳不足，营卫失调，外邪侵袭而发本病。治疗当通阳益气，调和营卫，扶正祛邪，达到通窍止涕的目的。所以，选用大椎、肺俞通督升阳，宣通肺卫；气海、关元调任益气，扶正鼓卫；尺泽、合谷、足三里、阴陵泉、太溪通调肺、脾、肾及其相关表里脏腑经脉营卫之气。上述诸穴共奏激发经脉之气，调和营卫，通窍止涕作用。

经脉针刺深度最早记载见于《灵枢·经水》："黄帝曰：夫经水之应经脉也，其远近浅深，水血之多少各不同，合而以刺之奈何。岐伯答曰：足阳明，五脏六腑之海也，其脉大血多，气盛热壮，刺此者，不深弗散，不留不泻也。足阳明刺深六分，留十呼；足太阳深五分，留七呼；足少阳深四分，留五呼；足太阴深三分，留四呼；足少阴深二分，留三呼；足厥阴深一分，留二呼。手之阴阳，其受气之道近，其气之来疾，其刺深者，皆无过二分，其留皆无过一呼。"这说明经脉针刺深度与脉之大小、血之多寡、气之盛衰、热之壮少及经脉受气之道的远近、经气来之疾缓等因素有关，一般为1~6分。对常规针刺深度而言，《内经》时代的针刺深度相对来说是比较浅的。

《骨度研究》从文献考证，推算出《内经》时代常人平均身高为7尺5寸，合现代149.325 cm；所使用尺制为战国时代周制尺，1尺相当于现行公制19.91 cm。若1分约为2 mm，刺入1~6分即等于刺入2~12 mm。《素问·痹论》曰："卫者，水谷之悍气也，其气慓疾滑利，不能入于脉，故循皮肤之中，分肉之间。"又《灵枢·经脉》曰："经脉十二者，伏行于分肉之间。"上述"卫气"与"经脉""皮肤之中"与"分肉之间"，其部位是比较浅的，说明《灵枢》中的经脉针刺深度，可调节经脉营卫之气，有其理论依据。所以治疗组采用《灵枢》中的经脉针刺深度2~6分（4~12 mm），以激发经气、输布卫气、调和营卫，从而起到通窍止涕作用，这是治疗本病的一个关键因素，治疗1、2个疗程后临床总有效率分别为70.97%、93.55%。通过与对照组常规针刺深度8~15分（16~30 mm）比较，疗效比较差异均有统计学意义（$P < 0.05$），表明运用《灵枢》中的经脉针刺深度法治疗常年变应性鼻炎有较好的临床疗效，其疗效优于常规针刺深度法，并且治疗时间越长，疗效越好。

综上所述，《灵枢》所记载的经脉针刺深度，对于激发人体经脉之气，输布卫气，调和营卫，增强卫外功能，是一个很理想的针刺深度，临床可以将其运用于其他具有相同病机病证的治疗。因此，针灸治疗疾病，遵循《内经》经典理论，具有十分重要的临床意义。

二、针刺膻中穴宽胸理气即时作用观察

自2000年1月以来，我们用针刺膻中穴治疗各类气滞型胸闷患者30例，

观察膻中穴宽胸理气作用的即时效果，疗效满意。现报道如下。

（一）临床资料

1. 一般资料

本组 30 例，其中中国人 22 例，外国人 8 例；男 10 例，女 20 例；年龄最小 16 岁，最大 48 岁，平均年龄 30 岁；病程最短 2 天，最长 15 天，平均病程 3 天。

2. 诊断标准

气滞型胸闷患者症见以胸闷不畅为主要症状，有时感胸部如有重物压迫，攻窜作痛，心慌气短，疲惫，太息嗳气，常因紧张、劳累、情绪波动诱发或加重，舌质淡红或红，苔薄白或薄腻，脉细或弦。除外器质性心脏病所致的胸闷。

（二）治疗方法

患者仰卧位，双手指交叉置于上腹部，全身放松。术者用直径 0.25 ~ 0.3 mm、长 25 ~ 40 mm 毫针直刺或斜刺膻中穴，针刺深度可至胸骨，行提插手法，使针感传至左胸心前区或右胸，然后留针 30 ~ 60 分钟，以胸闷等症状缓解为度。出针后即统计即时效果。

（三）疗效观察

1. 疗效标准

临床治愈：胸闷不畅等症状消失，随访 1 周无异常。有效：胸闷不畅等症状减轻。无效：胸闷不畅等症状与治疗前比较无变化。

2. 治疗结果

本组共观察治疗 30 例，临床治愈 25 例，占 83.33%；有效 3 例，占 10%；无效 2 例，占 6.67%；总有效率为 93.33%。

（四）典型病例

王某，女，32 岁，2003 年 10 月 18 日初诊。

主诉：胸闷 2 天。

现病史：患者 2 天前因情绪波动而感胸闷不畅，胸部如有重物压迫，乳房胀痛，攻窜作痛，心慌疲惫，太息嗳气，左胸乳房上方有 2 分钱硬币大小的结节，今在结节上方又出现 1 个 5 cm 的长条索状包块，均触之软，推之可移动。舌质淡尖红，苔薄白，脉细。除外器质性心脏病。

中医诊断：胸闷（气滞型）。

治法：宽胸理气，消散结块。

治疗经过：取膻中穴，用直径 0.25 mm、长 25 mm 的毫针斜刺膻中穴，针刺深度至胸骨，行提插手法，使针感传至左胸心前区，患者即诉胸中豁然开朗，留针 30 分钟。出针后患者诉胸闷不畅等症状消失，查左胸乳房上方结节和条索状包块也消失，随访 1 周无异常，为临床治愈。

（五）体会

《素问·灵兰秘典论》曰："膻中者，臣使之官，喜乐出焉"，说明膻中可传达心的喜乐意志之功。《灵枢·海论》曰："膻中者，为气之海。"《灵枢·五味论》曰："其大气之抟而不行者，积于胸中，命曰气海。"《灵枢·经脉》曰："三焦手少阳之脉……入缺盆，布膻中，散络心包"，此膻中当是指胸腔或胸中，当为气之海。若患者情绪波动而气积于胸中感胸闷不畅，胸部如有重物压迫，胸中当也为肝郁气滞之海。而膻中穴位于胸壁前方，两乳之中点，胸骨上，是八会穴之一，为气会，又为心包募穴，故又称上气海，具有宽胸理气、调畅气机之功。临床运用本穴的关键在于定位要准确，深度要恰当，通过提插运针，使针感传导至左胸心前区或右胸，即传导至胸中气之海或胸中肝郁气滞之所，才能起到宽胸理气、调畅气机的作用。膻中穴宽胸理气作用的即时效果十分显著，特别是患者病程为 1 ~ 3 天者，基本当时即见效，大部分患者感到针后胸中豁然开朗，疗效满意。2 例无效患者，病程均为 2 周，气滞甚，提示膻中宽胸理气有即时作用，但治疗本病时机宜早不宜迟。本文只观察除了器质性心脏病的气滞型胸闷患者，但针刺膻中穴对器质性心脏病气滞型胸闷患者的宽胸理气即时作用，尚待今后进一步观察研究。

三、《难经》针阳针法治疗带状疱疹后遗神经痛 32 例疗效观察

带状疱疹是由带状疱疹病毒感染引起的一种以出现周围神经分布的群集疱疹和神经痛为特征的病毒性皮肤病。部分患者皮疹消退后，原发疱疹的皮区部

位持续疼痛超过 1 个月者定义为带状疱疹后遗神经痛（post herpetic neuralgia，PHN）。带状疱疹后遗神经痛持续 6 个月以上者，一般对简单治疗的反应较差，带状疱疹后遗神经痛持续时间越长，完全缓解疼痛就越困难。笔者运用《难经》中针阳针法治疗带状疱疹后遗神经痛患者 32 例，取得了很好的疗效，现报道如下。

（一）临床资料

1. 一般资料

32 例患者均来源于 2012 年 3 月至 2014 年 5 月中国中医科学院西苑医院针灸科门诊患者，其中男性 17 例，女性 15 例；最大年龄 82 岁，最小年龄 55 岁，平均年龄 66.5 岁；病程最长 6.5 年，最短 2 个月，平均病程 1.3 年。其中疱疹发生在头颈项侧部、腋下、胁肋、侧腹、上臂与大腿外侧部 25 例；疱疹发生在头面累及眼部 2 例；疱疹发生在股内侧部 5 例。其中重度疼痛，VAS ≥ 8 分者为 18 例；中度疼痛，7 ≥ VAS ≥ 5 分者为 8 例；轻度疼痛，4 ≥ VAS ≥ 3 分者为 6 例。

2. 诊断标准

按照《中医病证诊断疗效标准》。

（1）皮损多为绿豆大小的水疱，簇集成群，疱壁较紧张，基底色红，常单侧分布，排列成带状。严重者，皮损可表现为出血性，或可见坏疽性损害。皮损发于头面部者，病情往往较重。

（2）皮疹出现前，常先有皮肤刺痛或灼热感，可伴有周身轻度不适、发热。

（3）自觉疼痛明显，可有难以忍受的剧痛或皮疹消退后遗疼痛。

3. 纳入标准

（1）符合上述诊断标准。

（2）皮疹消退后遗疼痛 ≥ 1 个月。

（3）疼痛 VAS 评分 ≥ 3 分。

（二）治疗方法

取穴：病灶局部围刺，根据病灶部位的大小，取 5 ~ 20 个进针点。

体位：患者取仰卧位或侧卧位，针刺部位用 75% 酒精棉棒擦拭常规消毒。

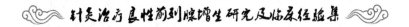

针具：选用直径 0.25 mm，长 25 mm 的毫针。

操作：采用指切进针法，按照《难经》针阳针法，平刺 5 ~ 10 mm "卧针而刺"；或斜刺或直刺 1 ~ 4 mm "针刺而卧"。不做任何手法，留针 25 分钟。隔日针刺 1 次，每周 3 次。

疗程：5 次为 1 个疗程，连续治疗 5 周，3 个疗程后进行疗效评价。

（三）治疗效果

1. 疗效标准

疼痛 VAS 评分：以一面标有 10 cm 刻度的直尺，"0" 端代表无痛，"10" 端代表难以忍受的疼痛。评分时，患者根据疼痛程度，在直尺无刻度面指出相应位置，观察人员从背面读出相应的 VAS 值（0 分为无痛，10 分为最剧烈疼痛），分值越大，说明疼痛越严重。

痊愈：VAS=0 分；显效：VAS ≤ 1 分；有效：VAS ≤ 2 分；无效：VAS ≥ 3 分。

2. 治疗结果

治疗观察 32 例患者的疼痛 VAS 积分变化与临床疗效，结果：痊愈 18 例，显效 8 例，有效 4 例，无效 2 例。总有效率为 93.75%，显效、痊愈率为 81.25%。

（四）讨论

带状疱疹，中医称为 "缠腰火丹""蛇丹" 等。患者皮疹消退后，原发疱疹的皮区部位持续疼痛超过 1 个月仍存在的神经痛称为带状疱疹后遗神经痛，多见于老年患者，经年不愈，甚是痛苦。患者病痛在皮肤，比较表浅，轻触则痛，即在皮部。《素问·痹论》曰："卫者，水谷之悍气也，其气慓疾滑利，不能入于脉也，故循皮肤之中，分肉之间。"卫气循于皮肤之中，卫气虚损，营卫失和，热毒瘀滞于皮部，卫气与热毒郁热互结影响，皮部经脉气血运行不畅，而致皮部疼痛，故应激发卫气，调和营卫，以宣散热毒郁热为法。

《难经·第七十一难》曰："经言刺荣无伤卫，刺卫无伤荣。何谓也。然针阳者，卧针而刺之"，即卧针平刺或斜刺，刺至皮肤之中，不可以深刺损伤血脉，伤及营气。十二皮部在表属阳，循行于皮肤之中的卫气属阳，这种针刺十二皮部的针刺方法，曰"针阳"。

根据现代医学解剖学，皮肤的厚度为 1.0～4.0 mm，皮肤由表皮和真皮组成，表皮是上皮组织，真皮是结缔组织；皮肤的下面为皮下组织或称为浅筋膜，此层为连接皮肤与肌肉之间的组织。故《难经》中针阳针法的针刺深度，当为皮肤的厚度 1.0～4.0 mm。临床应用《难经》针阳针法，主要是针入穴位后，停留在浅部卫分取卫气，无论是沿皮肤平刺的"卧针而刺"，还是斜刺或直刺的"针刺而卧"，针刺都比较浅，一般不宜超出皮下组织的浅筋膜范围。针阳针法作用于十二皮部，激发卫气，加强卫气在人体皮部与经脉的运行，从而发挥补虚泻实、疏经通络、调卫和营的作用，宣散患部皮肤之中的热毒郁热。因此，《难经》针阳针法治疗带状疱疹后遗神经痛有很好的临床疗效。

第九章
针灸治疗临床验案

一、针刺"井穴"治疗时辰发作痉挛性疾病举隅

井穴为十二经脉阴阳之气始发之处，阴阳经脉气交接之所，井穴不仅是十二经脉中经气产生的根源，亦是十二经脉气血功能活动的动源，在十二经脉的功能活动中具有激发和鼓动作用。十二经脉经气的产生和运行内连五脏六腑，因此位于四肢末端的井穴治疗作用广，对头身病、脏腑病尤宜。特别是对在日暮阴阳交接交替时辰发作的痉挛性疾病，针刺阴阳经脉气交接之所的"井穴"，可获得很好的疗效，现举隅如下。

（一）针刺"井穴"治疗原发性面肌痉挛症

1.病例介绍

患者，男，72岁，2002年7月8日，小暑后第1天会诊。

主诉：面肌抽搐反复发作12年，加重1个月。

现病史：患者1990年7月出现左侧眼轮匝肌阵发性不自主的抽搐，为阵发性、快速、不规律的抽搐。抽搐较轻，持续仅几秒，偶发，没有重视。2年后逐渐频发，每个月均发作3～4次，逐渐缓慢扩展至一侧面部的口角肌肉，抽搐逐渐延长，每次持续1分钟左右，其后不断加重。特别是近1个月来，每日均发作数次，长可达3～5分钟，而间歇时间逐渐缩短，每日抽搐数十次。1周前因冠心病入住我院心血管病房，最近1个月因为抽搐频繁加重，故要求针灸治疗。舌质暗红，苔薄白，脉细。

西医诊断：原发性面肌痉挛。

中医辨证：肝肾阴虚，气血瘀滞，肝风内动。

治法：益肾平肝，活血通络，息风止痉。

2. 治疗过程

选经取穴：足厥阴肝经、足少阴肾经、手足阳明经。局部：承泣、四白、颧髎，地仓、颊车；远端：太溪、太冲、解溪、曲池、合谷。手法：平补平泻。治疗隔日 1 次，每周 3 次。治疗 2 周，没有明显的治疗效果。追询病史，患者说最近加重的这一个半月来，最频繁发作时间是早上 5 时左右，晚上 8 时左右。考虑此时正是日暮，早晚阴阳交接转换的时间。穴加手阳明井穴商阳、足阳明井穴历兑。治疗 1 次后，患者诉说面肌抽搐程度、频率减半，继续治疗 5 次，面肌抽搐基本消失。

3. 按语

患者最近加重的这一个半月来，最频繁的发作时间为 5 时左右和晚上 8 时左右。此时正是日暮，早晚阴阳交接转换的时间。而阴经与阳经在四肢末端交接处即十二经脉的井穴所在。《灵枢·九针十二原》曰："所出为井，所溜为荥，所注为俞，所行为经，所入为合。"井穴为十二经脉阴阳之气始发之处，阴阳经脉气交接之所，内连五脏六腑，因此位于四肢末端的井穴治疗作用广，对头身病、脏腑病尤宜。《灵枢·经筋》曰："手阳明……其支者，从缺盆上颈贯颊，入下齿中，还出挟口，交人中，左之右，右之左，上挟鼻孔。"《灵枢·经筋》曰："足阳明之筋……阳明为目下纲（下睑）"，故取手阳明井穴商阳、足阳明井穴历兑，达到事半功倍之效。

（二）针刺"井穴"治疗胃肠痉挛症

1. 病例介绍

患者，女，82 岁，2017 年 7 月 6 日初诊。

主诉：腹胀满，上腹部与脐周痉挛疼痛反复发作 2 年多。

现病史：患者于 2015 年出现上腹部疼胀不适，食欲缺乏，上腹部和脐周痉挛感，其后症状逐渐加重。患者近 2 年来上述症状不断反复，上腹部与脐周痉挛抽搐以弯腰、侧身、运动时明显。上腹部正中似条索样，有压痛感。舌质暗紫，苔薄白腻，脉弦。

西医诊断：胃痉挛、肠痉挛。

中医辨证：脾虚湿阻，脾胃升降失常。

治法：健脾化湿，调理中焦脾胃。

2. 治疗经过

选经取穴：足太阴脾经、足阳明胃经、任脉经穴为主。取穴：中脘、天枢、关元、曲池、合谷、阴陵泉、足三里、太冲；治疗隔日1次，每周3次。治疗2周，患者说有效，但不明显。后又追问病史：患者诉2015年4月中旬，下午6时多感到非常饥饿，突然又闻讯她90岁高龄的爱人病危，一下深受刺激，双下肢酸软，似踩棉花样，第二天即出现上腹部疼胀不适，食欲缺乏，上腹部痉挛抽搐感，后脐周又出现痉挛抽搐感，其后症状逐渐加重。考虑肝主疏泄，患者深受刺激致肝郁气滞，肝主筋，主风，故痉挛抽搐；肾主恐，恐惧伤肾，故见双下肢酸软，似踩棉花。上方加肝经井穴大敦，如不效，再加涌泉穴。如此针刺治疗1次，下次就诊患者述说，痉挛抽搐症状减轻一大半，食欲也增加了，继续针刺治疗6次，上述症状基本消失。

3. 按语

"肝喜条达而恶抑郁"，肝主疏泄，调达气血，如肝气抑郁，气机不畅，则气滞血瘀；如肝失疏泄，可影响脾胃的消化，则痞满。根据《灵枢》"五脏有疾也，当取十二原"，《灵枢》"阳病治阴"，《难经》"阳病行阴，故令募在阴"，所以选择原合募穴配穴法，以脾、胃、大肠原合腧穴及腹部募穴为主。处方中腹部中脘、天枢、关元诸穴位于脐周上下左右，因腹部中焦如轮如机，对脏腑经气、水道的运行转输，脾胃升降纳化起着关键作用。针灸选穴处方秉承了国医大师路志正，其"持中央、运四旁、怡情志、调升降、顾润燥、纳化常"的调理脾胃学术思想。处方中腹部中脘、天枢、关元诸穴位于腹部中央四旁，合四肢原合配穴，也有怡情志、调升降、顾润燥、纳化常的作用，与本病的病因病机很是合拍。有关研究表明，在腹部特殊部位针刺时，针尖如触及腹膜，可以调节胃肠道的功能。因为腹膜上分布有丰富的神经丛，通过刺激腹膜，来增强肠道的蠕动，起到促进胃肠道动力的目的。

但是，本患者因深受刺激，第二天即出现上腹部疼胀不适，食欲缺乏，上腹部痉挛抽搐感，后脐周又出现痉挛抽搐感，其后症状逐渐加重。《内经·灵枢》云："病在藏者，取之井。"《难经·六十八难》云："井主心下满。"《针灸聚英》云："假令得弦脉，病人善洁，面青善怒，此胆病也，若心下满当刺窍阴井……假令得弦脉，病人淋溲难，转筋，四肢满闭，脐右有动气，此肝病也，若心下满当刺大敦井……假令得沉迟脉，病人逆气，小腹急痛，泄如下重，足胫寒而逆，此肾病也，若心下满刺涌泉井……"，指各经井穴可以治疗各经所属脏腑病变出现的"心下满"症状，那就取井穴，同气相求。《素问·痿论》云："肝主身之筋膜。"肝主全身筋膜，与肢体运动有关。肝之气血充盛，筋膜得其所养，则筋力强健，运动灵活。《素问·六节脏象论》云："肝者……其充在筋。"《素问·经脉别论》云："食气入胃，散精于肝，淫气于筋。"肝之气血亏虚，筋膜失养，则筋力不健，运动不利。《素问·上古天真论》云："男子七八，肝气衰，筋不能动。"筋膜病变多与肝有关，如筋痿不用，可见于肝阴不足；筋脉拘挛抽搐，可见于肝风内动。而4月中旬下午6时左右，也是日暮时分，阴阳交接转换的时间。取阴经与阳经在四肢末端交接处即肝经井穴大敦，效如桴鼓，就没有再加少阴肾经井穴涌泉穴。

（三）体会

《灵枢·顺气一日分为四时》云："黄帝曰：夫百病之所始生者，必起于燥温寒暑、风雨阴阳、喜怒饮食居处，气合而有形，得脏而有名，余知其然也。夫百病者，多以旦慧昼安，夕加夜甚，何也？岐伯曰：四时之气使然。"《素问·天元纪大论》曰："动静相召，上下相临，阴阳相错，而变由生也。"《荀子·礼论》曰："天地合而万物生，阴阳接而变化起。"阴阳交感是激发推动一切事物及生命运动变化的内在因素。井穴在五腧穴中被喻为水的源头，十二经脉脉气之所发。《灵枢·根结》云："太阳根于至阴……阳明根于厉兑……少阳根于窍阴……太阴根于隐白……至阴根于涌泉……厥阴根于大敦。""手太阳根于少泽……手少阳根于关冲……手阳明根于商阳……"也是标本根结之本根处，《标幽赋》中的"四根、三结"，即十二经脉以四肢末端为"根"，以头、胸、腹三部为"结"。这种有机联系说明，一是根穴均处在四肢的末端部位，均可治疗上端头身部病证，根结之间在临床治疗上存在着方向性；二是处于四肢远端本经的根穴，均能治疗处于本经胸腹背部近心端的结部区域病证，根据经脉根结腧穴部位之间的循经辨治及远端取穴治疗作用；三是处于四肢末端的根穴是经脉产生经气的根源，结部区域是根穴本原的外在体现，根穴对相应的结部具有重要的影响和决定性作用。

阴经与阳经在四肢末端交接处即为十二经脉的井穴所在。阴阳两经不仅要在井穴附近进行交接，更重要的是在交接时要相交感应并产生、孕育出经气，以不断地充实、促进经脉气血的运行流注。所以，对在日暮阴阳交接交替时辰发作的痉挛性疾病，针刺阴阳经脉气交接之所"井穴"，取得了理想的治疗效果。这里只是抛砖引玉，对于在日暮阴阳交接交替时辰发作的其他疾病，针刺"井穴"治疗同样具有重要的临床意义。

二、针刺治疗闭孔外肌损伤案

（一）病例介绍

患者，男，33岁，2021年12月21日初诊。

主诉：右侧腹股沟及右臀部疼痛伴活动受限反复发作16年，复发加重1个月。

现病史：患者于2005年打篮球时突发右侧腹股沟及臀部牵拉感，次日疼痛难忍，活动受限，自行局部热敷，外贴止痛膏（具体药物不详），3周后疼痛渐缓。又于2016年9月踢足球时，突发右侧腹股沟与右臀部疼痛不适，次日疼痛加重不能活动，遂就诊于北京某医院。行右髋MRI检查提示闭孔外肌可见斑片状长T_2信号影，关节囊少量积液，诊断为"右髋闭孔外肌损伤"，予医院自制创伤止痛乳膏外涂，口服萘丁美酮胶囊，1个月后可正常活动。其后于2017年至2020年期间，患者运动时发作类似症状3次，治疗方法同前。2021年11月22日，跑步时又出现右侧腹股沟及右臀部牵拉疼痛，次日加重，不能活动。于北京某三甲医院外敷消炎止痛膏、倍他米松局部注射封闭治疗，效不彰，遂来就诊。刻下症：右侧腹股沟疼痛明显，因外旋、内收、屈伸髋关节及咳嗽、打喷嚏等加剧，痛引右臀，疼痛影响睡眠，纳食可，二便调，舌淡红、苔白，脉弦。查体：闭孔外肌在耻骨支近端附着点及坐骨结节处触痛明显，抗阻力内收及被动伸展外旋下肢时疼痛加重。静态时疼痛VAS评分为5分，右侧屈髋外展、外旋VAS评分为10分。

西医诊断：右侧闭孔外肌损伤。

中医诊断：筋痹（阴股痛），足厥阴经筋痹阻证，治以疏经通络止痛。

（二）治疗经过

取穴：急脉穴为主穴，配承扶、臀部阿是穴。

首次针刺治疗：患者取仰卧位，双侧膝关节下垫高 15 ~ 25 cm 毛巾被，屈髋 45°，右下肢外旋 15°，使髋关节和下肢肌肉处于放松不受力状态。局部常规消毒，采用 0.30 mm × 75 mm 一次性毫针，从右侧腹股沟急脉穴直刺进针，避开股动脉，针尖向闭孔骨外缘刺至闭孔肌，深度为 65 ~ 70 mm，当患者感到患肌酸胀或松弛感，再行轻微捻转平补平泻手法 10 秒，留针 25 分钟，隔 2 天针刺 1 次，每周治疗 2 ~ 3 次。针刺治疗 3 次后，右侧腹股沟处疼痛减轻，静态时 VAS 评分为 2 分，右侧屈髋外展与外旋时 VAS 评分为 3 分，

第 4 次针刺治疗：改取健侧卧位，右侧髋关节屈曲约 90°，双侧膝关节之间加垫高 15 ~ 25 cm 毛巾被，使髋及臀部肌肉处于放松不受力状态。局部常规消毒，采用 0.30 mm × 75 mm 一次性毫针，首先于承扶穴直刺进针，针尖向闭孔骨外缘刺入至闭孔肌，深度为 65 ~ 70 mm，当患者感到患肌酸胀或松弛感，再行轻微捻转平补平泻手法 10 秒；然后取臀部阿是穴，于臀部股骨大转子直下 2 cm 处直刺进针，针尖向股骨转子窝，针刺至闭孔外肌，深度为 65 ~ 70 mm，当患者感到患肌酸胀或松弛感，再行轻微捻转平补平泻手法 10 秒，留针 25 分钟。

治疗结果：经 1 个月（10 次针刺）治疗后，至 2022 年 1 月 18 日复诊时，右侧屈髋外旋、内收时稍有牵拉感，静态时 VAS 评分为 0 分，右侧屈髋外展、外旋时 VAS 评分为 0 分，行走自如。于 2022 年 4 月 18 日随访，患者无不适，临床痊愈。

（三）按语

闭孔外肌属于短外旋肌，起于闭孔的骨外缘及闭孔膜，穿过股骨颈下方，插入股骨转子窝，具有外旋、内收、稳定髋关节和辅助将股骨头固定在关节囊中的功能，具有保护旋股内侧动脉以保障血供的作用。当闭孔外肌发生损伤时，腹股沟疼痛放射至臀部有牵拉感，并随活动加剧，临床检查可发现闭孔外肌在耻骨支近端附着点、坐骨结节处触痛，抗阻力内收及被动伸展外旋下肢时诱发疼痛。由于闭孔外肌位于骨盆深层，损伤后不易确诊，故难以有针对性治

疗，虽然目前国际上有闭孔外肌损伤的诊疗报道，但国内鲜见针灸治疗报道，笔者经验表明在明确诊断前提下，针灸治疗深层肌肉损伤具有优势。本案患者第1次损伤发生于打篮球时，运动过程需要重复变换重心及对髋关节施加负重，此时骨盆处于不稳定姿势，导致承重的闭孔外肌损伤。患者起病非剧烈疼痛，是由于闭孔外肌因损伤而丧失部分功能，短期内可由拮抗肌代偿；而次日疼痛加重，是因为损伤位于肌肉筋膜交界处，此处血供较少且有丰富的神经，损伤后局部炎性渗出、水肿压迫神经。患者第2次损伤发生于踢足球时，外旋下肢并用足内侧踢球，正处于内收状态的下肢突然受到外展阻力，造成闭孔外肌损伤，且主力腿一侧更易损伤，程度更重。此次右髋MRI检查明确了"右髋闭孔外肌损伤"的诊断。

本案患者以"右侧腹股沟与臀部疼痛伴活动受限"为主症，属于中医学"筋痹"范畴。《灵枢·经筋》记载："足厥阴之筋……上循阴股，结于阴器，络诸筋……其病……阴股痛，转筋"，说明该病属于足厥阴经筋之"阴股痛，转筋"。中医诊断辨证为筋痹（阴股痛），足厥阴经筋痹阻证。当疏经通络，舒足厥阴经筋脉急，取足厥阴经筋阴股痛处急脉穴为主穴，配合承扶、臀部阿是穴。首诊时，考虑患者右侧腹股沟痛甚不能侧卧，故唯有取仰卧位，前路径针刺，于右侧腹股沟急脉穴处进针，针刺层次为皮肤、皮下组织、耻骨肌、闭孔外肌，针尖直达受损肌肉部位。经3次针刺治疗后，疼痛有所缓解可以活动患肢，故第4次治疗改为健侧卧位，后路径针刺，于右侧承扶穴及臀部阿是穴，针刺至闭孔外肌。针刺患肌可改善受损肌血氧供应，促进组织循环代谢，疏经通络止痛，正所谓"通则不痛"。经1个月10次针刺治疗后，患者屈髋外展、外旋无碍，行走活动自如，临床痊愈。

综上，临证应结合影像学检查明确诊断，根据解剖精确触诊，定位压痛点后方可实施针刺操作，以确保安全性和有效性。闭孔外肌已受损，应嘱患者减少活动，切不可过早运动锻炼，以免加重症状，影响康复。

三、曲骨穴深刺减少良性前列腺增生患者膀胱残余尿量案

（一）病例介绍

患者，男，64岁，2021年6月17日初诊。

主诉：尿急、尿频反复发作 7 年，加重 8 个月。

现病史：患者 2013 年体检时 B 超发现"前列腺体积增大，向膀胱凸出"，未有临床症状；2014 年出现尿急、尿频症状，小便白天 7～8 次，夜尿 1 次，未予以治疗，症状未缓解；2017 年口服非那雄胺片、盐酸坦索罗辛缓释胶囊、癃闭舒胶囊 1 年，尿急、尿频症状改善不明显；2020 年 10 月因天气寒冷，尿急、尿频症状加重，先后予以非那雄胺片、中药汤剂口服治疗 4 个月，尿急、尿频症状改善不明显，自行停药至今；现就诊于中国中医科学院西苑医院针灸科门诊。刻下症：尿急、尿频，小便白天 10 余次，夜尿 2～3 次，尿量时多时少，排尿不能等待，排尿用力费劲，排尿后不尽感，无发热、头痛，无恶心、呕吐，纳可，眠安，舌暗红，苔薄，脉沉涩。IPSS：23 分，QOL：5 分。查体：外生殖器检查未见尿道外口狭窄等异常疾病，肛周及会阴局部外周神经系统未见异常。

B 超示：前列腺体积 61 mL，膀胱残余尿量 551 mL（图 9-1）。下腹部 CT 示：前列腺增生，膀胱内残余尿量（图 9-2）。最大尿流率：1 mL/s（排尿量：23 mL）。尿常规：白细胞（-），尿蛋白（-），尿葡萄糖（-），尿酮体（-）；血清肌酐：71.000 μmol/L；尿素氮：18.76 mmol/L。总前列腺特异抗原：6.53 ng/mL；游离前列腺特异抗原：1.42ng/mL。

西医诊断：前列腺增生。

中医诊断：癃闭（气滞血瘀证）。

治法：疏解下焦瘀滞，气化膀胱功能，通利小便。

（二）治疗经过

取穴：曲骨穴。

体位：患者取仰卧位，暴露下腹部曲骨穴。

针具：选用 0.30 mm × 75 mm 的一次性毫针。

针刺操作：局部皮肤常规消毒后，于耻骨联合上缘正中上方曲骨穴处进针。深刺过程中，紧密结合耻骨联合骨性标志，不断调整针刺角度，使针身始终紧贴耻骨后缘方向刺入，避免损伤膀胱。针刺深度 50～60 mm，行捻转平补平泻手法，使针感向会阴部放射或有排尿感，留针 25 分钟，隔日治疗 1 次，每周治疗 2～3 次。并嘱患者记录 IPSS、QOL。

2021年7月8日二诊：3周治疗9次，患者尿急、尿频症状稍有改善，排尿可忍耐，小便白天7次，夜尿2~3次。IPSS：15分，QOL：4分。B超示前列腺体积55 mL，膀胱残余尿量415 mL。治疗同前。

2021年7月29日三诊：6周治疗15次，患者尿急、尿频症状改善，排尿不能等待症状消失，小便白天5次，夜尿1~2次。IPSS：11分，QOL：3分。B超示前列腺体积55 mL，膀胱残余尿量398 mL。最大尿流率：7 mL/s（排尿量：155 mL），治疗同前。

2021年8月15日四诊：8周治疗20次，患者尿急、尿频症状较三诊改善，排尿用力费劲症状消失，小便白天5次，夜尿0次。IPSS：9分，QOL：2分。B超示前列腺体积55 mL，膀胱残余尿量209 mL。治疗同前。

2021年9月16日末诊：3个月治疗28次，患者尿急、尿频症状，排尿用力费劲症状消失，小便白天4次，夜尿0次。IPSS：7分，QOL：2分。B超示前列腺体积55 mL，膀胱残余尿量151 mL（图9-3）。下腹部CT示前列腺增生，膀胱内残余尿（图9-4）。最大尿流率：10 mL/s（排尿量：218 mL），嘱定期门诊复查治疗。随访3个月，症状未反复，疗效稳定。

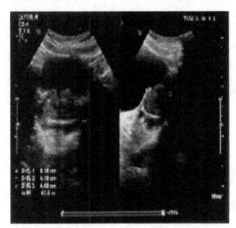

图9-1 治疗前B超显示前列腺体积61 mL，膀胱残余尿量551 mL

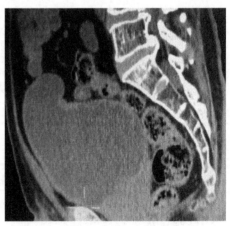

图9-2 治疗前CT显示膀胱残余尿量

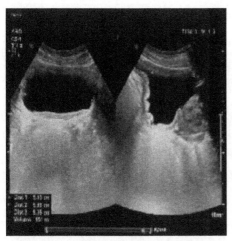 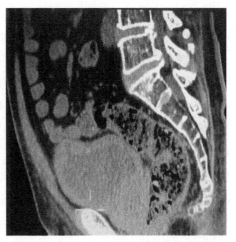

图 9-3　治疗后 B 超显示前列腺体积　　图 9-4　治疗后 CT 显示膀胱残余尿量
　　　55 mL，膀胱残余尿量 151 mL

（三）按语

　　良性前列腺增生属中医学"癃闭"范畴，多因肾虚、瘀血、败精、痰湿等瘀滞下焦所致，临床多表现为小便不利，如《素问·宣明五气》言："膀胱不利为癃，不约为遗溺。"《医宗金鉴订正金匮要略注》言："小便不利不渴者，小便癃闭也。"本例患者，年老肾衰，膀胱气化不利，气机郁滞不畅，瘀阻下焦，故见排尿不能等待、排尿用力费劲、排尿后不尽感，结合患者舌暗红，苔薄，脉沉涩等，故诊断为"癃闭（气滞血瘀证）"。治法：疏解下焦瘀滞，气化膀胱功能，通利小便。

　　本例患者因癃闭而致小便不通，膀胱存在残余尿量，但以 α- 受体阻滞剂和 5α- 还原酶抑制剂为代表的药物保守治疗对改善膀胱残余尿量作用局限。因此，既往药物保守治疗效果差，改善尿急、尿频症状不明显，所以本例患者的治疗重点和难点是增大患者排尿量，减少膀胱残余尿量，进而改善尿急、尿频、夜尿多等症状。而针刺可通"癃闭"之下焦瘀滞，并可解结，进而增强膀胱气化功能，从而达到治疗目的，《灵枢》所言"用针之理，必知形气之所在……知解结"即是此理。曲骨穴出自《针灸甲乙经》，属任脉，又为任脉与足厥阴肝经之会，主治小便不利、遗尿等，《备急千金要方》"曲骨，主小腹胀、血癃、小便难"、《外台秘要》"曲骨……主膀胱小便难"等皆有此记载。但临床中鲜有针刺曲骨穴减少膀胱残余尿量、增加最大尿流率的报道，究其原因在于临床常采用曲骨穴常规针刺法，即《针灸学》教材中的"直刺 0.5~1.0 寸"，而较少采用曲骨穴深刺。但曲骨穴深刺具有理论依据，如《针灸甲乙经》载"刺入一寸五分"、《铜人腧穴针灸图经》载"针入二寸"、《针灸资生经》载"针二寸"、《普济方》载"曲骨……针入二寸"、《济世全书》载"刺曲骨一穴……针二寸"等。因此，本例患者通过曲骨穴深刺，解瘀滞下焦之结，增强膀胱气化功能，促进排尿，改善小便不利等症状。患者经曲骨穴深刺治疗后，尿急、尿频等症状消失，膀胱残余尿由针刺前的 551 mL 减少至 151 mL，IPSS 由 23 分减少至 7 分，最大尿流率由 1 mL/s 增加至 10 mL/s（排尿量由 23 mL 增加至 218 mL）。

（四）体会

曲骨穴深刺减少膀胱残余尿量，缓解尿急、尿频、排尿无力等症状，可能与行针过程中带动"腹横筋膜-盆筋膜-盆膈上筋膜-盆壁筋膜-肛提肌腱弓-肛提肌"链的牵拉有关。解剖上，前列腺毗邻膀胱颈，并包绕男性尿道起始部，与肛提肌同起到固定膀胱的作用，但膀胱充盈时可轻微移动，而肛提肌起于肛提肌腱弓，由盆壁筋膜中的闭孔内肌筋膜形成。曲骨穴深刺过程中，针尖可刺入腹横筋膜层，并借助轻微捻转平补平泻的行针刺激，借助筋膜链的牵拉，可能引起膀胱颈的轻微移动，使膀胱颈和尿道前列腺部的角度更加平直，减轻膀胱出口梗阻，促进患者排尿，曲骨穴深刺可减少 BPH 患者膀胱残余尿量，但其作用机制还需进一步的研究予以证实。

需要指出：一是 BPH 患者进行最大尿流率测定时，排尿量常低于临床诊断水平。但考虑 BPH 患者可能存在的机械性膀胱出口梗阻和逼尿肌收缩力的下降，造成膀胱过多残余尿量，以及最大尿流率测定时过少的排尿量。所以排尿量较少时的最大尿流率测定值，可辅助诊断 BPH。二是当 BPH 患者膀胱残余尿量过多时，膀胱过度充盈，并可高出耻骨联合。此时充盈的膀胱正好位于下腹部中极、关元、气海等常规取穴处，因此深刺上述穴位时有损伤膀胱的风险。而曲骨穴位于耻骨联合上缘，选择曲骨穴深刺时，可以在深刺过程中不断调整针刺角度，使针身始终紧贴耻骨后缘方向刺入，所以能够避免损伤膀胱。三是当 B 超显示膀胱残余尿量超过 200 mL 时，需配合下腹部 CT，进一步明确

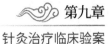

膀胱形态和位置，以便为毫针曲骨穴深刺提供精准的针刺深度和角度。四是治疗前，需要完善影像学、实验室等相关检查，注意 BPH 和膀胱颈纤维化、神经源性膀胱、尿道肿瘤、尿道狭窄、慢性前列腺炎等疾病的鉴别诊断，以免影响治疗效果。

第十章
针灸治疗临床疾病的荟萃分析及临床意义

一、针刺结合中药汤剂对比针刺治疗特发性面神经麻痹近 10 年临床疗效的荟萃分析

特发性面神经麻痹是病因不明的面神经管内急性非特异性炎性水肿所致的周围面神经功能损害，是临床常见的疾病之一。属中医"口僻"范畴，主要表现为同侧面神经所支配的上、下面部表情肌瘫痪。临床表现为患侧鼻唇沟及额纹变浅或消失、口角及人中沟向健侧歪斜、鼓腮漏气等。如若早期失治误治，迁延日久，部分患者出现患侧面肌痉挛、联带运动等后遗症，严重影响正常生活。因此，急需早期治疗，减轻面神经损伤，减少后遗症的发生。临床上，除予抗感染、抗病毒及神经营养治疗外，常辅以针灸和中药疗法。诸多研究报告称针灸疗法能提高特发性面神经麻痹患者的临床治愈率、缩短痊愈时间、减少后遗症。亦有研究报告称中药治疗可以抗菌、消炎、改善血液流变学，降低机体氧化应激反应，减少神经损害，保护神经功能。有学者通过分析文献指出针灸综合疗法治疗特发性面神经麻痹疗效优于单一疗法，而单纯针刺疗法又难以使特发性面神经麻痹完全康复。因此，本研究系统评价针刺结合中药治疗特发性面神经麻痹相关文献，系统分析针刺结合中药疗法的临床使用特征，评价其疗效，为促进患者早日康复提供依据。

（一）资料与方法

1. 文献检索策略

电子检索中国知识基础设施工程、维普资讯中文科技期刊服务平台、万方数据知识服务平台和中国生物医学文献服务系统。检索时限由 2010 年 1 月 1 日至 2020 年 12 月 31 日。检索方式采用主题词结合自由词。中文检索词包括"特发性面神经麻痹""针刺""针灸""中药""随机"等。

2.纳入标准

（1）研究类型：必须为随机对照临床试验。限定中文且已公开发表。

（2）研究对象：有明确诊断标准符合特发性面神经麻痹。

（3）干预措施：针刺结合中药与单纯针刺对照，不合并其他疗法。

（4）评价指标：主要结局指标为总有效率。次要结局指标为 H－B 面神经功能分级标准与面部残疾指数。

3.排除标准

（1）非临床随机对照试验：综述、动物实验、经验案例。

（2）无明确的诊断标准或疗效评判标准。

（3）合并其他的综合疗法。

（4）数据不完整，数据错误，重复发表。

（5）会议论文或者学位论文。

4.质量评价

偏倚风险评估：使用国际 Cochrane 系统评价手册推荐的工具对纳入研究进行偏倚风险评估，并做出"低风险""高风险""不清楚"评价。方法学质量评价：采用改良 Jadad 质量评价量表，低质量文献为 0～3 分，高质量文献为 4～7 分。由 2 名评价员根据标准独立进行评价，如遇分歧由两人讨论或征求第三方意见解决。

5.统计学处理

计数资料选用相对危险度（relative risk，RR）作为效应指标，计量资料选用加权均数差（weight mean difference，WMD）作为效应指标，效应指标均计算 95% 可信区间，$P \leq 0.05$ 有统计学意义。采用 $\chi2$ 检验分析各研究间异质性。若 $P > 0.10$ 或 $I^2 < 50\%$，表明异质性可接受，选择固定效应模型；若 $P \leq 0.10$ 或 $I^2 > 50\%$，表明异质性较大，选择随机效应模型并分析异质性来源。

（二）结果

1.文献检索结果

共检索文献 338 篇，通过阅读题目、摘要后排除 277 篇，重复 210 篇，非临床随机对照试验 34 篇，干预和对照中合并其他疗法 33 篇，初步纳入 61 篇。阅读全文后排除 40 篇，学位论文 1 篇，诊断标准不明确 3 篇，非临床随机对照试验 28 篇，干预和对照中合并其他疗法 8 篇。依据纳入排除标准，最终纳入研究 21 篇文献，总计病例数 1900 例。

2. 纳入文献基本特征

共纳入随机临床对照试验 21 篇。纳入研究疗效评价指标：采用 H-B 面神经功能分级标准作为疗效评价指标的有 7 篇研究；采用面部残疾指数作为疗效评价指标的有 3 篇研究；采用 Portmann 面瘫评分标准作为疗效评价指标的有 2 篇研究；采用中医证候评分作为疗效评价指标的有 2 篇研究。所有纳入研究基线可比。详见表 10-1。

表 10-1　纳入研究特征表

纳入研究	样本总数		干预措施		基线	诊断标准	结局指标
	T	C	T	C			
孟宪璞 2012	32	32	针刺+中药	针刺	齐	耳鼻咽喉头颈外科学	①
石俊 2014	31	30	针刺+中药	针刺	齐	神经病学	①
李虹 2014	38	40	针刺+中药	针刺	齐	神经病学	①
王志华 2015	49	54	针刺+中药	针刺	齐	神经病学	①②③⑤
韩星 2017	66	70	针刺+中药	针刺	齐	内科学	①②
张建军 2017	42	43	针刺+中药	针刺	齐	3200 个内科疾病诊断标准	①②③
陈静 2017	45	48	针刺+中药	针刺	齐	神经病学	①②③
汤峥冬 2018	31	35	针刺+中药	针刺	齐	神经病学	①②③⑤
高超 2019	20	20	针刺+中药	针刺	齐	实用内科学	①
王乐 2019	28	31	针刺+中药	针刺	齐	神经病学	①④
路树超 2020	98	101	针刺+中药	针刺	齐	神经病学	①
贺冠军 2018	43	40	针刺+中药	针刺	齐	神经病学	①④
范宇雄 2016	39	40	针刺+中药	针刺	齐	面神经炎和面肌痉挛	①
李庆哲 2013	30	30	针刺+中药	针刺	齐	临床诊疗指南神经病学分册	①②

续表

纳入研究	样本总数		干预措施		基线	诊断标准	结局指标
	T	C	T	C			
张孟然 2020	28	30	针刺+中药	针刺	齐	神经病学	①
孙春梅 2015	33	36	针刺+中药	针刺	齐	中医病证诊断疗效标准	①
黄巧智 2012	42	43	针刺+中药	针刺	齐	针灸临床实践指南	①
孙燕 2015	29	30	针刺+中药	针刺	齐	临床常见疾病诊疗标准	①
曹娟 2016	29	35	针刺+中药	针刺	齐	3200 个内科疾病诊断标准	①
冯峻屹 2010	15	16	针刺+中药	针刺	齐	耳鼻咽喉头颈外科学	①
翁于婷 2011	29	30	针刺+中药	针刺	齐	神经病学	①②

注：①总有效率；②H-B 面神经功能评分；③面部残疾指数；④ Portman 评分；⑤中药证候评分。

3. 纳入文献质量评价

（1）随机方法：纳入研究的 21 篇文献均提及随机，其中 2 篇进行计算机随机分组；1 篇采用掷骰子法进行分组；1 篇采用随机抽签法进行分组；17 篇采用随机数字表进行分组。

（2）所有文献均未提及分配隐藏的具体方法。

（3）盲法：所有研究均未提及盲法。

（4）所有纳入研究均未提及其他偏倚。详见表 10-2。

表 10-2 文献质量评价表

纳入研究	随机方法	分配隐藏	盲法	选择性报告	其他偏倚	Jadad
孟宪璞 2012	随机数字表	不清楚	不清楚	未报告	未报告	3
石俊 2014	随机数字表	不清楚	不清楚	未报告	未报告	3
李虹 2014	随机数字表	不清楚	不清楚	未报告	未报告	3

续表

纳入研究	随机方法	分配隐藏	盲法	选择性报告	其他偏倚	Jadad
王志华 2015	随机数字表	不清楚	不清楚	未报告	未报告	3
韩星 2017	随机数字表	不清楚	不清楚	未报告	未报告	3
张建军 2017	随机数字表	不清楚	不清楚	未报告	未报告	3
陈静 2017	随机数字表	不清楚	不清楚	未报告	未报告	3
汤峥冬 2018	随机数字表	不清楚	不清楚	未报告	未报告	3
高超 2019	抽签法	不清楚	不清楚	未报告	未报告	3
王乐 2019	随机数字表	不清楚	不清楚	未报告	未报告	3
路树超 2020	随机数字表	不清楚	不清楚	未报告	未报告	4
贺冠军 2018	随机数字表	不清楚	不清楚	未报告	未报告	3
范宇雄 2016	掷骰子法	不清楚	不清楚	未报告	未报告	3
李庆哲 2013	计算机随机	不清楚	不清楚	未报告	未报告	3
张孟然 2020	随机数字表	不清楚	不清楚	未报告	未报告	3
孙春梅 2015	随机数字表	不清楚	不清楚	未报告	未报告	3
黄巧智 2012	随机数字表	不清楚	不清楚	未报告	未报告	3
孙燕 2015	随机数字表	不清楚	不清楚	未报告	未报告	3
曹娟 2016	随机数字表	不清楚	不清楚	未报告	未报告	4
冯峻屹 2010	随机数字表	不清楚	不清楚	未报告	未报告	3
翁于婷 2011	计算机随机	不清楚	不清楚	未报告	未报告	3

4. 针刺结合中药应用特征

纳入的 21 个研究全部报道了针刺处方，以手足三阳经脉腧穴为主，有面部局部取穴、循经远端取穴和随症配穴。局部取穴出现频次 10 次以上的穴位有地仓穴 21 次、阳白穴 21 次、颊车穴 20 次、迎香穴 16 次、下关穴 14 次、四白穴 14 次、翳风穴 13 次、攒竹穴 12 次、太阳穴 11 次、风池穴 10 次、颧髎穴 10 次。循经远端取穴出现频次 5 次以上的穴位有合谷穴 19 次、足三里 11 次、太冲穴 9 次。5 个研究报道随证加减穴位。

21 个研究全部报道了方剂用药，方剂以牵正散加味为多，亦有用补阳还五汤、柴胡桂枝汤、银翘散、葛根汤各个处方。用药出现频次 5 次以上的药物有僵蚕 17 次、全蝎 16 次、防风 13 次、白附子 12 次、川芎 12 次、甘草 12 次、芍药 11 次、当归 10 次、荆芥 9 次、黄芪 9 次、地龙 9 次、白芷 8 次、红花 8 次、蜈蚣 8 次、葛根 7 次、金银花 7 次、桃仁 6 次、柴胡 6 次。10 个研究报道了辨证加减。

5. 针刺结合中药治疗特发性面神经麻痹疗效的荟萃分析

（1）总有效率：21 项研究都报道了总有效率。异质性检验表明纳入研究中度异质性（$P=0.0002$，$I^2=58\%$），采用固定效应模型分析。荟萃分析结果显示两组比较差异具有统计学意义：合并效应值 $RR=1.27$，95%CI（1.22，1.32），$Z=11.46$，$P<0.000\,01$，说明针刺结合中药治疗特发性面神经麻痹的总有效率高于针刺组。

（2）H–B 评分：4 项研究报道了 H–B 值评分变化。异质性检验表明纳入研究异质性高（$P<0.000\,01$，$I^2=96\%$）。通过敏感性分析剔除一篇偏倚较大的研究，再次进行异质性检验表明异质性可以接受（$P=0.08$，$I^2=61\%$），采用随机效应模型。荟萃分析结果显示两组比较差异有统计学意义：合并效应量 $WMD=-0.62$，95%CI（-1.03，-0.21），$Z=2.95$，$P=0.003$，说明针药结合组降低 H–B 评分值效果优于针刺组，更有利于面神经功能的恢复重建。

（3）面部残疾指数值：4 项研究报道了面部残疾指数值评分变化。异质性检验表明纳入研究异质性较高（$P=0.005$，$I^2=77\%$）。通过敏感性分析剔除一篇偏倚较大的研究，再次进行异质性检验表明轻度异质性（$P=0.11$，$I^2=55\%$），选用固定效应模型。荟萃分析结果显示两组比较差异有统计学意义：合并效应量 $WMD=3.66$，95%CI（2.49，4.83），$Z=6.14$，$P<0.000\,01$。说明针药结合组升高 FDIP 值效果优于针刺组，更有利于改善面部活动度，减少后遗症发生的可能。

6. 发表偏倚分析

漏斗图显示稍不对称，散点在垂直线两侧皆有分布，离散程度相似，提示存在发表偏倚，可能是纳入研究样本量较小、一些研究阴性结果未发表造成的。

（三）讨论

特发性面神经麻痹是临床常见疾病，我国发病率为 4.26‰，是针灸治疗的优势病种之一。临床常规治疗为抗感染、抗病毒和营养周围末梢神经。但没有足够证据表明抗感染、抗病毒治疗可以使特发性面神经麻痹完全康复。而针灸结合中药治疗可以改善局部血液循环，促进组织代谢，营养周围末梢面神经，减轻面神经功能损害，促使面神经管内局部炎症消退，调节面部两侧肌张力平衡，进而恢复重构面部表情肌的功能，二者结合治疗作用累加，可以使面瘫患者口眼㖞斜、皱眉鼓腮等症状尽早得到缓解和消除。

早在《内经》中即有关于特发性面神经麻痹的记载，《灵枢·经筋》载："颊筋有寒，则急引颊移口；有热，则筋弛纵缓不胜收"，说明在《内经》时代，人们已经认识到当感受了风寒或风热邪气，外邪侵袭颊筋，就可能出现口眼㖞斜等临床症状。后世如巢元方的《诸病源候论》也记载"口邪僻，是风入于颔颊之筋故也"，又"风邪入于足阳明，手阳明之经，遇寒则筋急引颊，故使口僻"，均指出本病存在外感邪气的因素，风邪客于面部经脉，感触寒邪则发而为病，急性加重。并认为是外邪侵袭了面部的手足阳明经，使面部经筋功能失调，出现诸如"言语不正，而目不能平视"的症状。同时特发性面神经麻痹发病又有其内在因素。《金匮要略·中风历节病脉证并治》载："脉络空虚，贼邪不泻……正气即急，正气引邪，歪僻不遂"，已经表明，"歪僻不遂"发生的根本原因是因为脉络空虚，正气不能卫外，当邪气客于经脉，正气不能祛邪外出，邪正交争，因此发为"歪僻不遂"。而《诸病源候论》则详细阐述了面部"歪僻不遂"的发病机制。是书记载："体虚受风，风入于颊口之筋也"，又"其筋偏虚，而风因乘之，故令口僻也"，已经明确地指出，正是因为存在"体虚""其筋偏虚"等正气不足、脉络空虚不能濡养的受邪基础，风寒或风热等外感邪气才得以"入于颊口之筋""而风因乘之"，侵袭环绕口周的足阳明经脉，故而出现口僻。后世诸如《类证治裁》也提出："口眼歪斜，血液衰涸，不能荣润筋脉"，阐明了口僻发病的内在基础是感受外邪后面部经气阻滞，气血失调，筋肉不能柔润，以致纵缓不收。《针灸治疗学》认为特发性面神经麻痹的发生机制为人体正气不足，卫外不固，外邪乘虚侵袭面部经脉，致使面部之气不顺，经筋失于约束，出现口眼歪斜。

　　治疗上，针刺取穴以局部取穴为主，配合循经远端取穴为辅。局部近取以足阳明经为主，太阳、少阳经为辅。多数研究选用了足阳明经的地仓穴、颊车穴，并配以四白穴及下关穴，调节患侧面颊阳明经气血。如《百证赋》载："颊车、地仓穴，正口歪于片时。"同时手阳明经的迎香穴选用频次也较多，采取同名经配穴以增强行气活血的功效。亦有不少研究选用了足少阳胆经的阳白穴，配以攒竹穴、风池穴，祛风散寒、疏利少阳胆气，有利于气血运行，濡养温煦面颊筋经。循经远取则主要选取合谷穴、太冲穴、足三里穴，合谷穴配合太冲穴"开四关"调畅一身气机，激发气血，疏散外邪。如《循经考穴编》载："合谷治一切头面诸症及中风不语、口眼㖞斜"；《百症赋》载："太冲泻唇歪以速愈"。诸穴合用，远近配合，共奏扶正祛邪、活血通络之功，则面瘫自可痊愈。

　　处方用药以僵蚕、全蝎、白附子三物为主。全蝎味辛善走，性平有毒，独入肝经，可搜风破结；僵蚕味辛咸性平，能搜剔络中之风；白附子味辛性温，可治头面之风。三药配伍，尤擅祛风化痰、通络止痉。不少研究选用了防风、白芷等祛风散寒之品，配以葛根、金银花、柴胡等加强散寒解表的功效。亦有研究选用了川芎、赤芍、当归，配以红花、桃仁、地龙活血化瘀通络。值得注意的是，有部分研究选用了黄芪以祛风益气，正合内外合邪之意。诸药并用，共奏通经活络，祛风解表之功效。虽然特发性面神经麻痹发生是内外合邪，既有本虚，经筋失于濡润的发病基础，又有标实，外感邪气侵袭经络的诱发因素。方药以牵正散加味为主，上述统计的诸药中只有一味金银花是清解药，但风剂燥热，耗气伤阴，因为面神经炎患者发病2天或3天后，可能郁而化热，如继续服用燥热之剂，热性上炎，就会加重面神经管水肿，不利于水肿吸收和炎症消退，反而更加重病情，阻碍康复。牵正散虽以牵正为名治疗口癖，但临床主要适应证型为口癖久病不愈，风痰阻络型患者，而面神经炎初期患者哪有风痰阻络？为何广用牵正散治之？正如《素问·标本病传论》所言："知标本者，万举万当；不知标本者，是谓妄行。"

　　研究局限性：一是纳入文献质量一般，纳入的文献中均未提及分配隐藏、盲法，只有1篇报道失访及随访，且阴性结果发表较少，可能存在发表偏倚。二是纳入文献的诊断标准、疗效标准、结局指标临床异质性较大，大部分研究采用H－B面神经功能分级标准作为结局指标，同时存在面神经功能、面部外观临床表现、肌电图检查、口唇微循环观察等指标，诸多面神经功能评价工具

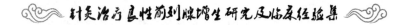

存在显著临床差异性且描述不够详细，显著降低了本研究的证据强度及结论可靠性。三是纳入的各研究对针刺取穴、针刺手法、刺激量大小等各方面的缺乏详细描述而且规范不统一，缺乏对长期疗效的观察和记录，无法客观全面地评价针刺结合中药治疗特发性面神经麻痹的效果，使疗效评判质量下降。因此，仍需更多高质量、大样本、多中心的临床研究。

二、基于国家中医药管理局颁布的"面瘫病（面神经炎）的中医临床路径"谈"四季辨证论治"针药结合治疗面神经炎的临床意义

国家中医药管理局医政司于 2010 年颁布了 22 个专业 95 个病种中医诊疗方案及中医临床路径，其中针灸科中医临床路径面瘫病（面神经炎）的诊疗方案如下。

（一）诊断

1. 中医诊断

中医诊断标准：参照普通高等教育"十五"国家级规划教材《针灸学》（石学敏主编，中国中医药出版社，2007 年），《针灸治疗学》（石学敏主编，人民卫生出版社，2011 年）。

（1）起病突然，春秋为多，常有受寒史或有一侧面颊、耳内、耳后完骨处的疼痛或发热。

（2）一侧面部板滞，麻木，流泪，额纹消失，鼻唇沟变浅，眼不能闭合，口角向健侧牵拉。

（3）一侧不能做闭眼，鼓腮，露齿等动作。

（4）肌电图可表现为异常。

2. 西医诊断

西医诊断标准：参照普通高等教育"十五"国家级规划教材《神经病学》第五版（王维治主编，人民卫生出版社，2004 年）。

（1）病史：起病急，常有受凉吹风史，或有病毒感染史。

（2）表现：一侧面部表情肌突然瘫痪、病侧额纹消失，眼裂不能闭合，鼻唇沟变浅，口角下垂，鼓腮、吹口哨时漏气，食物易滞留于病侧齿颊间，可伴

病侧舌前 2/3 味觉丧失，听觉过敏，多泪等。

（3）脑 CT、MRI 检查正常。

3. 疾病分期

（1）急性期：发病 15 天以内。

（2）恢复期：发病 16 天至 6 个月（发病半个月至面肌联带运动出现）。

（3）联动期和痉挛期：发病 6 个月以上（面肌联带运动出现以后）。

4. 证候诊断

（1）风寒袭络证：突然口眼歪斜，眼睑闭合不全，兼见面部有受寒史，舌淡苔薄白，脉浮紧。

（2）风热袭络证：突然口眼歪斜，眼睑闭合不全，继发于感冒发热，或咽部感染史，舌红苔黄腻，脉浮数。

（3）风痰阻络证：突然口眼歪斜，眼睑闭合不全，或面部抽搐，颜面麻木发胀，伴头重如蒙、胸闷或呕吐痰涎，舌胖大，苔白腻，脉弦滑。

（4）气虚血瘀证：多见于恢复期或病程较长的患者，肢体困倦无力，面色淡白，头晕，口眼歪斜，眼睑闭合不全日久不愈，面肌时有抽搐，舌淡紫，苔薄白，脉细涩或细弱。

（二）治疗方案

1. 辨证选择口服中药汤剂

（1）风寒袭络证

治法：祛风散寒，温经通络。

推荐方药：麻黄附子细辛汤加减。炙麻黄、熟附子、细辛、荆芥、防风、白芷、藁本、桂枝、甘草等。

（2）风热袭络证

治法：疏风清热，活血通络。

推荐方药：大秦艽汤加减。秦艽、当归、蝉蜕、赤白芍、金银花、连翘、防风、板蓝根、地龙、生地、石膏等。

（3）风痰阻络证

治法：祛风化痰，通络止痉。

推荐方药：牵正散加减。白附子、白芥子、僵蚕、全蝎、防风、白芷、天

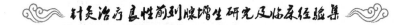

麻、胆南星、陈皮等。

（4）气虚血瘀证

治法：益气活血，通络止痉。

推荐方药：补阳还五汤加减。黄芪、党参、鸡血藤、当归、川芎、赤芍、桃仁、红花、地龙、全蝎、僵蚕。

2. 中药汤剂辨证论治存在的问题

（1）风寒袭络证服用《伤寒论》麻黄附子细辛汤？

《伤寒论》记载："少阴病始得之，反发热，脉沉者，麻黄附子细辛汤主之。"面神经炎患者属于少阴病始得之，反发热，脉沉者？需要服用少阴药？

（2）风热袭络证服用《保命集》大秦艽汤？

《保命集·卷中》记载："中风外无六经之形证，内无便溺之阻格，知血弱不能养筋，故手足不能运动，舌强不能言语，宜养血而筋自荣，大秦艽汤为主。"

面神经炎患者有症见手足不能运动，舌强不能言语？需要服用大秦艽汤？

（3）风痰阻络证服用《杨氏家藏方》牵正散？

《杨氏家藏方》记载："牵正散组成：白附子、白僵蚕、全蝎去毒，各等分，并生用。上为细末，每服一钱，热酒调下。主治口眼歪斜。"

面神经炎急性期患者有风痰阻络证？需要服用牵正散？

（4）气虚血瘀证服用《医林改错》补阳还五汤？

《医林改错·瘫痿论》记载："此方治半身不遂，口眼歪斜，语言謇涩，口角流涎，大便干燥，小便频数，遗尿不禁。"

面神经炎患者有症见半身不遂，口眼歪斜，语言謇涩，口角流涎，遗尿不禁？需要服用补阳还五汤？

3. 中药汤剂辨证论治存在问题的原因

出现上述治疗方案理、法、方、药不一致的原因，可能与面神经炎急性期与恢复期不分，春夏秋冬四季不分，周围性疾病与中枢性疾病不分，炎症性疾病与梗塞性或出血性疾病不分有关，不同发病季节、不同性质疾病应该区别辨证论治。

（三）中医如何正确认识面神经炎面瘫患者

1. 面神经炎面瘫的病因病机特点

《素问·评热病论》载："邪之所凑，其气必虚。"《灵枢·百病始生》载：

"黄帝问于岐伯曰：夫百病之始生也，皆生于风雨寒暑……岐伯曰：风雨寒热不得虚，邪不能独伤人。猝然逢疾风暴雨而不病者，盖无虚，故邪不能独伤人。此必因虚邪之风，与其身形，两虚相得，乃客其形……其中于虚邪也，因于天时，与其身形，参以虚实，大病乃成。"又《素问·微旨大论》载："言天者求之本，言地者求之位，言人者求之气交。席曰：何谓气交？岐伯曰：上下之位，气交之中，人之居也"，说明，人体由于疲劳、紧张、压力大，耗精伤气，正气不足，营卫失和，经络空虚易被外感六淫侵袭而致病。正如《灵枢·邪客》载："此人与天地相应者也"，即自然环境四时阴阳、气候变化等因素影响人体的健康与疾病。特别是秋冬、冬春季节变换交互，患者没有及时添衣或过早卸衣，又遇劳累体虚即容易发生面神经炎。

既然面神经炎发病与季节有关，那就要分季辨证论治，因为春夏秋冬四季风、寒、暑、湿、燥、火六淫病邪不同，所以急性期要"四季辨证论治"治疗面神经炎，而不是四季不分，只分风寒、风热，没有暑湿（夏暑）、燥火（秋燥）。

《灵枢·邪气脏腑病形》载："诸阳之会，皆在于面。中人也方乘虚时，及新用力，若饮食汗出腠理开，而中于邪。中于面则下阳明；中于项则下太阳；中于颊则下少阳。"所以面神经炎面瘫患者，体虚经络空虚，受四季风、寒、暑、湿、燥、火六淫侵袭而口眼歪斜，与太阳、阳明、少阳经脉经筋有关。

2. 面神经炎面瘫的辨证分型特点

（1）八纲辨证：先虚后实，体虚为先，六淫侵袭为实。春季时令风热之邪侵袭，或郁而化热；夏季时令暑湿之邪侵袭，或空调寒凉之邪易侵，或郁而化热；秋冬时令之邪风燥侵袭，或郁而化热；冬季时令风寒之邪侵袭，或空调燥热之邪易侵，或郁而化热。

（2）卫气营血辨证：属于卫分、气分，未及营分、血分。

（3）三焦辨证：属于上焦，未及中焦、下焦。

（4）经络辨证：属于手足太阳、阳明、少阳三阳经脉经筋病变。

3. 面神经炎面瘫的治疗原则

急性期虽体虚易致病，但一旦发病后郁而化热以热为主，以实为主。所以治疗原则以清热泻实为先，疏散风、寒、暑、湿、燥、火六淫之邪，疏通三阳经络气血，濡养三阳经脉经筋。

（四）"四季辨证论治"治疗面神经炎面瘫

1. 风热袭络证

在春季突然口眼歪斜，眼睑闭合不全，继发于感冒发热，或咽部感染史，舌红苔黄腻，脉浮数。

治法：疏风清热，疏经通络。

推荐方药：银翘散化裁，以金银花、连翘、荆芥、薄荷、牛蒡子、桔梗、豆豉、芦根、淡竹叶、甘草为主。

2. 暑湿困阻证

在夏季突然口眼歪斜，眼睑闭合不全，可见头晕胀痛、身体倦怠或酸痛不适、胸满腹胀或身重、心烦口渴或不渴、食欲缺乏或厌食、舌体胖或边有齿痕、舌苔白腻或黄腻、脉虚数或濡。

治法：化暑清热，疏经通络。

推荐方药：新加香薷饮化裁，以香薷、白扁豆、厚朴、金银花、连翘、藿香、佩兰、甘草为主。

3. 风燥袭络证

在秋季突然口眼歪斜，眼睑闭合不全，可见面部有受风燥史，舌淡苔薄白，脉浮。

治法：疏风清热，疏经通络。

推荐方药：桑菊饮化裁，以桑叶、菊花、杏仁、连翘、薄荷、桔梗、芦根、金银花、甘草为主。

4. 风寒袭络证

在冬季突然口眼歪斜，眼睑闭合不全，兼见面部有受寒史，舌淡苔薄白，脉浮紧。

治法：疏风散寒，疏经通络。

推荐方药：荆防败毒散化裁，以荆芥、防风、柴胡、薄荷、川芎、桔梗、枳壳、茯苓、羌活、独活、金银花、连翘、甘草为主。

（五）"四季辨证论治"针药结合治疗面神经炎的临床意义

虽说中医辨证论治不涉及疾病，但是周围性面神经炎的用药与中枢性脑出血或脑梗死的用药还是有区别的，如急性期中枢性脑出血面瘫、偏瘫，需要用降颅压药，止血药；脑梗死需要用溶栓药，疏通脑血管药；面神经炎急性期需要用激素，消除面神经炎症，促进水肿早日吸收。

若急性期面神经炎服用中药"牵正散"等热性燥药，火上浇油，会有增加面神经炎症水肿之势，面瘫症状加重，患者面红肿胀，面部皮肤发紧，耳后疼痛加重，口眼歪斜益甚，贻误病情，影响康复，这在临床十分常见。急性期面神经炎虽体虚易致病，但一旦病后郁而化热，以热为主，以实为主。所以，急性期面神经炎患者以疏散风、寒、暑、湿、燥、火六淫之邪为主，以清热为主，金银花与连翘为必用之品，疏风清热，清上焦之热，清气分之热，以消除面神经炎水肿。

面部关系到人们的脸面，患者一旦出现口眼歪斜，羞于见人，心烦意躁，郁而化热生内火，会使面瘫加重，因此恢复期患者，以丹栀逍遥散加减，疏肝理气清火为主，而非牵正散祛风痰、补阳还五汤补气活血。

急性面神经炎患者，西医用激素、抗病毒、维生素等药物进行治疗，中医内科用汤剂、中成药辨证论治，针灸科用针灸治疗。各自为战，有效率为70%~80%。若急性期"四季辨证论治"针药并用治疗面神经炎，可以提高疗效，95%以上患者可以康复；如果治疗不及时，辨证论治不准确，会贻误加重病情，迁延日久不易康复。所以，急性期"四季辨证论治"针药并用治疗面神经炎，可以避免加重贻误病情，促进早日康复，这是其临床意义所在。

三、针刺治疗紧张型头痛的疗效及安全性的荟萃分析

紧张型头痛（tension-type headache，TTH）是临床较为常见的一种头痛，常表现为头部两颞侧的钝痛和束带样感觉，呈胀痛、压迫痛、麻木感，可伴见疲劳、失眠和抑郁等症状。临床治疗多采用非甾体抗炎药、抗抑郁药、肌肉松弛药等。针灸镇痛效果好、不良反应少，但其在紧张型头痛的临床治疗上并未得到国际与官方的认可。同时，医师并未根据《紧张型头痛诊疗专家共识》和《EFNS guideline on the treatment of tension-type headache——report of an EFNS task force》对紧张型头痛进行分型便采用某一治疗方法。因此，本文旨在对针刺治疗紧张型头痛的疗效及安全性进行分析评价，为紧张型头痛的临床治疗提供更多的循证医学支持。

（一）资料与方法

1. 检索策略

检索 8 个数据库：PubMed、Cochrane Library、Embase、Web of Science、中国知识基础设施工程、万方数据知识服务平台、维普资讯中文科技期刊服务平台、中国生物医学文献服务系统。检索年限：2012 年 1 月 1 日至 2021 年 12 月 31 日的文献。

（1）中文数据库检索词如下。①"针刺""手针""电针""头针""针刺疗法"；②"紧张型头痛""紧张性头痛"；③上述 2 项。英文数据库检索词如下。① "acupuncture""needling""electroacupuncture""electro-acupuncture""manual acupuncture""scalp acupuncture"；② "tension-type headache""tension headache""tensiontype headache""tension vascular headache""psychogenic headache"；③上述 2 项。

2. 纳入标准

（1）研究类型：针刺治疗紧张型头痛的随机对照试验（RCT）。

（2）研究对象：紧张型头痛患者，文献中诊断标准符合 2018 年国际头痛协会头痛分类委员会制定的国际头痛分类（international classification of headache disorders，ICHD）或紧张型头痛诊疗专家共识组制定的《紧张型头痛诊疗专家共识》或《神经病学》中的标准。患者年龄、性别、国籍不限。

（3）干预措施：治疗组采用针刺（包括"针刺""手针""电针""头针""针刺疗法"等）干预；对照组采用安慰剂或"假针刺""传统针刺""常规针刺"，或选择文献中推荐用于治疗紧张型头痛的药物，如非甾体消炎药、抗抑郁药、肌肉松弛药；治疗时间≥4 周。其中，传统针刺或常规针刺即参考《针灸学》进行选穴；特殊针刺即选穴为非《针灸学》教材指定穴位或教材指定穴位基础上增加研究者临床经验穴位。

（4）结局指标：主要结局指标为总有效率、疼痛视觉模拟评分（VAS）；安全性评价指标为不良反应发生情况。

3. 排除标准

排除标准：①重复发表的文献；②无法获取全文；③治疗组为针刺合并其他非针刺疗法的文献；④个案报道或专家经验报道；⑤综述、评价类文献；

⑥结局数据无法提取或转化进行荟萃分析的文献；⑦紧张型头痛与其他类型的头痛未分别评价的文献；⑧结局评价指标仅报道有效率，或者文献中与有效率相关的疗效评定结局指标不明。

4. 文献筛选与资料提取

运用 Note Express 软件将检索出的文献导入，并剔除重复文献。由 2 位研究者依据纳入和排除标准独立进行文献筛选、数据提取，交叉核对意见不一致时由第 3 位研究者协助决定。数据提取内容包括作者信息、发表年份、辨证分型、样本量、干预项、结局评价指标、不良反应、随访情况、脱落及失访情况、注册方案号、基金支持。

5. 方法质量学评价

2 位研究者采用 Cochrane Handbook 5.1.0 推荐的工具来评价偏倚风险。采用改良的 Jadad 质量评价量表进行方法学质量评价。2 位研究者若在评价过程中产生异议，2 人讨论或征求第三方意见予以解决。

6. 数据分析

采用 RevMan 5.3 进行荟萃分析。异质性检验：检验标准为 $\alpha = 0.05$，用 P 数值表示异质性大小程度。若 $P \geq 0.05$，$I^2 < 50\%$，则代表异质性小或无，使用固定效应模型进行分析；$P \leq 0.05$，$I^2 \geq 50\%$，代表异质性较大，使用随机效应模型，并对异质性来源进行分析，必要时使用亚组分型。效应量合并：计数资料以相对危险度作为效应指标，计量资料以标准化均数差作为效应指标。效应指标均采用 95% 可信区间，即 $P \leq 0.05$ 代表有统计学意义。采用 Stata 17.0 软件中的 Egger 回归检验法对文献发表偏倚进行检验，$P > 0.05$ 表示无发表性偏倚，$P < 0.05$ 表示有发表性偏倚。

（二）结果

1. 检索流程及结果

最初各数据库共检索文献 499 篇，删除数据库中重复题录和不相关者 347 篇，获得文献 152 篇。检查摘要或全文，不符合纳入标准 139 篇，纳入文献分析 13 篇。

2. 纳入研究基本特征

共纳 13 项研究，样本量总计 918 例，其中治疗组 427 例，对照组 491 例。见表 10-3。

表 10-3 纳入研究基本特征

研究者	例数（治疗组/对照组）	干预措施	对照措施	疗程	结局指标	随访期	不良反应	脱落及失访情况
刘丹 2021	30/30	调神开郁针法结合耳眼针	常规针刺方案	4周	②③⑧⑨	未提及	未提及	未提及
张雪 2021	29/29+30	调神疏肝针法	传统针刺/阿米替林	4周	③⑥	未提及	未提及	治疗组脱落1例，传统针刺组脱落2例，西药组脱落2例
于方圆 2020	30/30	平衡针配合常规针刺	传统针刺	4周	①②③	未提及	未提及	未提及
郭楠楠 2020	50/50+50	"头儿针"	常规针刺/盐酸乙哌立松片、盐酸氟桂利嗪胶囊	4周	②③⑤	未提及	未提及	未提及
赵靖男 2019	36/36	电针情感区+常规取穴	常规取穴	4周	①②③⑧⑨	1个月后	无	治疗组脱落1例，对照组脱落2例
张宏圣 2018	33/30	"头八针"	盐酸乙哌立松片	8周	②③⑤⑪⑰⑱	未提及⑪⑩	未提及	未提及
郑凤娥 2017	30/30	平衡针疗法	盐酸乙哌立松片、双氯芬酸钠、奥美拉唑肠溶片	4周	①②③⑪	未提及	无	无

续表

研究者	例数（治疗组/对照组）	干预措施	对照措施	疗程	结局指标	随访期	不良反应	脱落及失访情况
尤阳 2017	30/30	辨证针刺+电针	常规药物治疗（盐酸氟桂利嗪，布洛芬等）	4周	②③⑦⑩⑬⑭	未提及	西药组神经系统及消化系统不良症状	未提及
郝晓博 2016	53/39	人工滞针术针刺帽状腱膜结点	常规针刺法	60天	②⑬	未提及	未提及	未提及
周立华 2015	30/30	"平腕立指手法"针刺	盐酸阿米替林片	4周	②⑧⑨⑩⑭⑮	未提及	无	未提及
宣雅波 2014	26/24	帽状腱膜下针刺	常规进针法	12周	②③④⑤	12周后	未提及	对照组失访1例
吴卫卫 2013	30/30	调神通络针刺	传统针刺	4周	②④⑤⑫	未提及	未提及	治疗组脱落3例，对照组脱落3例
J.B.Guerreiro da Silva2012	20/23	针刺+常规护理（对乙酰氨基酚）	常规护理（对乙酰氨基酚）	8周	⑬⑯	未提及	患者局部捕入点瘀伤	未提及

注：①头痛评分表，包括头痛发作次数（以月计算），头痛持续时间，头痛程度，头痛持续时间，伴随症状；②总有效率；③VAS；④头痛指数；⑤头痛持续时间；⑥血脂胆素含量检测；⑦生活质量评分；⑧汉密尔顿抑郁量表评分；⑨汉密尔顿焦虑量表评分；⑩颅周肌肉压痛评分；⑪阿底动脉Vm值；⑫六点行为评分法（BRS6）；BNRS数字评分法；⑬积分评定法；⑭痛阈测定；⑮用药测定；⑯发作频率；⑰中医证候表。

3. 纳入研究质量评价

对纳入的 13 项研究进行评价。①随机序列的产生：12 项研究采用随机数字表，仅 1 项研究采用抽签分配；②分配隐藏：10 项研究均未提及分配隐藏相关信息，2 项研究采用信封隐藏，1 项研究采用入组分配法实施分配隐藏；③盲法：纳入的 13 项研究均未在试验中对受试者与实施者设盲；对统计者设盲（表中的疗效评定者）的只有 3 项研究；④不完整资料：3 项研究提及脱落情况及原因；1 项研究提及对照组有 1 例失访，但并不影响治疗前后的资料完整性；⑤选择性报告：13 项研究均对自己提出的结局评价标准报告全面，无选择性报告；⑥其他偏倚：13 项研究因受试者与实施者不同，在选穴与针刺手法上存在差异，可能存在实施偏倚。见表 10-4。

表 10-4　纳入研究质量评价

纳入研究	随机方法	分配隐藏	盲法	资料完整性	选择性报告	其他偏倚	Jadad
刘丹 2021	随机数字表	不清楚	未设盲	完整	无选择性报告	未报告	3
张雪 2021	随机数字表	不清楚	未设盲	不完整	无选择性报告	未报告	4
于方圆 2020	随机数字表	不清楚	未设盲	完整	无选择性报告	未报告	4
郭楠楠 2020	随机数字表	不清楚	未设盲	完整	无选择性报告	未报告	3
赵婧男 2019	随机数字表	不清楚	未设盲	不完整	无选择性报告	未报告	4
张宏圣 2018	随机数字表	信封隐藏	疗效评定者单盲	完整	无选择性报告	未报告	4
郑凤娥 2017	随机数字表	信封隐藏	疗效评定者单盲	完整	无选择性报告	未报告	5
尤阳 2017	随机数字表	不清楚	未设盲	完整	无选择性报告	未报告	4
郝晓博 2016	随机数字表	不清楚	未设盲	完整	无选择性报告	未报告	3
周立华 2015	随机数字表	不清楚	未设盲	完整	无选择性报告	未报告	4
宣雅波 2014	随机数字表	不清楚	未设盲	完整	无选择性报告	未报告	4
吴卫卫 2013	随机数字表	不清楚	未设盲	不完整	无选择性报告	未报告	4
J. B. Guerreiro da Silva 2012	抽签法	入组分配	疗效评定者单盲	完整	无选择性报告	未报告	5

4. 纳入研究取穴特征

对 13 项纳入研究的针刺组和对照组取穴特征进行采集整理。关于针刺主穴的选穴次数，结果显示百会 11 次、风池 10 次、太阳 9 次、太冲 9 次、印堂 8 次、合谷 8 次、头维 7 次、足三里 7 次、四神聪 5 次、神门 5 次、内关 5 次、颈夹脊 4 次、神庭 4 次、率谷 4 次、上星 2 次、风府 2 次、安眠 2 次、列缺 2 次、肝俞 1 次、角孙 1 次、通里 1 次、郄门 1 次、脑户 1 次、肩井 1 次、头临泣 1 次。

5. 总有效率

根据纳入研究的对照组不同，将纳入研究分为西药组与传统/常规针刺组。

（1）西药组

西药组共 5 项研究，分别报道了针刺干预组治疗紧张型头痛及西药对照组治疗紧张型头痛的总有效率。异质性检验：$\chi^2=1.09$，$P=0.90>0.05$，$I^2=0\%<50\%$，根据数据可知无异质性。荟萃分析：$RR=1.20$，95%CI（1.10～1.31），$Z=4.24$（$P<0.0001$）。结果：针刺治疗与西药治疗紧张型头痛，两组比较差异有统计学意义，且针刺疗效优于西药治疗。

（2）传统/常规针刺组

传统/常规针刺组共 7 项研究，分别报道了特殊针刺治疗与传统/常规针刺治疗紧张型头痛的总有效率。异质性检验：$\chi^2=5.98$，$P=0.43>0.05$，$\beta=0<50\%$，根据数据可知无异质性。荟萃分析示 $RR=1.21$，95%CI（1.05～1.19），$Z=3.62$（$P=0.0003<0.05$）。结果：特殊针刺治疗与传统/常规针刺治疗紧张型头痛，两组比较差异有统计学意义，且特殊针刺疗效优于传统/常规针刺。

（3）发表偏倚检测

本研究应用 Egger 检验法对发表偏倚进行检验：西药组 $P=0.264>0.05$，提示无发表偏倚；传统/常规针刺组 $P=0.012<0.05$，提示有发表偏倚。

6. VAS 评分

以纳入研究的对照组为西药或传统/常规针刺，将纳入研究分成两组进行检验。J.B.Guerreiro da Silva 研究中使用的疼痛数字分级与 VAS 评分对疼痛强度界定范围均为 0～10，且均由患者主观进行评价，故本研究认为 2 种结局类似，可以合并。尤阳和郝晓博研究中使用的数字分级结局均为改良后的评分标准，与数字分级标准有很大出入，且尤阳的研究中已使用 VAS 评分，故郝晓博的研究不能合并纳入。郭楠楠等的研究中，以柱状图形式报道 VAS 评分，且图中数据为乱码。本研究已通过邮件联系作者,以期获取具体研究数据,但始终无人回复,故将此篇文献排除,最终将9篇判定为以VAS评分为结局的研究,分为西药组与传统/常规针刺组。9篇研究均列出了VAS治疗前后的均数、标准差,故可根据公式计算差值标准差。

(1)西药组

异质性检验:$\chi^2=12.25$,$P=0.02$,$I^2=67\%$,数据显示有异质性,用随机效应模型,需要分析异质性来源。根据对照组干预方式进行分析后,发现1篇偏倚较大研究,该研究的对照组只举例种类但未明确说明使用哪项药物作为对照,故剔除。其余4项研究均明确说明使用的药物名称。再次进行异质性检验:$\chi^2=2.26$,$P=0.52>0.05$,$I^2=0\%<50\%$,根据数据可知无异质性。荟萃分析示SMD=0.64,95%CI(0.37~0.91),$Z=4.61$($P<0.00001$),根据数据结果表明,在降低头痛程度上,针刺效果优于西药。

(2)传统/常规针刺组

异质性检验:$\chi^2=7.45$,$P=0.11>0.05$,$I^2=46<50\%$,根据数据可知研究异质性较小。荟萃分析示SMD=0.33,95%CI(0.10~0.56),$Z=2.77$($P=0.006<0.05$),表明特殊针刺治疗与传统/常规针刺治疗治疗紧张型头痛,差异有统计学意义,特殊针刺降低紧张型头痛的头痛程度优于传统/常规针刺。

(3)发表偏倚检测

本研究应用Egger检验法来对发表偏倚进行检验。VAS评分:西药组$P=0.943>0.05$,可知无发表偏倚;传统/常规针刺组$P=0.633>0.05$,表示无发表偏倚。

(三)讨论

紧张型头痛是常见的神经系统疾病,其特征是轻度至中度、双侧压迫性、束带状或紧绷性的反复头痛,常规体力活动不会使其加重。紧张型头痛的中医证候以肝阳上亢证、瘀阻脑络证、痰蒙清窍证、气血两虚证较为多见。有研究报道,我国原发性头痛发病率高达23.8%,紧张型头痛发病率为15.6%~25.7%,终生患病率为46%,而医学生患病率为18%,头痛的高发人群正逐渐年轻化。因此,需加大对紧张型头痛的关注。针灸治疗紧张型头痛的研究尚未将临床经验转化为高质量的科研成果,故在国际领域的影响力不足。

本文通过 Revman 5.3 软件分析，提示针刺治疗紧张型头痛的疗效与安全性均较西药更好，且特殊针刺手法较传统/常规针刺疗效更好，针刺治疗紧张型头痛有很大发展空间。本研究的结果与 2018 年 2 篇紧张型头痛荟萃分析大体一致。

1. 针刺与西药的疗效与安全性对比

通过对比针刺与西药治疗紧张型头痛的疗效，从统计学角度说明针刺治疗紧张型头痛的有效性远高于西药。如镇痛的短期与长期疗效方面，郑凤娥研究显示，在治疗 2 个疗程与 4 个疗程后 2 个时间节点上，针刺组 VAS 评分均优于西药组，两组差异均具有统计学意义，且治疗 4 个疗程后的差异更显著。可见，针刺治疗紧张型头痛的短期与长期疗效皆优于西药。

有研究表明，紧张型头痛与精神共病之间存在关联，而精神共病与睡眠障碍密切相关，故紧张型头痛与睡眠障碍有关，包括失眠、睡眠质量差、白天过度嗜睡、睡眠不足和轮班工作等可致紧张型头痛或由紧张型头痛导致上述症状。尤阳研究表明，药物组患者在神经系统及消化系统方面出现不良反应，如嗜睡、乏力、失眠、焦虑等。并强调药物存在依赖性，可诱发反跳性头痛。由此可见，西药在治疗紧张型头痛时，止痛的同时可能会导致再次诱发头痛的不良反应。而针刺的不良反应仅在文献中提及，可能因施针者操作不娴熟而致插入点瘀伤。同时，该研究还报道孕妇在针刺治疗中并未出现任何不良反应，且对婴儿出生后的体重、发育也未见不良影响；与药物组对比，因针刺组使用药物更少，孕妇在情绪与睡眠方面的改善较药物组更大。

有研究表明，50% 以上的紧张型头痛患者常伴有不同程度的焦虑、抑郁等情绪障碍，情绪障碍又可诱发或加重紧张型头痛，形成恶性循环，临床治疗显得尤为棘手，故治疗紧张型头痛需考虑抑郁与焦虑两大因素。周立华研究报道了汉密尔顿抑郁量表评分与汉密尔顿焦虑量表评分的结局，结果表明，针刺组积分改善更明显，而西药组改善不大。可见，针刺不仅能解决头痛问题，在改善患者情绪方面有更显著的疗效。而西药在疼痛及情绪方面的改善均不如针刺，甚至有时会加重患者焦虑与抑郁情绪，从而加重疼痛。

2. 特殊针刺与传统/常规针刺的疗效对比

在各种特殊针刺与传统/常规针刺的研究中，也证实了相对于传统/常规针刺，各种特殊针刺方法在治疗紧张型头痛上更有效果。于方圆研究结果表明，在治疗 2 个疗程时，平衡针刺组的总有效率显著优于常规针刺组，可见平衡针作为一种特殊针刺法，在治疗紧张型头痛上比传统/常规针刺显效更快。赵婧男与宣雅波等的研究均对受试者进行了随访。赵婧男研究结果表明，治疗组与针刺对照组1个月后的随访期疗效都很稳定，总有效率指标评价均未下降；宣雅波研究结果表明，平衡针组治疗效果优于同时间点的传统针刺组，且两组12周后随访期疗效稳定。由此可见，针刺治疗结束后的长期疗效稳定。而且，以平衡针为代表的特殊针刺手法，长期疗效优于传统/常规针刺。可见，针刺治疗紧张型头痛有很大优势。同时，如平衡针、帽状腱膜针刺、调神针刺、头针、电针等新型针刺方法已得到应用，在手法与选穴上，相比传统选穴与手法有很大拓展。综合13项研究，可见针刺治疗紧张型头痛在疗效与安全性上的优势，以及针刺选穴组合之丰富、针刺手法之多样，都值得继续研究与探索。故本研究根据纳入研究的取穴特征，拟定了一套针刺治疗紧张型头痛选穴组合为百会、印堂、太阳（双侧）、头维（双侧）、足三里（双侧）、合谷（双侧）、太冲（双侧）、内关（双侧）、神门（双侧）、风池（双侧）、四神聪。

　　3. 纳入研究存在的不足与偏倚

　　本次研究纳入的2018年后发表的论文，仍采用2004年国家头痛协会头痛分类委员会制定的ICHD第2版指南作为纳入标准，未参考最新版指南。同时，纳入的所有研究均未对紧张型头痛作出分型。在2018年IHS制定的ICHD第3版指南中，将紧张型头痛分为偶发性紧张型头痛、频发性紧张型头痛、慢性紧张型头痛及很可能的紧张型头痛。而这4种分型又均分为伴颅周压痛型与不伴颅周压痛型。且指南认为，手法触诊产生的颅周压痛增加是紧张型头痛最有特征性意义的异常表现，与头痛程度与频率相关，最具病理生理学价值。但所有纳入的研究均未将受试者做区分，这可能是导致研究出现偏倚的原因之一。因为，针对颅周型与非颅周型的紧张型头痛，应采取不同思路的选穴方法。颅周型应以局部阿是穴或头针为主要治疗，而非颅周型更应考虑远端取穴，以调神为主。具体选穴方法与治疗还有待更多研究去证实。多数研究的疗效评价指标以VAS评分为主要结局，未采用或未重视国际通用的头痛发作频率，即头痛发作次数与天数增减作为评价指标；少数研究制作了头痛积分量表，将发作频率作为量表中的一项内容进行评分，量表还包括头痛程度、持续时间、伴随症状，但仍更重视头痛程度的改善，而忽略了头痛发作频率的改善。可见，临床有效率、头痛程度、头痛持续时间、头痛发作次数、头痛伴随症状是现有临床研究关注较多的结局指标，缺乏具有中医药特色的评价指标，且在精神心理、行为特征、生活质量等方面关注较少。

此外，纳入的各种特殊针刺与传统/常规针刺研究在对照组选穴上存在一定程度的差异，无统一的公认标准。仅有3篇文章以《针灸学》为参考进行取穴，其他研究皆未阐明或以旧版本教材为依据取穴。这可能是纳入研究产生异质性的又一原因。

4. 盲法与文献质量评价

对于纳入的研究均未采用受试者与施治者盲法的问题，因针刺试验的限制，很难对受试者与施治者施盲。故使用 Jadad 质量评价进行评分时，所有纳入研究在盲法评分上均未得分。仅3篇文献评分 ≤ 3，其余皆 > 3分。总体而言，文献质量中等。

为实施针刺试验的盲法，国际上曾使用多种类型的假针灸，但假针灸存在一个严重的问题，有证据表明针头插入甚至皮肤接触均会产生特定的效果。所以，可考虑用改变选穴组合的方式来代替假针刺。本研究为解决盲法问题，初步拟定一项双盲实验方案，仅限于以传统/常规针刺为对照组且治疗组为非电针疗法的试验。具体方案如下：对患者而言，若不告知其分属哪组，使用不同的选穴组合虽不会对针灸师施盲，但可成功地对患者施盲，故可仅告知受试者治疗编号而不告知其所在组别。对于施针者，可另选2名水平相当的针灸医师，只告知其选穴与操作手法及患者编号，不告知其具体研究内容，则可达到对针灸师的施盲。

5. 小结

本文得出针刺治疗紧张型头痛在疗效与安全性方面均优于西药，且特殊针刺手法相较于传统/常规针刺有更好疗效的结论。但基于讨论中的些许因素导致的文献质量问题，本研究希望今后能有更多高质量随机对照试验以供参考，并在解决针刺试验的盲法问题上有更多的可行方案，以此对本研究结果进行补充与校正，从而提高研究结果的可靠性。

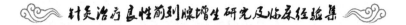

四、基于紧张型头痛国际诊断标准分型谈"针刺调态与针刺调靶"相结合治疗紧张型头痛的临床意义

（一）紧张型头痛的国际分类和诊断标准

最新版国际头痛分类：2018 年国际头痛协会头痛分类委员会发布第 3 版国际头痛疾病分类，新分类法将 TTH 分为 4 类。新分类主要是将发作性紧张型头痛（episodic tension-type headache，ETTH）按发作持续时间和次数，区分为少发性 ETTH 和频发性 ETTH。此次将 TTH 分为以下几种类型。

1. 少发性紧张型头痛

（1）描述：头痛发作不频繁，持续数分钟到数天。典型的头痛为轻到中度双侧压迫性或紧箍样头痛，不因日常体力活动而加重。不伴随恶心，但可伴随畏光或畏声。

（2）诊断标准如下。

1）平均每月发作 < 1 天（每年 < 12 天），至少发作 10 次以上并符合以下标准。

2）头痛持续 30 分钟到 7 天。

3）头痛至少符合下列 4 项中的 2 项：①双侧头痛；②性质为压迫性或紧箍样（非搏动性）；③轻或中度头痛；④日常活动如走路或爬楼梯不加重头痛。

4）符合下列全部 2 项：①无恶心或呕吐；②畏光、畏声中不超过 1 项。

5）不能用 ICHD-3 中的其他诊断更好地解释。

（3）分型包括 2 种。①伴有颅周肌肉紧张压痛的少发性紧张型头痛：发作符合少发性紧张型头痛诊断标准，手法触诊可以发现新增的颅周触痛点；②不伴有颅周肌肉紧张压痛的少发性紧张型头痛：发作符合少发性紧张型头痛诊断标准，手法触诊未发现新增的颅周触痛点。

2. 频发性紧张型头痛

（1）描述：头痛发作频繁，持续数分钟到数天。典型的头痛为轻到中度双侧压迫性或紧箍样头痛，不因日常体力活动而加重。不伴随恶心，但可伴随畏光或畏声。

（2）诊断标准如下。

1）至少发作 10 次，平均每个月有头痛的天数为 1 到 14 天，病程＞3 个月（12 天≤每年头痛天数＜180 天），同时满足以下标准。

2）头痛持续时间从 30 分钟到 7 天不等。

3）至少符合如下 4 个特征的 2 个：①部位为双侧；②性质为压迫感或紧箍感（非搏动性）；③程度为轻到中度；④日常活动如走路、上楼梯等，不会引起头痛加重。

4）满足下列 2 项：①无恶心或呕吐；②不超过畏光、畏声两项中的 1 项。

5）不能用 ICHD-3 中的其他诊断来解释。

（3）分型包含 2 种。①伴有颅周肌肉紧张压痛的频发性紧张型头痛：符合频发性紧张型头痛诊断标准，手法触诊可以发现新增的颅周触痛点；②不伴有颅周肌肉紧张压痛的频发性紧张型头痛：符合频发性紧张型头痛诊断标准，手法触诊无新增的颅周触痛点。

3. 慢性紧张型头痛

（1）描述：从频发性紧张型头痛进展而来，每天或非常频繁发作的头痛，典型的头痛为轻到中度双侧压迫性或紧箍样头痛，时间持续几小时到几天或不间断。头痛不因日常体力活动而加重。不伴随恶心，但可伴随畏光或畏声。

（2）诊断标准如下。

1）平均每个月有头痛的天数≥15，病程＞3 个月（每年头痛天≥180 天），同时满足以下标准。

2）头痛持续时间从数小时到数天，或持续不间断。

3）至少符合如下 4 个特征的 2 个：①部位为双侧；②性质为压迫感或紧箍样（非搏动性）；③程度为轻到中度；④日常活动如走路、上楼梯等，不会引起头痛加重。

4）满足下列 2 项：①不超过畏光、畏声、轻度恶心中的 1 项；②无中度或重度的恶心，无呕吐。

5）不能用 ICHD-3 中的其他诊断来解释。

（3）分型包含 2 种。①伴有颅周肌肉紧张压痛的慢性紧张型头痛：符合慢性紧张型头痛诊断标准，手法触诊可以发现新增的颅周触痛点；②不伴有颅周肌肉紧张压痛的慢性紧张型头痛：符合慢性紧张型头痛诊断标准，手法触诊无新增的颅周触痛点。

4.可能紧张型头痛

包括上述 3 种头痛：可能少发性紧张型头痛；可能频发性紧张型头痛；可能慢性紧张型头痛。

5.紧张型头痛分类分型特点

上述 4 个分类都有一个特点，即再区分 2 个亚型。

（1）伴有颅周肌肉紧张压痛的慢性紧张型头痛：符合慢性紧张型头痛诊断标准，手法触诊可以发现新增的颅周触痛点。

（2）不伴有颅周肌肉紧张压痛的慢性紧张型头痛：符合慢性紧张型头痛诊断标准，手法触诊无新增的颅周触痛点。

医师往往对紧张型头痛在 ICHD 中的分型并未加以区分，便采用了某一治疗方法。由于针灸治疗的特殊性，需要将 2 个亚型分别辨证论治。

6.颅周肌肉的触痛点与激痛点

（1）额枕肌压痛点与激痛点：额肌压痛点常位于额枕肌起点眉上或额肌肌腹，额肌肌腹内的激痛点引发的疼痛向上扩散，到达同侧额区，引传痛仅限于肌肉局部；枕肌压痛点常位于额枕肌止点枕部或枕肌肌腹，枕肌肌腹内的激痛点向前外侧传导疼痛，蔓延到头后，并穿过颅骨在眶区引起深部的剧痛。

（2）颞肌压痛点与激痛点：颞肌压痛点常位于颞肌止点头侧或颞肌肌腹，颞肌肌腹内激痛点常位于耳朵上方，横向走行，向前延伸至眼眶后方，可以导致头部前面和侧面的疼痛、颞区部位的疼痛，偶尔可扪及动脉搏动感。

（3）枕下肌压痛点与激痛点：枕下肌压痛点在枕下肌起止点枕部颅骨上下部位，枕下肌激痛点常出现在头下斜肌和头后大直肌中，激痛点容易导致弥散性头痛，并从脑后延伸至眼睛和前额，感觉整个半边头痛。

（二）中医对紧张型头痛的认识

1.头痛的病因病机

中医学上没有紧张型头痛的病名，紧张型头痛属于中医"头风""首风"范畴，2000 多年前中医理论奠基之作《黄帝内经》最早论述了头痛的病因、临床症状。《素问·风论》记载："新沐中风，则为首风""首风之状，头面多汗，恶风。"《素问·骨空论》载："风者百病之始也……风从外入，令人振寒，汗出，头痛。"《素问·奇病论》曰："当有所犯大寒，内至骨髓，髓者以脑为主，脑逆故令头痛。"因风为百病之长，风邪上受犯头，寒主收引，风寒之邪上犯袭头则头痛、紧痛为主。《素问·方盛衰论》载："气上不下，头痛癫疾，求阳不得，求阴不审。"这是上实下虚、阴阳失调，致头痛癫疾发作。古代典籍中记载的病因主要包括外感和内伤两方面。内伤正虚为本，外邪侵袭为标，经络不通，气血不畅，头窍失荣，阴阳失调，是头痛的主要病因病机。

2. 头痛的经脉经筋循行与病候

《灵枢·经脉》记载："胃足阳明之脉……上耳前，过客主人，循发际，至额颅……膀胱足太阳之脉，起于目内眦，上额交巅；其支者，从巅至耳上角；其直者，从巅入络脑，还出别下项……是动则病冲头痛……脊痛……是主筋所生病者……头额痛。小肠手太阳之脉……其支者，从缺盆循颈，上颊，至目锐眦，却入耳中。肝足厥阴之脉……上入颃颡，连目系，上出额，与督脉会于巅。胆足少阳之脉，起于目锐眦，上抵头角，下耳后，循颈……其支者，从耳后入耳中，出走耳前，至目锐眦后……是主骨所生病者，头痛，目锐眦痛。三焦手少阳之脉……上项，系耳后直上，出耳上角……其支者，从耳后至耳中，出走耳前，过客主人前，交颊，至目锐眦……是主气所生病者，汗出，目锐眦痛，颊痛。"

《灵枢·经筋》记载："足太阳之筋……上挟脊上项，其支者……结于枕骨……上结于完骨。手太阳之筋……结于耳后完骨；其支者，入耳中；直者，出耳上，下结于颔，上属目外眦……本支者上曲牙，循耳前，属目外眦，上颔，结于角。足少阳经筋……出太阳之前，循耳后。上额角，交巅上，支者，结于目眦为外维。手少阳之筋……其支者上曲牙，循耳前，属目外眦，上乘颔，结于角。"

3. 头痛的治疗法则

（1）"以经取之""针刺调态"。《灵枢·经脉》记载："三焦手少阳之脉，起于小指次指之端……是主气所生病者，汗出，目锐眦痛，颊痛，耳后、肩、臑、肘、臂外皆痛，小指次指不用。为此诸病，盛则泻之，虚则补之，热则疾之，寒则留之，陷下则灸之，不盛不虚，以经取之。"是气所生病者出现头痛等症状，选经取穴，补虚泻实，驱寒清热，发挥针灸调虚实，通经络即"以经取之，针刺调态"的治疗作用。

（2）"以痛为输""针刺调靶"。《灵枢·经筋》载："手少阳之筋……其支者上曲牙，循耳前，属目外眦，上乘颔，结于角。……其痛当所过者支转筋，治在燔针劫刺，以知为数，以痛为输。"是筋所生病者出现头痛等症状，其痛当所过经筋者支转筋，通过明确经筋病变部位，取病痛病灶部位，"以知为数""以痛为输"，发挥针灸"解结"、通经络即"以痛为输，针刺调靶"的治疗作用。

（三）不伴有颅周肌肉紧张压痛的紧张型头痛的针灸治疗

1. "以经取之"，源于经络的生理功能

《灵枢·海论》曰："夫十二经脉者，内属于脏腑，外络于肢节。"人体的生命活动是以五脏为中心，配合六腑，通过经络运行气血和传导作用，联结全身皮肉、筋骨、五官九窍等组织器官，共同组成一个有机的整体。人体的五脏六腑、四肢百骸、五官孔窍、皮毛筋骨等，虽各有不同的生理功能，但又处在一个统一的整体之中，保持着统一协调的功能，而维持着这些功能活动的平衡和协调，则主要依赖于经络的作用。人体内部的经络联系，不仅体现在脏腑表里络属的关系上，即使在五脏之间、六腑之间，均有各道经脉相互贯通，构成纵横交错的内在联系。

《灵枢·本藏》曰："经脉者，所以行血气而营阴阳，濡筋骨利关节者也……血和则经脉流利，营复阴阳，筋骨劲强，关节清利矣"，说明经脉又是气血循行的通路，人体五脏六腑、内外上下各组织均需要气血的濡养灌溉，以维持正常的生理功能，而气血所能够通达全身，必须依赖经脉的传注，经络运行气血，"内溉脏腑，外濡腠理"。王冰谈到经脉时说"守经隧"："隧，潜道也，经脉伏行而不见，故之经隧也。血气者人之神，邪侵之则血气不正，血气不正故变化而百病乃生矣。然经脉者，所以决死生，处百病，调虚实，故守经隧焉。"《内经》之所以强调"守经隧"的重要性，这与经络的生理功能是息息相关的，所以，"以经取之""针刺调态"，源于经络的生理功能。

2. "以经取之"，基于经络的病理变化

《素问·离合真邪论》曰："真气者，经气也。"经络的功能活动即为经气，经气源于原气，是经络系统的核心。经气的强弱是疾病发生与否的关键，经气强盛之人，抵抗能力较强，病邪是难以侵入的，经气虚弱的人，抵抗力下降，病邪就极易干及,《内经》曰:"正气存内,邪不可干""邪之所凑,其气必虚。"由此可见,"以经取之"主要是调整经络之气的偏盛偏衰,以提高人体的抗病能力,达到战胜疾病的目的。"以经取之",无论从预防还是治疗疾病上讲,它与经络的病理变化是密切相关的。归纳经络的病理有以下3点:

(1)经络虚实:经络虚衰,常指经络及其络属脏腑中营卫气血津液不足,不能濡润温养所联系的脏腑组织,以致功能活动低下,当升不升,当降不降,当化行不能化行而引起的病变;经气偏盛,常指其功能太过,生克反常则为病。无论是经络之气的偏盛与虚衰,都会导致经气的运行失常,引起表里出入、上下升降的变化,而出现一系列相关的病证。"以经取之"在于调节经络之气的偏盛偏衰,偏衰者宜补其不足,偏盛者当泻其有余,即《内经》所言"实者泻之,虚者补之"。

(2)经络运行失常:经络运行失常包括经气运行逆乱和郁滞不畅两个方面。经气运行逆乱,是指经脉中气血的升降反常,导致气血上逆与下陷引起的病变。经络郁滞不畅,多是由于各种原因所致经络之气不畅,以致脏腑组织器官气机郁滞,营卫气血运行不利而为病。无论是经络运行逆乱和郁滞不畅,均与寒热进退的相互转化,正虚邪实的相互交错,气血阴阳的相互失调有关。因此,"以经取之"在于保持经络之气的运行畅通,正如《素问·至真要大论》所言:"谨守病机,各司其属,有者求之,无者求之,盛者责之,虚者补之。必先五脏,疏其血气,令其调达,而致和平。"疏通脏腑经络之气,使之通畅条达,以达到"阴平阳秘,精神乃治"的目的。

(3)经络终竭:经络终竭是指经络虚衰,偏盛,逆乱和郁滞等病机进一步发展的结局。中医学认为,人体的皮毛,筋骨、肌肉等各部分组织之所以能不断地生成,维持其正常的活力,都是依靠内部脏器的给养,在给养过程中,又完全需要经络之气的输注,故当脏器有了病变发展到严重阶段时,就会导致经气的耗竭,对各部分营养供给,就陷于停顿状态,而出现濒死的症状。但是由于人体个体差异,病因不一,病程长短及各经气血多少和循行部位不同,故其终竭的证候和时间各有特点。"以经取之"就是要注意和掌握经络之气终竭的证候表现,认识病机发展的状况,以判断疾病的预后,分析疾病的严重程度,及时采取措施,杜绝经络之气的终竭。

3."以经取之"的基本原则是调节经脉虚实阴阳平衡状态即本于"针刺调态"

经络生理功能是联系人体内外上下与运行气血，濡养脏腑；病理变化为经络之气的偏盛偏衰，经气的逆乱和郁滞，以及经气的终竭等。中医认为，阴阳的平衡是维持人体功能活动的基本条件，疾病是阴阳动态平衡的失调，阴阳的偏盛偏衰是疾病发生的根本原因，人体生命的结束，是阴阳离决的结果。尽管病有千变万化，并有内、外、妇、儿之分，在经在络之异，归根到底，都可以用经脉虚实阴阳失调这一基本病机加以概括，因此调节经脉虚实阴阳平衡状态是经络疾病最基本的治疗原则，这便是《内经》"以经取之"的实质所在。正如《灵枢·官针》所言："故用针者，不知年之所加，气之盛衰，虚实之所起，不可以为工也。"

（1）"以经取之""审于调气"。《灵枢·官针》记载："黄帝曰：用针之理，必知形气之所在，左右上下阴阳表里，血气多少，行之逆顺，出入之合，谋伐有过，知解结，知补虚泻实，上下气门，明通于四海，审其所在，寒热淋露，以输异处，审于调气，明于经隧。左右肢络，尽知其会，寒与热争，能合而调之，虚与实邻，知决而通之，左右不调，把而行之，明于逆顺，乃知可治。"这说明经脉是气血运行之通路，经脉通畅的情况下，运行气血畅达，阴阳协调，而致平和。在病变时，外邪侵袭，气血失调，百病乃变化乃生。经络之气即经气是经络系统的核心，因此，应"审于调气""明于经隧""以经取之"。

（2）"以经取之"，选经择穴。《灵枢·厥病》所载："厥头痛，面若肿起而烦心，取之足阳明太阴。厥头痛，头脉痛……后调足厥阴。厥头痛，贞贞头痛而重……先取手少阴，后取足少阴。厥头痛……后取足太阴……头半寒痛，先取手少阳阳明，后取足少阳阳明"，说明厥头痛针刺选足阳明胃经、足少阳胆经、手阳明大肠经、手少阳三焦经、手少阴心经、足太阴脾经、足厥阴肝经、足少阴肾经为主。

头痛如何择穴？《灵枢·官针》记载："凡刺有九，以应九变。一曰俞刺，俞刺者，刺诸经荥俞脏俞也；二曰远道刺，远道刺者，病在上，取之下，刺腑俞也；三曰经刺，经刺者，刺大经之结络经分也"，说明头痛，病在上，取之下，取四肢腹背远道经穴经分，如五腧穴、背俞穴、腹募穴等。

（3）"以经取之""游针于穴"。《素问·阴阳应象大论》言："余闻上古圣人，论理人形，列别脏腑，端络经脉，会通六合，各从其经；气穴所发，各有处名；溪谷属骨，皆有所起；分部逆从，各有条理，四时阴阳，尽有经纪，外内之应，皆有表里。"《素问·气穴论》言："帝曰：余已知气穴之处，游针之居，愿闻孙络溪谷，亦有所应乎？岐伯曰：孙络三百六十五穴会，亦以应一岁，以溢奇邪，以通荣卫，荣卫稽留，卫散荣溢，气竭血着，外为发热，内为少气。疾泻无怠，以通荣卫，见而泻之，无问所会。帝曰：善。愿闻溪谷之会也。岐伯曰：肉之大会为谷，肉之小会为溪。肉分之间，溪谷之会，以行荣卫，以会大气……溪谷三百六十五穴会，亦应一岁。其小痹淫溢，循脉往来，微针所及，与法相同。"

《素问·五脏生成》言："人有大谷十二分，小溪三百五十四名，少十二俞，此皆卫气之所留止，邪气之所客也，针石缘而去之"，说明"以经取之""游针于穴"，取十二经脉经分上的腧穴。

（4）"以经取之""《灵枢》经脉针刺深度"。《灵枢·经水》记载："黄帝问于岐伯曰：经脉十二者，外合于十二经水，而内属于五脏六腑。夫十二经水者，其有大小、深浅、广狭、远近各不同；五脏六腑之高下、大小、受谷之多少亦不等，相应奈何？夫经水者，受水而行之；五脏者，合神气魂魄而藏之；六腑者，受谷而行之，受气而扬之；经脉者受血而营之。合而以治，奈何？刺之深浅，灸之壮数，可得闻乎？……其藏之坚脆，腑之大小谷之多才，脉之长短，血之清浊，气之多少，十二经之多血少气，与其少血多气，与其皆多血气，与其皆少血气，皆有大数。其治以针艾，各调其经气，固其常有合乎……黄帝曰：夫经水之应经脉也，其远近浅深，水血之多少，各不同，合而以刺之奈何？岐伯答曰：足阳明，五脏六腑之海也，其脉大，血多气盛，热壮，刺此者不深勿散，不留不泻也。足阳明刺深六分，留十呼。足太阳深五分，留七呼。足少阳深四分，留五呼。足太阴深三分，留四呼。足少阴深二分，留三呼。足厥阴深一分，留二呼。手之阴阳，其受气之道近，其气之来疾，其刺深者皆无过二分，其留，皆无过一呼。其少长、大小肥瘦，以心撩之，命曰法天之常，灸之亦然。灸而过此者，得恶火则骨枯脉涩，刺而过此者，则脱气。黄帝曰：夫经脉之大小血之多少，肤之厚薄，肉之坚脆及腘之大小，可为量度乎？岐伯答曰：其可为量度者，取其中度也。不甚脱肉，而血气不衰也。若夫度之人，瘦而形肉脱者，恶可以量度刺乎。审切循扪按，视其寒温盛衰而调之，是谓因适而为之真也。"

上文说明经脉的针刺深度与脉之大小、血之多寡、气之盛衰、热之壮少及经脉受气之道的远近、经气之来的疾缓等因素有关；规定了可度量的中等身材、肥瘦适中和气血充盈不衰之人足六经最深刺六分，手六经最深刺二分；同时指出经脉的针刺深度，可根据患者的年龄、身材、体形等具体情况，"以心撩之"。这说明在定量经脉针刺深度时，应与人体高矮肥瘦相适应，这种因人而异的经脉针刺深度是一种极为科学的方法。

不伴有颅周肌肉紧张压痛的紧张型头痛，由于患者工作压力大，长期疲劳，伤精耗气，经络虚衰，脉络空虚，易致邪侵，经脉气血不畅，气血营卫失和而致头痛，当疏通脏腑经络之气，"以经取穴""审于调气"，刺诸经荣俞脏俞，"游针于穴""《灵枢》经脉针刺深度针法""欲以微针通其经脉，调其血气，荣其逆顺出入之会"。补虚泻实，调节经脉虚实阴阳平衡状态即"针刺调态"，使之通畅条达，以达到"阴平阳秘，精神乃治"，治疗头痛的目的。不伴有颅周肌肉紧张压痛的紧张型头痛主穴与配穴针刺深度与角度可以选择采用表10-5、表10-6方案。

表10-5　不伴有颅周肌肉紧张压痛的紧张型头痛的针刺治疗（主穴）方案

处方穴位	单双侧	行针数	深度（分）与角度
百会	单侧	1	2～3分，平刺
印堂	单侧	1	2～3分，平刺
头维	双侧	2	2～3分，平刺
太阳	双侧	2	2～3分，平刺
风池	双侧	2	2～3分，直刺
合谷	双侧	2	1～2分，直刺
足三里	双侧	2	5～6分，直刺
太冲	双侧	2	1～2分，直刺

表 10-6　不伴有颅周肌肉紧张压痛的紧张型头痛的针刺治疗（配穴）方案

头痛部位	头痛部位循经	穴位（局部）	深度（分）与角度	穴位（远端）	深度（分）与角度
前头痛、额头痛、上睛痛	阳明经头痛	上星 阳白	2~3分，平刺 2~3分，平刺	二间 内庭	1~2分，直刺 5~6分，直刺
侧头痛、太阳穴周围痛	少阳经头痛	率谷 角孙	2~3分，平刺 2~3分，平刺	中渚 足临泣	1~2分，直刺 3~4分，直刺
后头痛、枕部疼痛	太阳经头痛	玉枕 天柱	2~3分，平刺 2-3平刺	后溪 束骨	1~2分，直刺 4~5分，直刺
颠顶痛	厥阴经头痛	四神聪	2~3分，平刺	内关 三阴交	1~2分，直刺 2~3分，直刺

（四）伴有颅周肌肉紧张压痛的紧张型头痛的针刺治疗

1."以知为数"，源于经筋的生理功能

"筋"不仅指"肉"，还包括包裹肉的外膜；不仅是躯体之膜，还包括内脏之膜。"筋膜""膜筋""肉育"皆指躯体的筋之膜，相当于现代解剖学的肌外筋膜，即杨上善所说"膜肉之筋"；内脏的筋膜曰"育膜"，包括包膜、隔膜、系膜、韧带等。也就是说，中医经筋理论的"筋"以肌肉与其包膜为一体。正如王冰对"筋"的结构与功能高度概括所言："维结束络，筋之体也，纵卷舒，筋之用也。"所说筋之体"维结束络"指肌肉及其附着结构的特征，筋之用"纵卷舒"是指肌肉的舒缩功能。人体的舒缩功能与正常人体功能活动密切相关，即"以知为数"，源于对人体经筋生理功能的认识。

2."以痛为输"，基于经筋病变的病因病机

《灵枢·经筋》所载："经筋之病，寒则反折筋急，热则筋弛纵不收，阴痿不用。阳急则反折，阴急则俯不伸。"筋病的病因有寒有热，表现为筋急和筋纵的不同类型，但经筋病候以中寒筋急的病候和躯体筋急的病证为主。

《素问·气穴论》曰："积寒留舍，荣卫不居，卷肉缩筋，肋肘不得伸，内为骨痹，外为不仁，命曰不足，大寒留于溪谷也"，说明大寒留于分肉溪谷之间，气血不能行于其间而致筋急，此与痹痛的病因病机相通。正如《灵枢·周

痹》言："风寒湿气客于外分肉之间，迫切而为沫，沫得寒则聚，聚则排分肉而分裂也，分裂则痛。"即"以痛为输"，基于经筋的病因病机，症见人体舒缩功能障碍、活动受限、寒凝疼痛等。

3. "以痛为输"的基本原则是"针至病所"即"针刺调靶"

（1）"以痛为输""本于调靶"。《灵枢·始终》所言："手屈而不伸者，其病在筋；伸而不屈者，其病在骨。在骨守骨，在筋守筋。"经筋病变，在筋守筋。伴有颅周肌肉紧张压痛的紧张型头痛，如头痛部位明确，压痛点或激痛点固定，针刺病所"痛点""本于调靶"即"针刺调靶"，针至病变经筋"针刺调筋"。正如《灵枢·官能》所说："阴阳不奇，故知起时，审于本末，察其寒热，得邪所在，万刺不殆。"

（2）"以痛为输""取以经筋"。伴有颅周肌肉紧张压痛的紧张型头痛，如头痛部位明确，但压痛点或激痛点不明确不固定，若疼痛部位在头侧部颞肌，在头前额部、头顶部或头后枕部额枕肌，针刺病所病变经筋，"取以经筋"，针刺至所患肌肉的起止点"针刺调筋"，松解颅周肌肉紧张。

（3）"以痛为输"，刺分肉间。《素问·长刺节论》记载："病在筋，筋挛节痛，不可以行，名曰筋痹。刺筋上为故，刺分肉间"，说明筋病筋痹刺筋上，但刺分肉间，不能直接刺中或刺穿经筋，会刺伤经筋。正如《灵枢·官针》所载"分刺""关刺""合谷刺""恢刺"："凡刺有九，以应九变……五曰分刺，分刺者，刺分肉之间也……凡刺有十二节，以应十二经……三曰恢刺，恢刺者，直刺傍之，举之前后，恢筋急，以治筋痹也……凡刺有五，以应五脏……三曰关刺，关刺者，直刺左右尽筋上，以取筋痹，慎无出血，此肝之应也；四曰合谷刺，合谷刺者，左右鸡足，针于分肉之间，以取肌痹，此脾之应也。"这些都是刺于筋上旁边或经筋分肉之间的"刺分肉间""调筋针法"。

（4）"以痛为输"，取以毫针。《灵枢·官针》载："病痹气痛而不去者，取以毫针……凡刺有十二节，以应十二经……四曰齐刺，齐刺者，直入一，傍入二，以治寒气小深者；或曰三刺，三刺者，治痹气小深者也。五曰扬刺，扬刺者，正内一，傍内四，而浮之，以治寒气之博大者也。六曰直针刺，直针刺者，引皮乃刺之，以治寒气之浅者也。七曰输针，输刺者，直入直出，稀发针而深之，以治气盛而热者也……九曰浮刺，浮刺者，傍入而浮之，以治肌急而寒者也……十一曰傍针刺，傍针刺者，直刺傍刺各一，以治留痹久居者也。"这些都是多针"针刺调筋",或浅刺或深刺,但不能针刺伤筋。

正是基于"风寒湿气客于外分肉之间,聚沫则为痛"这一筋病筋痹的主要病机,刺分肉之间的"分刺针法"成为治疗筋病筋痹的主要法则。筋病筋痹的取穴"以痛为输",本质是"刺筋旁筋间"而"针至病所"即"针刺调靶",根本目的在于"针刺调筋",筋病筋痹刺法中发展出刺筋分间的诸多刺法,切勿针刺伤筋。对于伴有颅周肌肉紧张压痛的紧张型头痛,也是属于"筋病筋痹",应"以痛为输""针至病所",刺分肉间,"针刺调靶",达到治疗头痛的目的。伴有颅周肌肉紧张压痛的紧张型头痛针刺治疗,可以选择采用表 10-7 方案为主,表 10-5 与表 10-6 方案可以酌情结合选用。

表 10-7　伴有颅周肌肉紧张压痛的紧张型头痛的针刺治疗方案

头痛部位	头痛部位循经	穴位（局部）	深度（分）与角度	针刺方法
头痛部位痛点固定		以痛为输阿是穴	2~3分,平刺	分刺、合谷刺、直针刺、傍针刺、齐刺、扬刺、关刺、输刺、浮刺
头痛部位肌肉紧张	头痛部位经筋	肌肉起止点	2~3分,平刺	分刺、合谷刺、直针刺、傍针刺、齐刺、扬刺、关刺、输刺、浮刺

（五）展望

在 2018 年 IHS 头痛分类委员会制定的 ICHD-3 指南中,将 TTH 分为"少发性 TTH""频发性 TTH""慢性 TTH""很可能的 TTH"。而这 4 种分型又都分为伴有颅周肌肉紧张压痛的紧张型头痛与不伴有颅周肌肉紧张压痛的紧张型头痛。且指南认为"手法触诊产生的颅周压痛增加是紧张型头痛最有特征性意义的异常表现,与头痛程度与频率相关,最具病理生理学价值"。但是,目前国内所有有关紧张型头痛的针灸文献都未将受试者做区分治疗,这样就会出现"理、法、方、穴、术"辨证论治不合拍,这是导致研究出现偏倚的可能原因之一。因为,针对伴有颅周型与不伴有颅周型的紧张型头痛,应采取不同的治疗思路选经用穴。

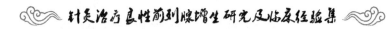

肌肉结节是肌肉上出现的微小结块一样的结构，并可能伴有压痛。肌肉结节也被称作肌筋膜激痛点（myofascial trigger points，MTrPs），是在骨骼肌纤维中可触及的紧张性索条上易激惹的点，触压时有疼痛并可伴有远处牵涉痛。MTrPs 的常见原因包括肌肉慢性损害、劳损或长期姿势不良所引起的长时间的肌肉紧张或情感压抑。MTrPs 是紧张型头痛发病的重要机制，研究发现，TTH 患者与健康人相比，具有更多的活动性 MTrPs。紧张型头痛起源于肌肉，外周和中枢敏化在其发展和慢性化中起至关重要的作用。无论是慢性 TTH 还是频发性 TTH，相关的 MTrPs 主要分布于颞肌、额枕肌等颅周肌肉，可有压痛，症状多位于双侧，常伴头部紧箍样。压痛点或激痛点触诊是重要的伴颅周肌痛检查方法，对头痛诊断治疗非常有效。针对压痛点或激痛点治疗就是中医所说的"以痛为输""阿是穴"即"阿是穴疗法"。如头痛部位明确，但压痛点或激痛点不明确不固定，可以针对性地针刺患部肌肉起止点，松解患肌紧张，治疗头痛。伴有颅周型紧张型头痛针刺局部阿是穴或颅周肌肉，以"针刺调靶"为主，可配合头部腧穴或远端循经取穴；针对不伴有颅周型紧张型头痛应考虑头部腧穴或远端循经取穴，以"针刺调态"为主。

五、基于现代医学"筋膜学理论"谈"三动刺筋针法"治疗肩周炎的临床意义

在筋病"筋损筋痹"的软组织损伤中，历代医家比较重视"筋坎筋粘"。随着现代医学筋膜学的兴起，"筋膜"在人体生理功能、病理变化中越来越占有独特的地位，筋膜提供身体硬组织与软组织之间的结构与功能连续体。通过对身体的其他部分进行覆盖、支持、区分、连接、分离、划分、包裹形成形状与功能，同时能够滑动，在结构之间的力学传递上起着重要作用。筋膜中流动着大量的体液，保持肌肉之间收缩时的润滑，防止肌组织之间的粘连与摩擦。但是由于外伤或者炎症所致的"筋损筋痹"，身体不同组织层间的筋膜可能会缩短，不仅"筋坎筋粘"，还会"筋皱膜褶"，无法在传递力时保持无痛、流畅的滑动互动，出现疼痛、活动受限等临床症状。所以，临床治疗"筋损筋痹"时，首先要解除受损肌肉、韧带、筋膜的"坎粘皱褶"病理状态，消除肌筋膜的异常束缚和张力，在动态中进行针刺治疗，提出"以力解力"的"三动刺

筋针法"的治疗新思路。"三动刺筋针法"不仅注重拉伸受损肌肉，更加注重对受损肌筋膜的拉伸，恢复筋膜柔韧性、弹性和滑动性的生理功能，现简述如下。

（一）筋膜的生理病理特性

1. 筋膜的生理特性

随着现代筋膜研究的兴起及深入，更新了对人体结构的认知，筋膜是继人体的循环系统、神经系统之后的第三大全身网络系统。筋膜是覆盖、连接和包围在肌肉、肌腱、骨骼、血管、器官和神经的纤维结缔组织。由细胞和大量细胞间质构成，细胞间质包括基质、细丝状的纤维和不断循环更新的组织液。筋膜提供身体硬组织与软组织之间的结构与功能连续体。它是一个无所不在的有弹性又柔软的感觉组元，通过对身体的其他部分进行覆盖、支持、区分、连接、分离、划分、包裹形成形状与功能，同时能够滑动，在结构之间的力学传递上起着重要作用。肌筋膜是指与骨骼肌相关的筋膜结缔组织，它们的本质是筋膜结构，外观像覆盖物、隔膜和连接物。人体的皮肤、脂肪层和脂肪层的网状组织都属于浅筋膜，浅筋膜中流动着大量的体液，保持肌肉之间收缩时的润滑，防止肌组织之间的粘连与摩擦，所以表层的筋膜会因为深层筋膜张力增加而紧张，包裹着肌肉的肌外膜、肌内膜，连接到两端的肌腱，到肌束膜，到连接骨关节上的骨膜，这些都属于身体的深层筋膜，这些深筋膜之间都是相互连接相互传导的，深层筋膜的感知神经更加发达，它的作用更多是用于维持肌肉的张力及力的传导，当深层筋膜出现病变，也会牵涉到表层形成浅筋膜的紧张。针刺操作与筋膜的连续性、可塑性及敏感性等特性密切相关。

筋膜的连续性即筋膜以肌内膜、肌束膜、肌外膜、肌腱和骨膜这些不间断的连接各个肌肉细胞到骨骼。当有拉伤、损伤、疾病或缺乏运动时，筋膜会以形成瘢痕及粘连的状况来反应受伤后的情形，筋膜会过度与周围的结构连接，它会黏合、限制和牵拉，筋膜变厚，导致可塑性减少。筋膜的可塑性改变会使组织软化、延长和分离，并使太硬和太密的区域变得更柔软；筋膜内的感受器和神经末梢来感觉我们的身体细微变化，覆盖和包围每个肌肉、肌肉细胞和纤维的筋膜网络具有肌肉组织本身的感觉神经受器，包括浅层和深层筋膜及其相邻的空间，具有特别密集的游离神经末梢和机械感受器。这些感觉、牵拉、剪力、振动等帮助人体感知、控制和协调自身的动作，塑造身体自我的感觉。有时撕裂或扭伤造成的疼痛通常在肌筋膜中能更加剧烈地感受到，因为筋膜疼痛与直接创伤有关，肌筋膜通常比其包覆的结构更敏感。肌筋膜的可塑性、连续性和敏感度三者相互关联密切，筋膜的可塑性与它的敏感度密切相关，筋膜的网状连续性来增强筋膜的敏感度，筋膜的连续程度与其组织的可塑性和弹性直接相关，是"三动刺筋针法"的生理基础。

2.肌筋膜的病理变化

（1）肌筋膜的病理：由于外伤或者炎症，身体不同组织层间的筋膜可能会缩短，无法在传递力时保持无痛、流畅的滑动互动，出现疼痛、活动受限。这种由于创伤或炎症突然产生不可避免的功能紊乱，被认为是一种生理或生物力学适应或者代偿。神经、肌筋膜组织收缩可能导致不同程度的活动受限，本应能够拉伸和相对滑动的筋膜层之间出现粘连导致疼痛，可能对运动功能产生损害，筋膜在内的柔顺组织变得"致密"，这包含了复杂的肌筋膜关系，改变了肌肉平衡、动作控制与本体感觉。例如，突然创伤的结构功能的错误使用，重复性动作的过度使用，不良姿势的不当使用，缺少运动的缺乏使用，或者以上情况的叠加。不管是单一情况还是多种情况，最终结果都是结构与功能性的改变，影响正常活动，导致不适或疼痛，并造成进一步改变，人体对受限进行代偿或者改变适应使用方式，临床出现各种症状。

（2）"筋膜坎粘皱褶"是筋膜主要病理变化：骨骼要运动、伸展、弯曲，这时骨骼间隙必然增大，重叠骨之间会有错动，回缩时间隙缩小或闭合。这些复杂的骨胳运动是依靠软组织的运动带动和配合的，在运动时软组织由于过伸、疲劳、痉挛、僵硬，很容易使骨与软组织的运动速度不一致，使筋膜软组织自身出槽或肌筋膜组织挤压在骨关节缝之间，可能形成"筋膜坎粘皱褶"，特别是以骨关节部位为核心，肌肉筋膜集结最易产生筋膜皱褶粘连，周围组织就会发生变化，这样的"筋膜坎粘皱褶"点，以后会重复的出现，使相关的软组织产生动态不平衡，这种不平衡的相关组织变形，形成新的"筋膜坎粘皱褶"。例如，肩背痛，是颈椎、胸椎、锁骨、肋骨与肩胛骨之间复杂的"筋膜皱褶粘连"造成的，它们之间有重叠的骨结构、相邻的骨结构，椎体本身又有着复杂的小关节，这个部位由于骨结构非常复杂，所以骨关节运动用力后，肌肉筋膜集结最易产生"筋膜坎粘皱褶"的病理变化。

（3）"筋膜坎粘皱褶"使组织气血运行不畅：触摸"筋膜坎粘皱褶"的肌筋膜组织时，可以感觉到这些组织扭曲、变形，互相挤压、互相影响，一部分是出槽绕缠在条索状组织上，一部分挤压在骨关节缝之间。病理状态的"筋膜坎粘皱褶"组织被一种"力"所束缚，这就是筋膜内压力和张力，肌肉无法正常滑动和伸缩，肌肉紧张关节就无法自由的活动。血管被具有一定弹性和张力的结缔组织肌筋膜紧密包围着。如果这些筋膜组织受伤，"筋膜坎粘皱褶"挛缩，就会对血管产生压力。血管就失去了张力和弹性，就会被挤扁挤细，造成气血运行不畅和堵塞，阻碍了正常的组织代谢，影响肌肉筋膜组织的血管和神经的传导，这些组织由于得不到气血的濡养，就会出现紧张、硬化，甚至萎缩等。所以"筋膜皱褶粘连"使组织气血运行不畅，从而出现一系列临床症状。

（二）"三动刺筋针法"的诊疗思路

1. "筋（膜）之变"，是"筋损筋痹"之机

"筋"是五体之一，《素问·五脏生成》记载："诸筋者，皆属于节。"《素问·痿论》记载："宗筋主束骨而利机关也"，说明筋多附于骨和关节处，具有约束骨骼、屈伸关节的功能。现代医学认为肌肉、韧带、筋膜等软组织，都属于筋之范畴。"筋伤筋痹"是骨伤科最常见的疾病，原因复杂多样，凡人体跌扑闪挫，强力扭转，牵拉压迫，或经久积劳及风寒湿邪侵袭等原因都可引起"筋伤筋痹"。清代吴谦《医宗金鉴·正骨心法要旨》记载"筋之弛、纵、卷、挛、翻、转、离、合"，这些都是形式多样的"筋伤筋痹"病机病理，治疗当使筋"弛则张之、纵则横之，卷则舒之、挛则直之、翻则正之、离则合之、合则离之"。

跌打挫伤，久力劳损，"筋伤筋痹"，从现代筋膜理论出发，认为"坎粘皱褶"，影响了筋（膜）肌肉之间的滑动张力改变，脉窄络阻，气滞血郁。因此，"筋膜之变"是"筋伤筋痹"的主要病理变化之一。

2. "动肢针刺"，是"筋损筋痹"之理

在动态中发生的"筋伤筋痹"，都必须在动态中治疗才能获效。治疗"筋伤筋痹"，必须解决"坎粘皱褶"的病理变化，使"膜坎则复、粘则滑之、皱则平之、褶则展之"。由于外力损伤、久力劳损，影响了筋（膜）肌肉之间的滑动张力改变，所以需要"以力解力"。而运动中才能产生"力"、传导"力"，所以动肢才能确定受损"病灶点"或"动痛点"；动肢才能确定受损的经筋筋

膜力线；动肢才能消除经筋筋膜的"坎粘皱褶"，恢复肌肉筋膜的弹性和张力，纠正结构异常，恢复无痛滑动和正常功能活动。

3."刺筋通络"，是"筋损筋痹"之治

（1）"针之所过，主治所及"：在针灸临床治疗疾病时，取穴的一个重要原则是"经络所过，主治所及"，而用针的一个重要原则就是"针之所过，主治所及"。《素问·调经论》记载："病在脉，调之血；病在血，调之络；病在气，调之卫；病在肉，调之分肉；病在筋，调之筋；病在骨，调之骨。"《素问·刺齐论》记载："刺骨者无伤筋，刺筋者无伤肉，刺肉者无伤脉，刺脉者无伤皮，刺皮者无伤肉，刺肉者无伤筋，刺筋者无伤骨"，说明针灸临床，首先要明确病变部位皮、脉、肉、筋、骨，然后"针之所过，主治所及"，针刺有刺皮、脉、肉、筋、骨之别。

（2）"筋损筋痹，刺之尽筋"：《灵枢·官针》之"恢刺、关刺"为刺筋之法，"三曰恢刺，恢刺者，直刺傍之，举之前后，恢筋急，以治筋痹也"。恢刺法即针刺在筋旁边（傍之），然后或前或后行施手法提插捻转，扩大治疗范围，以舒缓筋脉拘急症状。"三曰关刺，关刺者，直刺左右，尽筋上，以取筋痹，慎无出血，此肝之应也。"关刺法是针刺在筋左右两侧，抵至筋上，治疗筋痹，不能刺中或刺穿伤筋，不能刺中脉出血。刺筋法即"针刺尽筋上"，主要用于肌肉、肌腱、韧带、筋膜等"筋损筋痹"。

（3）"三动刺筋针法"：一动"动肢取穴（点）"。通过患者关节的运动，在运动中寻找最疼痛处或受限处，确定受损肌肉、韧带、筋膜受损处的"病灶点"或"动痛点"。由于"筋损筋痹"病损处一般位于肢体关节附近，肌肉、韧带、筋膜等紧张，经脉腧穴闭阻，不宜针刺，刺入易于出血或痛甚。因此，一定要穴开后才针刺，活动或摇动肢体是开穴取穴的一种很好的方法。如《灵枢·本输》记载："中封，内踝之前一寸半，陷者中，使逆则宛，使和则通，摇足而得之"，即"中封"穴通过摇足而取之。"中封"穴不摇足，穴道闭而不得，摇足以开穴道，得穴道而针刺。"动肢取穴（点）"取"摇足而得穴"之意，即"三动刺筋针法"首先要"动肢取穴"与"动肢开穴"。二动"动肢对经（线）"。由于外力损伤、久力劳损，在运动时发生的"筋伤、筋痹"，需要在运动时治疗才能获效，因为运动时才能产生"力"、传导"力"即"以力解力"。动肢时才能确定受损筋膜力线或经络经筋线；由于损伤紧张的筋膜出现"坎粘皱褶"，影响了筋（膜）肌肉之间的滑动和张力的改变，需要通过"动肢对线"寻找张力改变的经络经筋线或筋膜线。即"三动刺筋针法"其次要"动肢对经（线）"。三动"动肢刺筋（面）"：由于针刺至筋，可能伤筋或刺及血管出血，为了避免针刺伤筋或针刺中脉出血，在"动肢刺筋针法"操作时，轻轻摇动肢体，针就会自然而然被带入，进针至筋膜（面），而不会伤筋或刺脉出血。正如《灵枢·官针》所载："八曰短刺，短刺者，刺骨痹，稍摇而深入，致针骨所，以上下摩骨也"，说明"短刺法"进针时，摇动肢体而针自深入，针尖缓缓刺入至骨，再施手法上下摩骨。"动肢刺筋膜（面）"取"稍摇而深入，致针筋所"之意。即行"三动刺筋针法"时"动肢开穴入针，对经（线），致针筋所"。动肢产生的"力"来消除筋膜的"坎粘皱褶"，以"力"来解除肌肉筋膜紧张的"张力"，达到"以力解力"，消除"病灶点"或"动痛点"的目的。针后即可出针，询问患者疼痛是否减轻，关节活动是否改善，检查患部的"病灶点"或"动痛点"是否消失，患肢关节活动度是否变化。若改善不明确，如上针刺重复 2～3 次，直至症状和体征明显改善为止。

（三）"三动刺筋针法"的治疗肩周炎的诊疗思路

1. 肩关节的功能活动

肩周炎主要涉及肩关节即盂肱关节，肩关节是人体活动度最大的关节，但也是最不稳定的关节。由于关节窝很浅，对肱骨头的支撑很小，而横跨肩关节并止于肱骨的9块肌肉起到关键作用。在这9块肌肉中，参与上臂运动的主动肌为三角肌、胸大肌、背阔肌、大圆肌、喙肱肌，而冈上肌、冈下肌、小圆肌和肩胛下肌统称为肩袖肌群，主要功能是加固肩关节囊，防止肱骨头脱位，在上臂成角或旋转运动中起到协同作用。肩关节运动主要包括屈曲、伸展、内收、外展、内旋、外旋等，其中肩关节屈曲运动，主动肌是分布于肩关节前部的三角肌前束、胸大肌锁骨部、喙肱肌、肱二头肌短头（外旋位）起屈曲作用；肩关节伸展运动，主动肌是分布于肩关节后部的三角肌后束、背阔肌、大圆肌、肱三头肌长头（内旋位）起伸展作用；肩关节外展运动，主动肌是分布于肩关节上部的三角肌中束、冈上肌、肱二头肌长头（外旋位）、肱三头长头肌（内旋位）起外展作用；肩关节内收运动，主动肌是分布于肩关节后部的三角肌后束、胸大肌、背阔肌、大圆肌起内收作用；肩关节内旋运动，主动肌是分布于肩关节上部的三角肌前束、胸大肌、肩胛下肌、背阔肌、大圆肌起内旋作用；肩关节外旋运动，主动肌是分布于肩关节上部的三角肌后束、冈下肌、小圆肌起外旋作用。其中屈曲与伸展，内收与外展，内旋与外旋运动肌肉互为拮抗肌。

2. 肩周炎的病理变化"病灶点"或"动痛点"

肩周炎患者疼痛和功能活动受限主要是上肢上举、搭肩和后伸摸背3个动作，而通过患者肩关节的运动，在运动中寻找最疼痛处或受限处，确定肌肉、韧带、筋膜受损的"病灶点"或"动痛点"，这是治疗肩周炎的关键点，也是治疗的第一步。

（1）上举功能受限的"病灶点"或"动痛点"：肩周炎患者上肢上举活动主要涉及三角肌中束、冈上肌、胸大肌、喙肱肌，三角肌中段与胸大肌止点肱骨大结节嵴"力线"相交为应力集中点，极易发生摩擦出现"病灶点"或"动痛点"；喙肱肌的起点处与三角肌的前束"力线"相交为应力集中点出现"病灶点"或"动痛点"；而冈上肌起于肩胛骨冈上窝，穿过肩峰下，止于肱骨大结节，故在冈上肌的起止点处、冈上肌与肩峰相交处易产生"病灶点"或"动痛点"。

（2）上肢举搭功能受限的"病灶点"或"动痛点"：肩周炎患者上肢搭肩功能受限，主要涉及肌肉为三角肌前束肌、胸大肌、肱二头肌短头、喙肱肌、胸小肌，胸小肌的起点喙突与三角肌前束"力线"相交点、胸大肌与肱二头肌"力线"的相交点易于产生"病灶点"或"动痛点"，而此动作的拮抗肌三角肌后束与背侧的冈下肌、小圆肌、大圆肌、肱三头肌处于拉伸状态，此时由于"力线"的相交，也可能产生"病灶点"或"动痛点"。

（3）上肢后伸摸背功能受限的"病灶点"或"动痛点"：肩周炎患者上肢后伸摸背功能受限，主要涉及肌肉为三角肌前后束、胸大肌、背阔肌、大圆肌起内旋作用；当上肢旋前时，前侧的肱二头肌、喙肱肌的起点喙突处"力线"相交处易于产生"病灶点"或"动痛点"；而上肢后伸内收时，则在肱三头肌、冈下肌、小圆肌、大圆肌与三角肌后束等止点肱骨大结节、肱骨小结节、肱骨小结嵴处"力线"相交易于产生"病灶点"或"动痛点"。

（四）典型病例

张某，男，62岁，2022年9月18日初诊。

主诉：左肩关节疼痛 6 个月，功能活动受限 3 个月。

现病史：患者 2022 年 3 月 15 日由于劳累后出现左侧肩部疼痛，其后夜间痛甚，近 3 个月来活动受限，食欲可，二便调，夜寐差，舌质淡暗，舌苔薄白，脉细。查体：左肩关节有广泛压痛，肱骨大结节、肱骨小结节、肱骨小结嵴压痛明显。肩关节活动评分：内旋 20°（20 分），外旋 30°（30 分），左手后伸摸背 47 cm（20 分），左手摸耳右中 1/3（80 分），肩关节功能分级 2 级（显著受限 150 分）；VAS 评分 8 分。

西医诊断：肩周炎。

中医诊断：肩凝症（筋痹），寒阻经筋（手太阴经筋，手少阳经筋，手太阳经筋）。

治法：驱寒舒筋通络。

治疗经过：采用"三动刺筋针法"，针具选针直径 0.30 mm、长 75 mm 的 3 寸毫针。患者取端坐位，肩关节自然放松，皮肤用 75% 酒精棉签消毒。首先"动肢取穴"：让患者活动左肩关节，内旋 20° 时，肱骨小结节、肱骨小结嵴处压痛明显，外旋 30° 时肱骨大结节处压痛明显即相应取肩前穴、肩髎穴；其次"动肢对线"：取肩前穴，操作者押手托住患者左肘关节部，左手大拇指按压于尺泽穴，与刺手拇指按压的肩前穴手太阴经脉经筋和筋膜线对力线；最后"动肢刺筋"：操作者押手左右轻轻旋转患者上臂，刺手持针于肩前穴"动肢开穴进针"，然后向肱骨小结节、肱骨小结嵴方向"动肢刺筋"，内旋为主，"随应而动"，调整力线，根据针下经脉经筋线与筋膜力线的变动情况和患者的反应随时调整针刺方向与深浅，使损伤紧张"坎粘皱褶"的筋（膜）伸展拉伸拉平。"三动刺筋针法"针刺肩髎穴：首先"动肢取穴"，其次"动肢对线"，最后向肱骨大结节方向"动肢刺筋"，外旋为主，其余同肩前穴针刺。针后检查左肩关节功能分级为 3 级（中度受限 230 分），左手后伸摸背 22 cm（70 分）。其后经相同方法治疗 3 次后，检查左手后伸摸背 12 cm（90 分），肩关节功能分级为 5 级（正常 340 分），临床痊愈。

按：肩周炎中医属于"肩凝症""筋痹"讨论范畴。肩部疼痛，肩关节活动受限为其主要临床表现。本患者由于初诊时左肩部有广泛的压痛，夜间痛甚，为寒凝经筋，当驱寒舒筋、通络止痛。取风池、大椎通督脉升阳气驱寒凝，取肩前、肩髎、肩髃、臑俞、外关、合谷，浅刺舒筋驱寒、疏经通络。

经3周6次1个疗程治疗后，疼痛明显缓解，但肩关节功能活动没有改善，说明静止时浅刺经脉腧穴，有很好的止痛效果，但对改善肩关节功能活动作用不明显。因此，一定要找到左手后伸摸背受限的原因。检查发现左肩关节内旋受限，肱骨小结节、肱骨小结嵴处压痛明显，而此处正是肩胛下肌、背阔肌、大圆肌、胸大肌、三角肌的前束等内旋肌的止点处；而内旋的拮抗肌冈下肌、小圆肌、三角肌的后束止点肱骨大结节处，也有明显压痛。因为左手后伸摸背受限的主要原因是内旋受限，所以取肱骨小结节压痛处腧穴肩前穴、肱骨大结节压痛处肩髎穴。手太阴、手少阳经筋和筋膜"动肢对线"；左上臂左右轻轻摇动"动肢开穴"，然后进针；左上臂内旋或外旋，针尖向肱骨小结节、肱骨小结嵴、肱骨大结节方向，"动肢刺筋""随应而动"，调整力线，调整针刺方向与深浅，使紧张的"坎粘皱褶"的筋（膜）拉伸拉平，消除"病灶"。所以，经"三动刺筋针法"4次治疗后，解除了肩关节内旋外旋功能障碍，左肩后伸摸背基本正常，临床痊愈。

（五）体会

《灵枢·海论》记载："夫十二经脉者，内属于腑脏，外络于肢节。"《灵枢·本藏》记载："经脉者，所以行血气而营阴阳，濡筋骨，利关节者也。"中医认为经络是联系人体脏腑肢体及气血运行的通道，能将营养物质输送到全身各组织脏器，使脏腑组织得以营养，筋骨得以濡润，关节得以通利。所以经言"经络者，所以决生死，处百病，调虚实，不可不通"。而西医认为筋膜纵横交错，形成了人体张力网，遍布于全身的每一个角落，所含的丰富的毛细血管为各种器官细胞的代谢提供了必需的营养成分，并提供了保持器官细胞活动的内环境，由此"筋膜是经络的载体"从西医解剖角度对经络的功能提供了佐证。

"三动刺筋针法"从临床实践出发，以现代医学"筋膜学理论"为切入点，认为筋病软组织损伤"筋损筋痹"中，不仅有"筋坎筋粘"病理变化，更会影响到筋膜，出现"筋皱膜褶"的病理改变。因此，治疗"筋损筋痹"时，不仅要解除受损肌肉、韧带等的"筋坎筋粘"，更应该解除受损肌肉、韧带等包裹的筋膜"坎粘皱褶"的病理状态，消除筋膜的异常束缚和张力，根据不同肢体部位关节连接结构、肌肉韧带附着点、肌肉筋膜循行走向和力学传导等，针对特定的受损肌肉、筋膜进行"动肢取穴（点），动肢对经（线），动肢刺筋（膜）"，使受损肌肉"筋膜皱褶"牵拉伸展拉平，肌纤维伸缩自由，使肌肉紧绷的筋膜松解，伏行于肌肉筋膜之间的血脉压力阻力消除，组织间气血流通，即通过"刺筋"使"筋松、脉开、络通、血畅"，恢复正常功能活动。

"三动刺筋针法"从解剖中找依据，从中西医基础理论中找支持，在动态中"以力解力"进行针刺，探寻筋病"筋损筋痹"的软组织损伤针刺治疗新方法，治疗肩周炎等"筋损筋痹"软组织损伤疾病，立竿见影，疗效卓著，具有十分重要的临床意义。

六、陆永辉针灸学术思想与临床经验撷要

陆永辉教授崇尚经典，针道守正，针法源自《内经》《难经》的经脉和刺法理论，重视卫气致病的发病机制，提出"经脉针刺深度针法"与"三动刺筋（膜）针法"，形成"针刺调态"与"针刺调靶"相结合的学术思想；以《内经》为准绳，规范针刺操作姿势与患者体位姿势等独到见解；守正创新，临床多有发挥，疗效卓著，深受患者信任。现将陆永辉教授临床针灸学术思想与临床经验撷要如下。

（一）诊察卫气，量脉深浅——针刺调态

陆永辉教授将临床针刺方法分为"针刺调态"与"针刺调靶"针法。"针刺调态"即通过针刺调节人体气血的流通状态与经络的虚实状态。正如《内经》所言"经脉者，所以能决生死，处百病，调虚实，不可不通"，故"欲以微针通其经脉，调其血气，营其逆顺出入之会"。通过什么途径实现的呢？就是遵循《内经》"审查卫气，为百病母"，因此"凡刺之理，诊察卫气"；以及依循《灵枢·经水》的"经脉针刺深度"，需要"量脉浅深，刺有法度"来通其经脉，调整人体经脉气血虚实状态。

1. 凡刺之理，诊察卫气

《灵枢·禁服》记载："审查卫气，为百病母"，说明针灸临床中"诊察卫气，调整虚实"的重要意义。陆永辉教授认为卫气乃水谷之悍气，其性慓疾滑利，与营气并行周流全身，在四肢体表循行于皮肤之下、分肉之间的浅筋膜层孔隙之中，通调津液使分肉解利，濡养经筋使皮肤条柔、腠理致密，运行有序使腧

穴开合有度、应于天时，发挥抵御外邪、收摄阴液的卫外而固摄的作用；当卫气入里，多走行于分腠之间，与经脉并行进入体腔内脏之中，即"常然并脉循分肉"，循三焦腠理之道路，弥漫散布于胸腹网膜间隔之中，如雾露之溉依次润养流注于心、肺、脾、肝、肾，藏精于五脏。因此，陆永辉教授认为卫气周流全身，无处不在、无脏不入、无处不出，使得人体表里内外相联系统一。若卫气不和，卫气不能固密则"皮肤不收……卫气去，故曰虚"，人体功能下降不能抗病则"卫气不营，邪气居之"，两虚相得邪气贼风乘机伤人，在浅表肌肤与卫气搏结斗争出现"洒淅动形，起毫毛而发腠理"，使得卫气凝涩不行，肌肤不仁；若邪气循卫气出入之门户入而客之则"卫气去……皮肤纵，腠理开……遇贼风则其入深"，留着肌腠不去发而为痹；若是正气虚损，邪气循经深入脏腑，客于胃肠则出现"气痛时来时去，怫忾喷响"等外感风寒邪气影响消化道的症状，实乃"卫之生病也"；更甚者使得气机乖乱、津液失常、瘀血内停，出现"卫气之留于腹中，搐积不行，苑蕴不得常所""癖而内着，恶气乃起，息肉乃生"等积聚郁结之疑难重症。因此，《素问》有云："是故百病之始生也，必先于皮毛。"

有鉴于此，陆永辉教授临床要特别重视"卫气致病"的理念，认为百病之始，始于卫气失常，而"用针之类，在于调气"，通过刺激腧穴来"抒皮开腠理"，谨守卫气之虚实，候气所在而刺之，使得被激发的卫气聚集于患处，调和循行于皮肤分肉腠理之间的卫气，营卫调和，发挥人体自愈功能使疾病向愈，即"卫者……逆其气则病，从其气则愈"之理。

2. 量脉浅深，刺有法度

早在《灵枢·经水》就记载了"调态针法"即"经脉针刺深度"针法来调节气血经脉虚实即"针刺调态"："足阳明多血气，刺深六分……足太阳多血气，刺深五分……足少阳少血气，刺深四分……足厥阴多血少气，刺深一分……其刺深皆无过二分……"，陆永辉教授通过考证认为《黄帝内经》成书的年代，针灸临床时的针刺深度应当在 1～6 分即 2～14 mm，经典刺法的针刺深度普遍较现代针刺浅。虽然影响针刺深度的因素有很多，如四时、昼夜的时辰变化，人体经气亦随之涨落有序；或人禀赋不同，体质肥瘦则气血分布有多少浅深之别；或病邪在表在里，则针刺深度亦有不同，但原则上针刺深度应当不超过《灵枢·经水》记载的经脉深度。经脉者，伏行于分肉之间，分肉即指皮下、肉上之间，亦称为"肉肓"，杨上善《太素》注曰：肉肓者，皮下肉上之膜也。此系经脉所在之处，也是卫气在四肢体表"并脉循分肉"的主要循行路线；穴位则是经气所发，在体表游行出入之所，是一"有口有底"有如洞窟的立体结构，不可能比经脉深度更深。

基于此种认识，认为现代针灸临床针刺深度常常过深，超过经典记载的经脉深度，刺穿了穴位的"底"或"壁"，破坏了卫气正常的运行道路，越过针刺的最佳有效点，则有可能造成"不中气穴，则气内闭；上越中肉，则卫气相乱，阴阳相逐"的后果，是谓"中工乱脉"。而依照《灵枢》经典刺法的针刺深度则较浅，针刺深度与人体高矮肥瘦、气血盛衰相适应，大多以针达肌肉表层为度，有时甚至只入皮部，浅刺绝皮以祛阳邪，最深针入分肉之间的疏松结缔组织中以激发卫气，所谓"三刺至谷气……所谓谷气至者，已补而实，已泻而虚"，达到扦皮开腠理以祛邪的目的。如陆永辉教授运用《灵枢》针刺深度法治疗变应性鼻炎，按照《灵枢·经水》的针刺深度要求，垂直浅刺背俞穴与腹部腧穴，取得了很好的疗效，说明较浅的针刺深度便可以激发卫气，治疗卫阳不足、病位尚浅的疾病；而在治疗腹泻型肠易激综合征的临床观察中，按照《灵枢·经水》中经脉针刺深度要求浅刺腹部腧穴 1 ~ 6 分（2 ~ 14 mm），远远少于常规针刺深度，却取得了满意疗效。陆永辉教授认为按照《灵枢》经脉深度进行针刺，浅刺入皮下、皮下浅筋膜及肌肉分间经脉，调节营卫之气运行的经脉通道，不仅可以治疗皮肉筋骨之疾，而且能够"刺卫者出气"，使卫气得以输布，调动卫气循三焦腠理深入体腔治疗五脏六腑之病。

（二）审病所在，针至病所——针刺调靶

陆永辉教授认为"针刺调靶"中的"靶"主要指"病靶""症靶""标靶"，即指疾病、症状等"病灶""病靶"之所，通过直接针刺"病靶"，消除"病灶"，治疗疾病。正如《灵枢·刺节真邪》所言："用针者，必先察其经络之实虚……一经上实下虚而不通者，此必有横络盛加于大经，令之不通，视而泻之，此所谓解结也"，即针刺以"解结通络""针刺调靶"为要，以及遵循《内经》"在筋守筋，在骨守骨"的治疗原则，需要"审病所在，因症而刺""刺有浅深，针至病所"。

1. 审病所在，因症而刺

针灸临床大法应当遵循《素问》所言"视其病所居随而调之"，审查疾病本末、气血虚实，知"病之所在"、知"邪气之所客"，才能知刺灸部位所在，做到"针石缘而去之"，正所谓"得邪所在，万刺不殆"。对于不同的病证，针刺应当遵循《素问》"在筋守筋，在骨守骨"的原则，肌肉有病则针刺分肉调节，经筋有病则针刺病变之筋调节，例如《灵枢·官针》记载，刺皮肤之疾用毛刺、半刺法；刺络脉之疾用络刺、赞刺或豹文刺；刺肌肉之疾用浮刺、分刺或合谷刺；刺骨骼之疾用输刺、短刺法。

有鉴于此，其发病是"风寒湿气客于外分肉之间，迫切而为沫，沫得寒则聚，聚则排分肉而分裂也，分裂则痛"。针对风寒外客于分肉之间使气血不和而发为痛痹这一病机，治疗应当依照经典"紧痛则取之分肉"，如陆永辉教授治疗颈椎病，采用《灵枢》中的"恢刺法"，针刺在筋旁，或在筋前或在筋后之分间，"陷于肉肓，而中气穴。针不陷肓，则气不行"，即作用于颈周分肉之间的筋膜结缔组织，以此来激发卫气、濡养经筋，缓解颈椎周围肌肉系统的紧张或痉挛状态，调整颈椎的失调失衡，使得"取分肉间……卫气得复，邪气乃索"；慢性跟腱炎应当属于中医学"筋痹"范畴，依据"因病所在而刺之"的原则，病在经筋则针刺病变之筋，根据其病位在四肢筋肉尽端的关节附近，选用《灵枢》"关刺"法"直刺左右尽筋上"，以松解结筋病灶点表层的粘连。此外，肩周炎虽然属于"痹证"范畴，但是陆永辉教授认为其根本病机为"荣卫失调与风寒湿邪气相合"，故治疗应当采用《灵枢》"十二刺"中可以激发卫阳、驱除寒邪、"以治肌急而寒者"的"浮刺法"，浅刺至皮肤分肉之间，以"浅刺绝皮……以逐邪气而来血气"，激发人体正气，留针致阳气隆至，从而达到驱除肩部肌肉寒急的治疗目的。

2. 刺有浅深，针至病所

人体虽然是一个表里内外相统一的有机体，但是皮肉筋骨有着不同的结构层次，因而表现出了不同层次的病理特征，如《灵枢·卫气失常》记载"夫病变化，浮沉深浅，不可胜穷，各在其处，病间者浅之，甚者深之，间者小之，甚者众之"，因此在治疗时就应当选用合适的针刺深度，若是针过其道，层次不明，则可能出现如《灵枢·九针十二原》"针陷脉则邪气出……针太深则邪气反沉，病益甚"的情况，甚至会出现"浅深不得，反为大贼，内动五脏，后生大病"等邪气内陷损及五脏的危害。因此，陆永辉教授认为明确辨别不同层次的病位，是提高针灸临床疗效的关键，《灵枢·官针》中记载的"九刺""十二刺""五刺"中的多种刺法，贯彻了"针至病所，刺有浅深，各至其理，无过其道"的治疗理念，恪守《素问·刺齐论》中"刺骨无伤筋，刺筋无伤肉，刺肉无伤脉，刺脉无伤皮，刺皮无伤肉"的禁忌原则。

有鉴于此，陆永辉教授针刺"八邪穴"治疗书写痉挛综合征，基于"病在分肉间，取以员针于病所"，针刺深度应透过整个手掌部掌骨之间组织抵近病灶处，才能达到疏利整个手掌部乃至上肢气血的作用，针刺深度过浅则不能奏效；对于腰方肌导致的腰肌劳损，陆永辉教授认为由于病位较深，伤及带脉，属于《素问·刺腰痛》中记载的"衡络之脉令人腰痛，不可以俛仰"，选用胆经"带脉穴"为进针点，长针深刺，使病灶处出现跳动感或松弛感，靶向地松解核心病损肌肉腰方肌。《素问·刺要论》曰："病有浮沉，刺有浅深。"陆永辉教授对于气滞胸闷的患者，针刺"膻中穴"治疗，其中关键在于针刺深度至胸骨骨膜，使针感向左胸心前区或右胸传导，过深或过浅均不能发挥出"膻中穴"调畅胸中气机的作用。

（三）发皇古义，针道守正——规范操作

陆永辉教授根据《灵枢》"持针之道"的有关论述，认为应当规范针刺操作者的姿势。因为规范的身体站立姿势是针刺操作的前提，规范的持针姿势是行施手法的关键，规范的身体站立方位是针刺操作的需要，此三者相辅相成，协调统一地完成针刺操作过程。同样，陆永辉教授依据《素问·宝命全形论》记载"凡刺之真，必先治神，五脏已定，九候已备，后乃存针，乃施于人"来规范针刺操作时患者体位姿势，因为规范的患者体位姿势是形神相得、形正神安实施针刺治疗的前提，是经穴开放、气血流畅的需要，是针刺中腧穴施行手法的要求，使神气于经脉腧穴之中出入往返，调整人体阴阳平衡，从而达到治疗目的。

1．"正指直刺"，针刺操作姿势的规范化

《灵枢·九针十二原》记载："持针之道，坚者为宝。"陆永辉教授认为"坚"与"竖"字形相似，"持针之道，坚者为宝"很有可能是"持针之道，'竖'者为宝"的错文，应与"正指直刺，无针左右"对看，也与后文的"正指直刺，

无针左右"相呼应。并认为持针者应当"徐而安静，手巧而心审谛者"，身体舒展，端正直立，松而不懈，呼吸调匀，气定神闲，使指实、掌虚、指竖、针直，如此运针方能稳实而不滞涩、灵活不失法度，以力贯气，以气聚神，治神于针下，持针纵舍才能达到如"耳不闻，目明心开而志先……昭然独明，若风吹云"的游刃有余的境界，才能体会到针下"其来不可逢，其往不可追"的细微变化，做到"手随心转""针随心出"，实现调形、调气、调神三调合一。倘若以"坚者为宝"，持针者心神紧张，执着于持针坚固用力，刺手僵硬滞涩，操作者"神意"不能聚集于针尖之下，如何能做到"正指直刺，无针左右，神在秋毫，属意病者"。针刺操作者无法捕捉到针下"其来不可逢，其往不可追"的极精极细极微的"神气"变化，也就难以做到"迎之随之，以意和之""知其往来，要与之期"，自然限制了针灸"通其经脉，调其血气，营其逆顺出入之会"的功效，沦为粗守形的下工。

有鉴于此，陆永辉教授对于当前临床针刺背俞穴为避免伤及内部重要脏器采用斜刺法提出不同看法。《素问·气穴论》曰："肉之大会为谷，肉之小会为溪"，认为腧穴的功能是输注气血、流行营卫，位于人体肉之会、分之间，即不同组织结构的缝隙之中。也只有处于身体各处缝隙凹陷之中，腧穴才能发挥游行气血、出入神气的作用，因此只有"正指直刺，无针左右"才能刺中背俞穴，不会偏离背俞穴本身的立体形态结构。同时，如果斜刺则无法刺中背俞穴所在的足太阳膀胱经脉"从巅入络脑，还出别下项，循肩髆内，挟脊，抵腰中，入循膂，络肾，属膀胱"的直上直下循行通道，亦不符合《灵枢·经水》中足太阳膀胱经脉针刺深度 5 分的操作规范，从而失去了腧穴"应在中而痛解"的功效。现代研究认为，采取《灵枢》"经脉深度"的针刺深度完全小于背俞穴的安全进针深度，只要针刺操作者熟练掌握内部脏器准确的解剖位置，采用经典记载的针刺深度正指直刺背俞穴，则不会伤及胸背部脏器。

2."形正神安"，患者体位姿势的规范化

陆永辉教授认为，在针刺操作中患者规范的体位是"针刺治神"的前提，只有患者处于"形正神安"的合适体位，气机条达、升降出入有序，气血流畅充盈，注于体表暴露开放的腧穴之中，才能与医者形神相得、标本相合，正所谓"穴无不正，病无不除"。若患者体位不当导致肌肉紧张、关节僵硬，则经脉闭塞不通、气血逆乱不行，患者形神疲惫、神乱气散，医者亦无法调气治神，针刺调畅经络、调和气血的功效也就无从谈起。《灵枢·终始》载："凡刺之法，必察其形气……大惊大恐，必定其气，乃刺之。乘车来者，卧而休之，如食顷，乃刺之。"在针刺操作之前，须先诊察患者形体神气，待患者气定神闲，血脉调匀之后才可以进行针刺。若在患者神气散乱不能内敛，营卫失调而血脉激荡之时进行针刺，则有可能出现"其脉乱气散，逆其营卫，经气不次，因而刺之，则阳病入于阴，阴病出为阳，则邪气复生"的后果，使得邪气由阳入阴以致邪气更盛导致病深难解。此外，患者体位适当是开放经穴的关键，取穴时关节放松舒适，或伸或屈，才能使腧穴周围的肌肉松弛，使得位于"陷者中"中的空隙之中的穴位暴露，腧穴才处于"开放"的状态，使得神气游行出入于体表。也只有腧穴处于开放的状态，针刺操作中才有可能中气穴无中肉节，游针于腧穴的孔隙之巷中，刺中腧穴的立体结构，体会到针下精微的针感，发挥针刺通经调气、流通气血的作用，可见患者规范的体位姿势是针刺中穴的需要。

"病为本，工为标，标本不得，邪气不服"，陆永辉教授认为，医者持针调气"在于终始一者，持心也"，患者亦需通过采取合适的体位达到治神，使得经穴开放、气血调匀，所谓"骨正筋柔，气血以流""血气已调，形气乃持"，与医者标本相得，则情能相浃，充分发挥针灸调和气血、平衡阴阳的治疗作用。

（四）尊古溯今，守正创新——中西融合

陆永辉教授认为，虽然《内经》成书年代比较早，没有现代医学发达，但是很多理念早就被提出，如《素问·长刺节论》记载："治寒热深专者，刺大藏，迫藏刺背，背俞也。刺之迫藏，藏会，腹中寒热去而止"，说明"俞刺迫藏""募刺迫藏"，深刺至脏腑病灶之所，治疗脏腑疾病。由此，陆永辉教授认为"针刺曲骨至前列腺包膜"可以治疗前列腺增生。又如《灵枢·邪客》"八虚"理论记载："脾有邪，其气留于两髀"，所以，陆永辉教授选取足阳明胃经"髀关穴横刺"，通过刺激腹膜牵拉胃肠道治疗功能性消化不良等"痞满"。再如古人有"经筋理论"，所以"筋伤筋痹"只能"刺筋通络"，但陆永辉教授认为，随着现代医学"筋膜学说"的兴起，可以"刺筋（膜）通络"，由此"三动刺筋（膜）通络针法"应运而生。所以，"中西融合"是"守正创新"的前提。

1. 精窍癃闭，曲骨深刺迫藏

《针灸甲乙经》记载："小便难，水胀满，出少，胞转不得溺，曲骨主之。刺入一寸五分。"排尿困难、膀胱胀满、胞转不得溺、尿出少而不畅等症状，与良性前列腺增生的临床症状基本相似，说明前列腺增生导致排尿不利也可以取曲骨穴，但比《针灸学》记载的曲骨穴的深刺深度 0.5 ~ 1 寸要深。良性前列腺增生临床诊治指南认为，前列腺的解剖包膜与下尿路症状密切相关，由于有包膜的存在，增生的腺体受压而向尿道和膀胱膨出从而加重尿路梗阻。前列腺增生后，增生的结节将腺体的其余部分压迫形成"外科包膜"。《素问·长刺节论》曰："治寒热深专者，刺大藏，迫藏刺背，背俞也。刺之迫藏，藏会，腹中寒热去而止"。"刺大藏""迫藏"等字眼均反映了深刺至脏腑病灶所在的可行性，针尖可触及腹膜、脏腑系膜、脏腑包膜等，因此"俞刺迫藏""募刺迫藏"，深刺至脏腑病灶之所，可以治疗脏腑病。

陆永辉教授应用任脉曲骨穴深刺可以治疗前列腺增生，认为通过毫针于耻骨联合上缘进针刺入，沿耻骨上缘与膀胱之间的缝隙路径入路，"募刺迫藏"至前列腺包膜时，松解包膜张力，直接减轻增生的前列腺组织对尿路的梗阻，使排尿通畅；而直接牵拉刺激前列腺鞘，带动膀胱筋膜的活动，使膀胱壁的张力增加，刺激牵张感受器，促进排尿。通过临床治疗观察，取得了很好的疗效。为了更加精准地针刺至增生的前列腺包膜，陆永辉教授进行了"CT 定位下针刺曲骨穴靶向治疗良性前列腺增生有效性及规范化研究"，通过多元线性回归分析，测得了针刺曲骨穴至前列腺包膜的针刺深度与角度影响因素的公式，制定了操作规范，以利于临床推广应用。

2. 纳呆痞满，髀关横刺通降

功能性消化不良患者以餐后饱胀、早饱感、上腹部疼痛、烧灼感为主症，是消化系统的常见病和多发病，属于中医学的"痞满"范畴。中医认为气、痰、湿、食、瘀等胃滞为标，中焦脾虚为本，虚实夹杂、脾虚胃滞、脾胃升降失常而致病。《灵枢·邪客》"八虚"理论记载："脾有邪，其气留于两髀。"《灵枢·经脉》记载："足阳明胃经经脉……其支者，起于胃口，下循腹里，下至气街中而合，以下髀关"，说明选取足阳明胃经髀关穴可以治疗功能性消化不良等"痞满"。陆永辉教授认为，生理上"五脏横连募原"，病理上"邪客传舍于肠胃之间之外，募原之下之间"，而"（卫）气熏于肓膜，散于胸腹"，说明"三焦脏腑募原相连，空间相通，气机升降"。"脾以运为健""胃以降为顺"，可以通过针刺上髀关穴，祛脾邪使中焦脾胃壅滞之气下降。

由此，陆永辉教授从上髀关穴（髀关穴上 2~3 mm）进针，横刺至耻骨联合上方 75~150 mm，酸胀感由上腹部中焦向下腹部下焦走窜，使气机下降，壅滞之气若失，健脾和胃，消痞除满。因为现代医学认为腹膜联系胃肠道系膜，可以通过刺激腹膜牵拉胃肠道治疗胃肠道疾病，经临床观察验证，取得了理想的疗效。

3. 筋伤筋痹，动肢刺筋通络

"筋伤筋痹"是骨伤科最常见的疾病，多因跌仆闪挫、强力扭转、牵拉压迫，或经久积劳及风寒湿邪侵袭等原因引起。中医"经筋理论"认为"筋损筋痹"的病机为"筋出槽，筋痹阻"，治当"筋归槽，筋通阻"。但随着现代医学"筋膜学说"的出现，陆永辉教授认为"筋伤筋痹"不仅有"筋出槽，筋痹阻"的病机，更有"筋膜"损伤变形，滑动性可塑性减少，形成"膜坎、膜粘、膜皱、膜褶"的病理结构，导致脉窄络阻，气滞血郁，出现疼痛和功能受限。因此，治疗"筋伤筋痹"，必需要解决"膜坎、膜粘、膜皱、膜褶"的病理变化，使"坎则利之、粘则滑之、皱则平之、褶则展之"。由此陆永辉教授"三动刺筋（膜）针法"应运而生。

一动"动肢取穴（点）"：通过患者关节的运动，在运动中寻找最疼痛处或受限处，确定受损肌肉、韧带、筋膜的受损点或起止点。二动"动肢对经（线）"：在运动中发生的"筋伤、筋痹"，需要在运动中"以力解力"；而运动中才能产生"力"、传导"力"，所以动肢确定病灶点后，再动肢确定受损的经络线或筋膜力线；由于损伤紧张的筋膜出现"坎粘、皱褶"，使得肌肉筋膜之间的滑动张力改变，需要通过"动肢对经（线）"寻找张力增高的经络线或筋膜线。三动"动肢刺筋（面）"：由于针刺至筋，可能伤筋或刺及血管出血，为了避免针刺伤筋或针刺中脉出血，需要"动肢刺筋（膜）"，因为随着肢体的活动，针就会自然而然于穴位缝隙之间被带入，进针至筋膜（面）；然后"随应而动"，根据针下经脉线或经气，或筋膜力线的变动和患者的反应随时调整针刺方向与深浅，调整经线或筋膜力线，使损伤紧张"坎粘、皱褶"的筋（膜）拉伸拉平。"以力解力"，紧绷肌肉的筋膜松解，伏行于肌肉筋膜之间的血脉压力和阻力消除，筋松脉开络通，气血流通，达到治疗目的。如"动肢刺筋（膜）

针法"治疗颈椎病、肩周炎、腰肌劳损等"筋伤筋痹"，验之临床效如桴鼓。在动态中发生的"筋伤、筋痹"，都必须在动态中治疗才能获效，在肢体运动中"取穴（点）、对经（线）、刺筋（面）"即"动肢三部曲"，所以临床称之为"三动刺筋（膜）针法"。

（五）小结

2000 年前的《黄帝内经》作为我国现存最早的中医经典，奠定了中医理论体系，《灵枢》成为后世论述针刺操作之圭臬。所以，陆永辉教授认为必须遵循《灵枢》的针刺方法与操作规范，才能不离《针经》正道。否则，就会失之毫厘、谬以千里。临床不同疾病应采取相应的刺法，将"经脉针刺深度针法"通其经脉、调其气血，与"三动刺筋（膜）针法"针至病所、解结通络，"针刺调态"与"针刺调靶"有机统一，针刺各得其宜，提高临床疗效。其"髀关横刺通降针法""曲骨深刺迫藏针法"等新的针刺方法，特色鲜明，疗效卓著。陆永辉教授认为，伴随着科技的进步，新技术不断涌现，为针刺研究提供了更多有益途径，需要结合现代医学解剖学、筋膜学等最新研究成果，利用现代仪器设备，中西医结合，拓展针灸临床思路，进行精准针刺治疗，才能获得更佳临床疗效。"传承精华，守正创新"是这个时代的主题，扎根临床，潜心钻研，发经典之未发，索经典之未索，是我们针灸人的永恒使命。

参考文献

［1］ 汤翰，李宝赢，陆永辉，等 . 曲骨穴别名考释 [J]. 中国针灸 .2019，39（6）：613-614.

［2］ 汤翰，李宝赢，陆永辉，等 . 曲骨穴古今文献应用特点分析 [J]. 中国针灸，2023，43（1）：101-106，108.

［3］ 李宝赢，陆永辉 .CT 定位下曲骨穴深刺治疗良性前列腺增生的随机对照研究 [D]，中国中医科学院，2022.

［4］ 李宝赢，陆永辉 . 针灸治疗良性前列腺增生的研究进展 [J]. 河北中医，2021，42（2）：345-348.

［5］ 汤翰，李宝赢，陆永辉，等 . 电针与药物治疗良性前列腺增生疗效比较的荟萃分析 [J]. 河北中医，2022，42（10）：1719-1726.

［6］ 国文豪，吕璞，陆永辉，等 . 基于经筋理论探讨针刺治疗良性前列腺增生的诊疗思路 [J]. 中国针灸，2023，43（9）：993-995.

［7］ 陆永辉，阎喜换 . 毫针深刺曲骨穴治疗良性前列腺增生症 33 例 [J]. 中国针灸，2019，39（6）：613-614.

［8］ 李宝赢，汤翰，陆永辉，等 .CT 下"曲骨穴针刺至前列腺"治疗良性前列腺增生的临床研究 [J]. 中医药导报，2022，28（4）：58-61.

［9］ 李宝赢，汤翰，陆永辉，等 .CT 下曲骨穴深刺至前列腺的深度和角度影响因素探讨 [J]. 上海针灸杂志，2022，41（7）：732-736.

［10］ 李宝赢，汤翰，陆永辉，等 . 良性前列腺增生患者残余尿量过多的影响因素及诊断模型 [J]. 广西医学，2023，45（3）：272-276.

［11］ 吕璞，陆永辉，国文豪，等 . 陆永辉分层针刺任脉经穴治疗良性前列腺增生临床经

验 [J]. 中国针灸，2024，44（5）：569-573.

[12] 陆永辉.《灵枢》经脉针刺深度探析 [J]. 临床针灸杂志，2012，28（9）：12-13.

[13] 陆永辉.《灵枢·经脉》"卫气先行皮肤，先充络脉" 析疑 [C]. 中国针灸学会针灸文献专业委员会 2012 年中医针灸北京论坛论文集 .2012：93-97.

[14] 陆永辉.《灵枢·九针十二原》"持针之道，坚者为宝" 释疑 [C]. 北京针灸学会 2013 中医针灸北京论坛论文集 .2013：10-11.

[15] 陆永辉.《难经》"针阳针法" 探析 [C]. 中国针灸学会针灸文献专业委员会 2014 年学术研讨会论文集 .2014：60-62.

[16] 陆永辉. 地仓穴定位探赜 [J]. 上海针灸杂志，2012，31（10）：487.

[17] 陆永辉，刘保延，刘志顺. 压力性尿失禁中医病名规范化探讨 [J]. 上海针灸杂志，2016，35（11）：1385-1386.

[18] 陆永辉. 针刺操作姿势规范化浅识 [J]. 中国针灸，2015，35（7）：691-694.

[19] 陆永辉. 针刺操作时患者体位姿势规范化浅析 [J]. 中国针灸，2018，38（2）：975-977.

[20] 陆永辉. 对《针灸学》教材胸椎部背俞穴 "斜刺" 操作的商榷 [J]. 临床针灸杂志，2022，38（3）：81-83.

[21] 陆永辉. 论《内经》"审查卫气，为百病母" 的针刺临床意义 [J]. 临床针灸杂志，2013，29（8）：50-52.

[22] 陆永辉.《灵枢》齐刺法治疗紧张性头痛 42 例 [J]. 河南中医，2002，22（6）：68.

[23] 陆永辉，王克键，李浩. 针刺少阳经法治疗 Bell 麻痹 32 例疗效观察 [J]. 新中医，2011，43（7）：100-101.

[24] 陆永辉，王克键，张路，等. 针药结合治疗夏季贝尔麻痹临床观察 [C]. 北京针灸学会 2013 中医针灸北京论坛论文集 .2013：117-119.

[25] 陆永辉，王克键. 针刺加经络疏导补泻仪治疗中风病临床观察 [J]. 中国针灸，1996，16（11）：4-5.

[26] 陆永辉. 针刺治疗中风偏瘫 76 例临床疗效观察 [J]. 河南中医药学刊，1994，9（2）：35-37.

[27] 陆永辉. 针刺八邪穴为主治疗书写痉挛症 9 例 [J]. 上海针灸杂志，2011，30（7）：487.

[28] 陆永辉. 毫针 "三动针法" 治疗书写痉挛症 12 例 [C].2017 年世界针灸学术大会暨

2017 年中国针灸学会年会论文集：2017：290.

［29］ 陆永辉. 导气法治疗幻肢痛 16 例疗效观察 [J]. 针灸临床杂志，2002，18（10）：37.

［30］ 陆永辉.《灵枢》恢刺法治疗颈型颈椎病疗效观察 [J]. 中国针灸，2013，33（1）：20-24.

［31］ 陆永辉，王志红. 腹针治疗肩凝症顽固性疼痛 32 例疗效观察 [J]. 新中医，2004，36（12）：38-39.

［32］ 陆永辉，张路. 浮刺法治疗肩关节周围炎 33 例临床观察 [J]. 河北中医，2012，34（3）：409-410.

［33］ 陆永辉. 针刺治疗急性期肩周炎患者不同体位姿势临床疗效评价 [C].2017 年第四届全国针灸经筋学术专题高峰论坛论文集：2017：105-109.

［34］ 陆永辉. 针罐结合治疗胸椎小关节紊乱 36 例 [J]. 针灸临床杂志 .2004，20（8）：11.

［35］ 陆永辉，阎喜换. 毫针横刺带脉穴后治疗腰方肌劳损 36 例 [J]. 中国针灸，2021，41（6）：613-614.

［36］ 陆永辉.《灵枢》关刺法治疗慢性跟腱炎 24 例疗效观察 [J]. 临床针灸杂志，2011，27（9）：21-22.

［37］ 陆永辉，阎喜换. 芒针针刺上髎关穴治疗功能性消化不良临床疗效评价 [J]. 针灸临床杂志，2018，34（12）：36-39.

［38］ 陆永辉，冯靖，王克键，等. 电针腹部经穴治疗单纯性肥胖症临床观察 [J]. 中国中医药信息杂志，2012，19（1）：69-70.

［39］ 陆永辉，唐旭东.《灵枢》经脉针刺深度法治疗腹泻型肠易激综合征 [J]. 中国针灸，2011，31（11）：975-977.

［40］ 陆永辉. 针刺治疗顽固性便秘 40 例 [J]. 上海针灸杂志，2004，23（9）：25.

［41］ 陆永辉. 针刺膻中穴宽胸理气即时作用观察 [J]. 甘肃中医，2004，17（8）：35.

［42］ 陆永辉.《灵枢》经脉针刺深度法治疗常年变应性鼻炎临床观察 [J]. 辽宁中医杂志，2012，39（6）：1112-1114.

［43］ 刘怡辰，陆永辉. 针刺治疗闭孔外肌损伤案 [J]. 中国针灸，2023，43（2）：232，244.

［44］ 陆永辉. 针刺"井穴"治疗时辰发作痉挛性疾病举隅 [C].2019 年中国针灸学会年会暨 40 周年回顾论文集：2019：58-59.

［45］ 张腾，陆永辉，尹月，等. 针刺治疗紧张型头痛的疗效及安全性的 Meta 分析 [J]. 现

代中医临床，2023，30（6）：84-90.

［46］ ARNOLD M.Headache Classification Committee of the International Headache Society(IHS). The International Classification of Headache Disorders，3rd edition[J].Cephalalgia，2018，38（1）：1-211.

［47］ Headache Classification Committee International Headache Society. ICHD-3 Beta – The International Classification of Headache Disorders 3rd Edition （Beta Version）. Vol 33.;2016.

［48］ 周炜，王丽平，王居易.王居易对腧穴结构的论述及临床意义 [J]. 北京中医药，2010，29（7）：510-511.

［49］ 杨茂有.正常人体解剖学 [M]. 北京：人民卫生出版社，2012.

［50］ 苏泽轩，那彦群.泌尿外科临床解剖学 [M]. 济南：山东科学技术出版社，2010.

［51］ 那彦群，叶章群，孙颖浩.中国泌尿外科疾病诊断治疗指南 [M]. 北京：人民卫生出版社，2013.

［52］ 南京中医学院.黄帝内经素问译释 [M]. 上海：上海科学技术出版社，1981.

［53］ 南京中医学院.黄帝内经灵枢译释 [M]. 上海：上海科学技术出版社，1986.

［54］ 邱茂良.针灸学 [M]. 上海：上海科学技术出版社，1985.

［55］ 奚永江.针法灸法学 [M]. 上海：上海科学技术出版社，1988.

［56］ 王德深.中国针灸穴位通鉴 [M]. 青岛：青岛出版社，1994.

［57］ 孙国杰.针灸学 [M]. 上海：上海科学技术出版社，1997.

［58］ 石学敏.针灸学 [M]. 北京：中国中医药出版社，2007.

［59］ 王华，杜元灏.针灸学 [M]. 北京：中国中医药出版社，2012.

［60］ 梁繁荣，王华.针灸学 [M]. 北京：中国中医药出版社，2016.

［61］ 原林.筋膜学.北京：清华大学出版社，2011.

［62］ Thomas w. Myers 著.关玲，周维金，瓮长水主译.解剖列车—徒手与动作治疗的肌筋膜经线 [M]. 北京：军事医学科学出版社，2015.

［63］ Robert Schleip，Amanda Baker 主编.关玲主译.运动筋膜学 [M]. 北京：人民卫生出版社，2017.

［64］ Luigi Stecco，Carla S tecco 著.关玲，宋淳，周科华主译.筋膜手法治疗内部功能失调 [M]. 北京：人民卫生出版社，2017.

［65］ Luigi Stecco，Carla S tecco 著.关玲主译.筋膜手法：实践操作 [M]. 北京：人民卫生

出版社，2018.

［66］黄龙祥审订，岗卫娟等译.世界卫生组织标准针灸经穴定位 [M].北京：人民卫生出版
社，2010.

［67］DAVID G.SIMONS M.D.，JANET G.TRAVELL，M.D.，LOIS S.SIMONS，P.T. 著 . 赵冲，
田阳春主译.肌筋膜疼痛与功能障碍激痛点手册(第一册)[M].北京：人民军医出版社，
2014.

［68］珍妮特·特拉维尔，大卫·西蒙著 . 王祥瑞，郑拥军，赵延华主译 . 下肢肌筋膜疼痛
和机能障碍触发点手册（第二册）[M]. 上海：世界图书出版公司，2018.

后 记

　　2006年5月初我孑然一身来到欧洲德国,在6月底的一个周末我闲来无事漫步于德国科隆市中心一条最繁华热闹的商业街上,看到身旁熙熙攘攘的人群一边谈论着世界杯足球赛,一边涌向地铁站口去比赛场地。我驻足观赏,无意中发现斜对面街道的一家书店,便不加思索地走进店里,稍有兴致地查看翻阅感兴趣的书籍,突然一本红纸黄字书皮,白字书名的 *Der Gelbe Kaiser*,即《黄帝内经》映入眼帘,即刻我惊到了,意想不到在德国一家普通的综合书店里竟会有德文版的中医经典《黄帝内经》,我一下难抑兴奋的心情,心想何不学习德文版的《黄帝内经》,既能读经典又能提高德语水平,我不假思索地立刻把唯一的书抓到手里唯恐被别人抢走!

　　要想把德文版的《黄帝内经》读懂,首先要读中文版的《黄帝内经》,我马上赶回住处下载《黄帝内经》全文,挑自己最感兴趣的章节阅读,特别是《本输》《本神》《经脉》《经筋》《经水》《骨度》《卫气》《官针》《行针》《寒热》《邪客》《刺节真邪》等,一发不可收拾,我后来甚至把首篇《素问·上古天真论》《灵枢·九针十二原》原文都背诵下来,因为首篇讲述了《素问》《灵枢》的中心思想。通过对《黄帝内经》原文的阅读,我发现只有读了《黄帝内经》,才慢慢进入到中医的殿堂,才能体会到《黄帝内经》时代的人如何认识人体、认识疾病、治疗疾病。看前面的章节,读懂了就真会看病，而不一定非得学习《针灸学》教材，因为这就是2000多年前原创性《针灸学》教材啊！

如《灵枢·九针十二原》记载："刺寒深者，如人不欲行。"历代名家解释如下。张景岳："如人不欲行者，有留恋之意也。阴寒凝滞，得气不易，故宜留针如此。"马莳："刺寒冷者，如人不欲行，其寒可畏也。"张介宾："如人不欲行者，有留恋之意也。阴寒凝滞，得气不易，故宜留针若此。"张志聪："寒冷者内阴之虚寒，宜深取之，静以守气，好像行人有所留恋，不愿走开一样。故如人不欲行也。"山东中医学院编《灵枢经语释》："阴寒凝滞的病，应当深刺留针，静待气至，好像行人留恋，不愿走开一样。"南京中医学院编著《黄帝内经灵枢译释》："针刺寒冷的病，应当深刺留针，像行人留恋而不愿意离开一样。"是深刺之意吗？试问深刺到何种程度？针刺至何处？这也不是留针之意，如果是留针之意，为何不直接说"静以久留"？正如《素问·离合真邪论》记载："静以久留，以气至为故。"我认为，这是一种针法，因为前一句是"刺诸热者，如以手探汤"即针刺要快，如何快？似"如以手探汤"之快！后一句"刺寒深者，如人不欲行"即针刺要慢，如何慢？似"如人不欲行"之慢！即"欲进不进，欲退不退，进退两难"之感。因为只有针刺到一定组织层次结构时，才会出现上述"如人不欲行"之针感。临床上，当针尖触及"经筋、筋膜、腹膜、包膜"等组织结构时，就会出现上述针感，因为这些组织对"挤压、牵拉、逼迫"等比较敏感，所以，当针尖抵触这些组织对其进行"挤压、牵拉、逼迫"时，就会产生"如人不欲行"之针感。通过针刺至"经筋、筋膜、腹膜、包膜"等组织产生针感传导，与此组织相联系的脏腑功能就会受到影响，即通过腹部"如人不欲行针法"使"腹中寒热去"。但一旦针刺不及或刺过这些组织结构时，"如人不欲行"之针感就不得或消失。因此，若要获得"如人不欲行"之针感，关键在于针刺不能"不及或尤过"。若只读释译的现代白话文版《黄帝内经》而不读原文，人云亦云，就不能原汁原味真正体会到中医经典的本义，就不能真正读懂和掌握中医！《灵枢》又称为《针经》，犹如《圣经》放在教堂桌上手边一样，《针经》要日日读，月月读，年年读。大家可以发现本书中每一篇论文都可以溯源到《黄帝内经》中的出处，这是"读经典，做临床"的魅力和意义所在！感谢这个时代，让我有机会和时间在德国4年多工作之余熟读《针经》，守正《针经》针道。

感谢中国中医科学院西苑医院深厚的科研底蕴和浓厚的学术氛围！感谢党委书记张允岭教授、院长李秋艳教授一直以来对我的支持和厚爱！

感谢北京中医药大学中医临床特聘专家、北京中医骨伤医学研究会会长阎喜换老师！阎老师创立的"拨筋通络疗诊疗体系"，使我深受启发，获益颇丰，医术日臻精湛！

最后，感谢我的爱人田青，有了她的相知相伴和几十年如一日的默默奉献，才使我有时间和精力做学问！是以为记。

2023 年 10 月金秋